HOMÖOPATHISCHES ARZNEIBUCH

HOMÖOPATHISCHES ARZNEIBUCH

1. AUSGABE 1978

4. NACHTRAG 1985

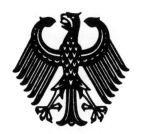

AMTLICHE AUSGABE

DEUTSCHER APOTHEKER VERLAG STUTTGART
GOVI-VERLAG GMBH FRANKFURT

Die Wiedergabe von Gebrauchsnamen, Handelsnamen, Warenbezeichnungen usw. in diesem Buch berechtigt auch ohne besondere Kennzeichnung nicht zu der Annahme, daß solche Namen im Sinne der Warenzeichen- und Warenschutzgesetzgebung als frei zu betrachten wären und daher von jedermann benutzt werden dürften.

ISBN 3-7692-0897-8 (Gebundene Ausgabe)
ISBN 3-7692-0898-6 (Loseblatt-Ausgabe, 1. Ausgabe 1978 einschließlich 4. Nachtrag 1985)
Alle Rechte vorbehalten
Printed in Germany

Fünfte Verordnung zur Änderung der Verordnung über das Arzneibuch

Vom 25. Oktober 1985

Auf Grund des § 55 Abs. 2 des Arzneimittelgesetzes vom 24. August 1976 (BGBl. I S. 2445, 2448) wird mit Zustimmung des Bundesrates verordnet:

Artikel 1

Das Homöopathische Arzneibuch 1. Ausgabe (§ 3 der Verordnung über das Arzneibuch vom 25. Juli 1978, BGBl. I S. 1112), zuletzt geändert durch Verordnung vom 20. Februar 1985 (BGBl. I S. 384), wird nach Maßgabe des Vierten Nachtrages 1985 geändert. Bezugsquelle der amtlichen Fassung des Vierten Nachtrages 1985 ist der Deutsche Apotheker Verlag in Stuttgart.

Artikel 2

Homöopathische Arzneimittel, die sich am 1. Januar 1986 im Verkehr befinden und nicht den Anforderungen des Vierten Nachtrages 1985 entsprechen, dürfen noch bis zum 30. Juni 1987 in den Verkehr gebracht werden.

Artikel 3

Der Bundesminister für Jugend, Familie und Gesundheit kann das Homöopathische Arzneibuch 1. Ausgabe in der vom 1. Januar 1986 an geltenden Fassung im Bundesgesetzblatt und im Deutschen Apotheker Verlag bekanntmachen. Er kann dabei die Herstellungsregeln nach aufsteigender Numerierung und die Monographien alphabetisch durchgehend neu ordnen.

Artikel 4

Diese Verordnung gilt nach § 14 des Dritten Überleitungsgesetzes in Verbindung mit § 99 des Arzneimittelgesetzes auch im Land Berlin.

Artikel 5

Diese Verordnung tritt am 1. Januar 1986 in Kraft.

Bonn, den 25. Oktober 1985

Der Bundesminister
für Jugend, Familie und Gesundheit
Rita Süssmuth

INHALTSVERZEICHNIS
der gebundenen Ausgabe 4. Nachtrag 1985

Verordnung	V
Homöopathische Arzneibuch-Kommission	IX
Änderungen zur 1. Ausgabe 1978	XI
Änderungen zum 1. Nachtrag 1981	XIV
Änderungen zum 2. Nachtrag 1983	XVII
Änderungen zum 3. Nachtrag 1985	XX
Reagenzien	1
Allgemeine Bestimmungen zur Herstellung homöopathischer Arzneimittel	5
Monographien	11
Sachregister (1. Ausgabe 1978, 1. Nachtrag 1981, 2. Nachtrag 1983, 3. Nachtrag 1985 und 4. Nachtrag 1985)	409

HOMÖOPATHISCHE ARZNEIBUCH-KOMMISSION

VORSITZENDER
Prof. Dr. D. GROSSKLAUS (Berlin)

STÄNDIGE VERTRETER DES VORSITZENDEN
Prof. Dr. B. SCHNIEDERS (Berlin)
Dr. E. BOLL (Berlin)

MITGLIEDER DER KOMMISSION

Dr. G. AUTERHOFF	(Frankfurt/Main)
Dr. W. FRESENIUS	(Mainz)
Prof. Dr. H. FRIEBEL	(Heidelberg)
Dr. W. GAWLIK	(Bad Tölz)
Prof. Dr. E. GRAF	(Tübingen)
O. KIRBERG	(Solingen-Ohligs)
Dr. H. MATTHIOLIUS	(Stuttgart)
Prof. Dr. E. REINHARD	(Tübingen)
W. SPAICH	(Göppingen)
Dr. M. STEINIGEN	(München)
Dr. M. WECKENMANN	(Stuttgart)
Dr. M. WIESENAUER	(Stuttgart)
Dr. H. WOLTER	(Ottersberg)
Sanitätsrat Dr. G. WÜNSTEL	(Mainz)

AUSSCHUSS ANALYTIK

Prof. Dr. E. GRAF, Vorsitzender	(Tübingen)
Prof. Dr. K.-W. GLOMBITZA stellv. Vorsitzender	(Bonn)
Dr. K. ALBERT	(Eschborn)
Dr. W. BRANDENBURGER	(Bonn)
Dr. L. GRACZA	(Göppingen)
W. HAGEN	(Regensburg)

Homöopathische Arzneibuch-Kommission

Dr. G. Halbach	(Köln)
Dr. M. Krieg	(Karlsruhe)
D. Lamprecht	(Garbsen)
Dr. A. Moosmayr	(Inning)
Dr. R. Niediek	(Karlsruhe)
Dr. W. Stock	(Baden-Baden)
Dr. Chr. Ullrich	(Schwäbisch Gmünd)
Dr. B. Wilrich	(Gießen)
Dr. H. Wolter	(Ottersberg)

AUSSCHUSS HERSTELLUNGSREGELN

Prof. Dr. E. Reinhard, Vorsitzender	(Tübingen)
Prof. Dr. P.-H. List[1], stellv. Vorsitzender	(Marburg)
L. Duba	(Karlsruhe)
W. Frie	(Arnsberg)
Dr. P. Hamalcik	(Bad Herrenalb)
G. Just	(Kuchen)
Dr. Karl Kleinschmidt	(Velbert)
Dr. H. Matthiolius	(Stuttgart)
R. Plantener	(Eckwälden)
Dr. Chr. Ullrich	(Schwäbisch Gmünd)
H. Walter[1]	(Freiburg)
Dr. M. Wartini	(Karlsruhe)

Die Arbeiten wurden betreut
im Bundesministerium für Jugend, Familie und Gesundheit von

    Dr. U. Schlottmann

in der Abteilung Pharmazeutische Chemie, Biologie und Technologie des Institutes für Arzneimittel im Bundesgesundheitsamt (Geschäftsstelle der Homöopathischen Arzneibuch-Kommission[2]) von

    Dr. K. F. Wohlrabe

An der Ausarbeitung der Monographien waren zahlreiche Sachverständige beteiligt, insbesondere die Damen und Herren:
Allgaier, Dr. Bothe, Dr. Brandt, Dr. Butz, Dr. Csupor, Dr. Driehsen, Dr. Elten, Dr. Flachsbarth, Dr. Franck, Dr. Genius, Dr. Khaliefi, Dr. Misselhorn, Nestmann, Stolzenburg, Dr. v. Tiepermann, Dr. Willing.

---

[1] Nimmt seit 1984 nicht mehr an den Arbeiten teil.
[2] Geschäftsstelle der Homöopathischen Arzneibuch-Kommission, Bundesgesundheitsamt, Institut für Arzneimittel, Postfach 33 00 13, 1000 Berlin 33.

ÄNDERUNGEN ZUR 1. AUSGABE 1978

ALLGEMEINE BESTIMMUNGEN ZUR HERSTELLUNG HOMÖOPATHISCHER ARZNEIMITTEL

ARZNEITRÄGER UND HILFSSTOFFE

Seite 9
Für die Stoffe **Hefe** *und* **Honig** *sind die nachstehenden Texte zu ergänzen:*

Hefe
Dient ausschließlich zur Herstellung von Zubereitungen nach den Vorschriften 25 bis 31.

Honig
Dient ausschließlich zur Herstellung von Zubereitungen nach den Vorschriften 14, 33a-e und 35a-b.

ZUBEREITUNGEN UND DARREICHUNGSFORMEN

Seite 10
Die letzte Zeile des 9. Absatzes ist wie folgt zu ergänzen:

potenzierte Mischungen, Nasentropfen, Flüssige weinige Verdünnungen.

HERSTELLUNG

Seite 16
In der **Vorschrift 5a** *ist die dritte Zeile der Seite 16 durch folgenden Text zu ergänzen:*

verschüttelt. Als Arzneiträger dienen absolutes Äthanol, gereinigtes Wasser, Glycerol 85 Prozent und die im HAB 1 aufgeführten Äthanol-Wasser-Gemische.

ÄNDERUNGEN ZUR 1. AUSGABE 1978

ALLGEMEINE BESTIMMUNGEN ZUR HERSTELLUNG HOMÖOPATHISCHER ARZNEIMITTEL

ARZNEITRÄGER UND HILFSSTOFFE

Seite 9
Für die Stoffe **Hefe** *und* **Honig** *sind die nachstehenden Texte zu ergänzen:*

Hefe
Dient ausschließlich zur Herstellung von Zubereitungen nach den Vorschriften 25 bis 31.

Honig
Dient ausschließlich zur Herstellung von Zubereitungen nach den Vorschriften 14, 33a-e und 35a-b.

ZUBEREITUNGEN UND DARREICHUNGSFORMEN

Seite 10
Die letzte Zeile des 9. Absatzes ist wie folgt zu ergänzen:

potenzierte Mischungen, Nasentropfen, Flüssige weinige Verdünnungen.

HERSTELLUNG

Seite 16
In der **Vorschrift 5a** *ist die dritte Zeile der Seite 16 durch folgenden Text zu ergänzen:*

verschüttelt. Als Arzneiträger dienen absolutes Äthanol, gereinigtes Wasser, Glycerol 85 Prozent und die im HAB 1 aufgeführten Äthanol-Wasser-Gemische.

Seite 19
Vorschrift 9
In der letzten Zeile des ersten Absatzes müssen nach dem Wort „Stärkekleister" *die Worte* „oder Äthanol geeigneter Konzentration" *eingefügt werden.*

Seite 20
Vorschrift 11
Im zweiten Absatz wird in der zweiten Zeile nach dem Wort „deklarieren" *der nachfolgende Satz eingefügt:* „Erforderlichenfalls sind Flüssige Verdünnungen zur Injektion in geeigneter Weise zu puffern."

MONOGRAPHIEN

Seite 37

ACONITUM NAPELLUS

Die „BESCHREIBUNG" *wird durch folgende Fassung ersetzt:*

BESCHREIBUNG

Die Wurzelknolle (Wurzelstock) der ausdauernden Pflanze ist rübenförmig, im oberen Teil etwas knollig verdickt, fleischig, außen dunkelbraun bis schwarz, 4 bis 8 cm lang, bis 2 cm oder auch mehr breit; sie geht nach unten in eine längere Wurzel über und trägt Reste meist zahlreicher, brauner, brüchiger Wurzeln.

Der Stengel ist aufrecht, kräftig, 80 bis 150 cm hoch, im oberen Teil ebenso wie die Traubenspindeln und Blütenstiele anliegend kraus oder kurz flaumig behaart und trägt mehr oder weniger zahlreich wechselständige Laubblätter, von denen die unteren lang, die oberen kürzer gestielt bis fast sitzend sind.

Die Laubblätter sind oberseits dunkelgrün, glänzend, unterseits heller und hier mit zum Teil deutlich hervortretender Nervatur, bis zum Grunde fünf- bis siebenteilig. Die breit rhombischen Abschnitte sind zum Grund hin lang keilförmig verschmälert, der mittlere zum Teil stielförmig zusammengezogen, und besitzen schmale, verlängerte, 3 bis 4 mm breite oder mehr lanzettliche, verkürzte, meist 4 bis 7 mm breite Zipfel.

Die zygomorphen violetten oder blauen Blüten sind zu einem meist kegelförmigen, oft ästigen, lockeren, vielblütigen Blütenstand mit vorherrschender Endtraube und meist schwächeren, dünneren, später aufblühenden Seitentrauben vereinigt. Sie stehen in der Achsel linealer, zum Teil eingeschnittener Tragblätter, auf meist aufrecht abstehenden Stielen, von denen die unteren bisweilen deutlich länger als die Blüten sind. Von den fünf kronblattartig ausgebildeten Perigonblättern bildet das oberste, unpaare, kapuzenartige einen großen, aufrechten, in Seitenansicht etwa halbkreisförmigen, meist breiteren als hohen, offenen oder den mittleren Perigon-

Seite 19
Vorschrift 9
In der letzten Zeile des ersten Absatzes müssen nach dem Wort „Stärkekleister" *die Worte* „oder Äthanol geeigneter Konzentration" *eingefügt werden.*

Seite 20
Vorschrift 11
Im zweiten Absatz wird in der zweiten Zeile nach dem Wort „deklarieren" *der nachfolgende Satz eingefügt:* „Erforderlichenfalls sind Flüssige Verdünnungen zur Injektion in geeigneter Weise zu puffern."

MONOGRAPHIEN

Seite 37

ACONITUM NAPELLUS

Die „BESCHREIBUNG" *wird durch folgende Fassung ersetzt:*

BESCHREIBUNG

Die Wurzelknolle (Wurzelstock) der ausdauernden Pflanze ist rübenförmig, im oberen Teil etwas knollig verdickt, fleischig, außen dunkelbraun bis schwarz, 4 bis 8 cm lang, bis 2 cm oder auch mehr breit; sie geht nach unten in eine längere Wurzel über und trägt Reste meist zahlreicher, brauner, brüchiger Wurzeln.

Der Stengel ist aufrecht, kräftig, 80 bis 150 cm hoch, im oberen Teil ebenso wie die Traubenspindeln und Blütenstiele anliegend kraus oder kurz flaumig behaart und trägt mehr oder weniger zahlreich wechselständige Laubblätter, von denen die unteren lang, die oberen kürzer gestielt bis fast sitzend sind.

Die Laubblätter sind oberseits dunkelgrün, glänzend, unterseits heller und hier mit zum Teil deutlich hervortretender Nervatur, bis zum Grunde fünf- bis siebenteilig. Die breit rhombischen Abschnitte sind zum Grund hin lang keilförmig verschmälert, der mittlere zum Teil stielförmig zusammengezogen, und besitzen schmale, verlängerte, 3 bis 4 mm breite oder mehr lanzettliche, verkürzte, meist 4 bis 7 mm breite Zipfel.

Die zygomorphen violetten oder blauen Blüten sind zu einem meist kegelförmigen, oft ästigen, lockeren, vielblütigen Blütenstand mit vorherrschender Endtraube und meist schwächeren, dünneren, später aufblühenden Seitentrauben vereinigt. Sie stehen in der Achsel linealer, zum Teil eingeschnittener Tragblätter, auf meist aufrecht abstehenden Stielen, von denen die unteren bisweilen deutlich länger als die Blüten sind. Von den fünf kronblattartig ausgebildeten Perigonblättern bildet das oberste, unpaare, kapuzenartige einen großen, aufrechten, in Seitenansicht etwa halbkreisförmigen, meist breiteren als hohen, offenen oder den mittleren Perigonblättern aufliegenden Helm mit meist gerader oder stark gewölbter Grundlinie und einer kurzen oder deutlich vorgezogenen Spitze; in diesem sind die meist zwei lang gestielten, mit einem kopfförmigen, aufwärts gekrümmten, nektarbildenden Sporn versehenen Honigblätter eingeschlossen. Die zahlreichen Staubblätter besitzen behaarte Filamente. Die gewöhnlich drei nur im Grunde kurz verbundenen, auseinanderspreizenden Fruchtblätter sind kahl.

Seite 69

COFFEA ARABICA

PRÜFUNG AUF IDENTITÄT

Der erste Absatz unter „**B. Chromatographie**" *erhält folgende Fassung:*

B. Chromatographie: Die Prüfung erfolgt dünnschichtchromatographisch auf einer Schicht von Kieselgel HF_{254} *R*.

Der Absatz „*Vergleichslösung*" *wird durch folgenden Text ersetzt:*

Vergleichslösung: 10 mg p-Aminoacetophenon *RN* werden in 2 ml Äthanol 80 % *RN* gelöst.

blättern aufliegenden Helm mit meist gerader oder stark gewölbter Grundlinie und einer kurzen oder deutlich vorgezogenen Spitze; in diesem sind die meist zwei lang gestielten, mit einem kopfförmigen, aufwärts gekrümmten, nektarbildenden Sporn versehenen Honigblätter eingeschlossen. Die zahlreichen Staubblätter besitzen behaarte Filamente. Die gewöhnlich drei nur im Grunde kurz verbundenen, auseinanderspreizenden Fruchtblätter sind kahl.

Seite 69

COFFEA ARABICA

PRÜFUNG AUF IDENTITÄT

Der erste Absatz unter „**B. Chromatographie**" *erhält folgende Fassung:*

B. Chromatographie: Die Prüfung erfolgt dünnschichtchromatographisch auf einer Schicht von Kieselgel HF_{254} *R*.

Der Absatz „Vergleichslösung" wird durch folgenden Text ersetzt:

Vergleichslösung: 10 mg p-Aminoacetophenon *RN* werden in 2 ml Äthanol 80 % *RN* gelöst.

ÄNDERUNGEN ZUM 1. NACHTRAG 1981

ALLGEMEINE BESTIMMUNGEN ZUR HERSTELLUNG HOMÖOPATHISCHER ARZNEIMITTEL

HERSTELLUNG

Seite 4
Vorschrift 15
Die ersten vier Absätze werden durch folgenden Text ersetzt:

Zubereitungen nach Vorschrift 15 sind sterile, wäßrige Flüssigkeiten, die zur Anwendung am Auge durch Eintropfen in den Bindehautsack bestimmt sind.

Augentropfen sollen mit der Tränenflüssigkeit annähernd isotonisch sein. Als Isotonisierungsmittel dient in der Regel Natriumchlorid; andere Isotonisierungsmittel sind zu deklarieren. Erforderlichenfalls sind Augentropfen in geeigneter Weise zu puffern. Weitere Hilfsstoffe sind nicht zugelassen.

Augentropfen in Mehrdosenbehältnissen müssen in geeigneter Weise konserviert sein. Augentropfen zur Verwendung bei chirurgischen Eingriffen müssen in Einzeldosenbehältnissen abgefüllt sein und dürfen kein Konservierungsmittel enthalten.

Augentropfen werden durch Potenzieren von Urtinkturen oder Lösungen oder flüssigen Verdünnungen hergestellt. Dabei ist bei Dezimalverdünnungen für die letzten zwei Potenzierungen und bei Centesimalverdünnungen für die letzte Potenzierung WASSER FÜR INJEKTIONSZWECKE oder die mit diesem bereitete Lösung des Isotonisierungsmittels zu verwenden.

Die Abschnitte „PRÜFUNG AUF REINHEIT", „BESCHRIFTUNG" *und* „LAGERUNG" *bleiben unverändert.*

Seite 5
Vorschrift 16
An die siebente Zeile wird nach „werden." *folgender Text angefügt:*

ÄNDERUNGEN ZUM 1. NACHTRAG 1981

ALLGEMEINE BESTIMMUNGEN ZUR HERSTELLUNG HOMÖOPATHISCHER ARZNEIMITTEL

HERSTELLUNG

Seite 4
Vorschrift 15
Die ersten vier Absätze werden durch folgenden Text ersetzt:

Zubereitungen nach Vorschrift 15 sind sterile, wäßrige Flüssigkeiten, die zur Anwendung am Auge durch Eintropfen in den Bindehautsack bestimmt sind.

Augentropfen sollen mit der Tränenflüssigkeit annähernd isotonisch sein. Als Isotonisierungsmittel dient in der Regel Natriumchlorid; andere Isotonisierungsmittel sind zu deklarieren. Erforderlichenfalls sind Augentropfen in geeigneter Weise zu puffern. Weitere Hilfsstoffe sind nicht zugelassen.

Augentropfen in Mehrdosenbehältnissen müssen in geeigneter Weise konserviert sein. Augentropfen zur Verwendung bei chirurgischen Eingriffen müssen in Einzeldosenbehältnissen abgefüllt sein und dürfen kein Konservierungsmittel enthalten.

Augentropfen werden durch Potenzieren von Urtinkturen oder Lösungen oder flüssigen Verdünnungen hergestellt. Dabei ist bei Dezimalverdünnungen für die letzten zwei Potenzierungen und bei Centesimalverdünnungen für die letzte Potenzierung WASSER FÜR INJEKTIONSZWECKE oder die mit diesem bereitete Lösung des Isotonisierungsmittels zu verwenden.

Die Abschnitte „PRÜFUNG AUF REINHEIT", „BESCHRIFTUNG" *und* „LAGERUNG" *bleiben unverändert.*

Seite 5
Vorschrift 16
An die siebente Zeile wird nach „werden." *folgender Text angefügt:*

XVIII   Änderungen zum 2. Nachtrag 1983

Seite 42

ANAMIRTA COCCULUS

Unter „PRÜFUNG AUF IDENTITÄT" D, Chromatographie, wird der Absatz „Vergleichslösung" durch folgende Fassung ersetzt:

Vergleichslösung: Etwa 5,0 mg Picrotoxin *RH,* genau gewogen, werden in 2,00 ml Chloroform *R* gelöst.

Auf Seite 43 wird die letzte Zeile des zweiten Absatzes sowie die Formel und die Formelbeschreibung wie folgt geändert:

Prozentgehalt x_{proz} an Picrotoxin wird nach folgender Formel berechnet:

$$x_{proz} = \frac{e_1}{0,4 \cdot e_2} \cdot 0,3333 \frac{\sqrt{A} - \sqrt{A_s}}{\sqrt{A_k} - \sqrt{A}}$$

A = Fleckfläche der Untersuchungslösung in mm^2
A_s = Fleckfläche der Vergleichslösung in mm^2
A_k = Fleckfläche der verdünnten Untersuchungslösung in mm^2
e_1 = Einwaage an Picrotoxin in mg
e_2 = Einwaage an Prüflösung in g

Auf Seite 44 wird an die „Gehaltsbestimmung" folgender Text angefügt:

Der Prozentgehalt x_{proz} an Picrotoxin wird nach folgender Formel berechnet:

$$x_{proz} = \frac{e_1}{4 \cdot e_2} \cdot 0,3333 \frac{\sqrt{A} - \sqrt{A_s}}{\sqrt{A_k} - \sqrt{A}}$$

A = Fleckfläche der Untersuchungslösung in mm^2
A_s = Fleckfläche der Vergleichslösung in mm^2
A_k = Fleckfläche der verdünnten Untersuchungslösung in mm^2
e_1 = Einwaage an Picrotoxin in mg
e_2 = Einwaage an Prüflösung in g

Seite 47

ARNICA MONTANA E PLANTA TOTA

Unter „BESCHREIBUNG" sind folgende Änderungen vorzunehmen:

Der erste Satz erhält folgende Fassung: Alle Teile der Pflanze haben angenehm aromatischen Geruch.

In der fünften Zeile des zweiten Absatzes sind die Worte „Das Rhizom" durch „Der Wurzelstock" zu ersetzen.

XVIII   Änderungen zum 2. Nachtrag 1983

Seite 42

ANAMIRTA COCCULUS

Unter „PRÜFUNG AUF IDENTITÄT" D, Chromatographie, wird der Absatz „Vergleichslösung" durch folgende Fassung ersetzt:

Vergleichslösung: Etwa 5,0 mg Picrotoxin *RH,* genau gewogen, werden in 2,00 ml Chloroform *R* gelöst.

Auf Seite 43 wird die letzte Zeile des zweiten Absatzes sowie die Formel und die Formelbeschreibung wie folgt geändert:

Prozentgehalt x_{proz} an Picrotoxin wird nach folgender Formel berechnet:

$$x_{proz} = \frac{e_1}{0,4 \cdot e_2} \cdot 0,3333 \frac{\sqrt{A} - \sqrt{A_s}}{\sqrt{A_k} - \sqrt{A}}$$

A = Fleckfläche der Untersuchungslösung in mm²
A_s = Fleckfläche der Vergleichslösung in mm²
A_k = Fleckfläche der verdünnten Untersuchungslösung in mm²
e_1 = Einwaage an Picrotoxin in mg
e_2 = Einwaage an Prüflösung in g

Auf Seite 44 wird an die „Gehaltsbestimmung" folgender Text angefügt:

Der Prozentgehalt x_{proz} an Picrotoxin wird nach folgender Formel berechnet:

$$x_{proz} = \frac{e_1}{4 \cdot e_2} \cdot 0,3333 \frac{\sqrt{A} - \sqrt{A_s}}{\sqrt{A_k} - \sqrt{A}}$$

A = Fleckfläche der Untersuchungslösung in mm²
A_s = Fleckfläche der Vergleichslösung in mm²
A_k = Fleckfläche der verdünnten Untersuchungslösung in mm²
e_1 = Einwaage an Picrotoxin in mg
e_2 = Einwaage an Prüflösung in g

Seite 47

ARNICA MONTANA E PLANTA TOTA

Unter „BESCHREIBUNG" sind folgende Änderungen vorzunehmen:

Der erste Satz erhält folgende Fassung: Alle Teile der Pflanze haben angenehm aromatischen Geruch.

In der fünften Zeile des zweiten Absatzes sind die Worte „Das Rhizom" durch „Der Wurzelstock" zu ersetzen.

ÄNDERUNGEN ZUM 2. NACHTRAG 1983

MONOGRAPHIEN

Seite 40

ALLIUM SATIVUM

Die PRÜFUNG AUF IDENTITÄT *wird durch die folgende Prüfung D ergänzt:*

D. Chromatographie: Die Prüfung erfolgt dünnschichtchromatographisch auf einer Schicht von Kieselgel HF_{254} *R*.

Untersuchungslösung: 5 ml Urtinktur werden dreimal mit je 10 ml Äther *R* ausgeschüttelt. Die vereinigten Ätherphasen werden über wasserfreiem Natriumsulfat *R* getrocknet und filtriert. Das Filtrat wird unter vermindertem Druck im Wasserbad von etwa 30 °C eingeengt. Der Rückstand wird in 0,2 ml einer Mischung aus gleichen Volumteilen Methanol *R* und Methylenchlorid *R* aufgenommen.

Vergleichslösung: 10 mg Anethol *R*, 10 mg Borneol *R* und 10 mg Pyrogallol *R* werden in 10 ml Methanol *R* gelöst.

Aufgetragen werden getrennt 20 μl Untersuchungslösung und 10 μl Vergleichslösung. Die Chromatographie erfolgt über eine Laufstrecke von 15 cm mit der Unterphase des Systems aus 100 Volumteilen Methylenchlorid *R*, 42 Volumteilen Methanol *R* und 30 Volumteilen Wasser. Nach Verdunsten der mobilen Phase werden die Chromatogramme mit Anisaldehyd-Lösung *R* besprüht, 5 bis 10 Minuten lang auf 105 bis 110 °C erhitzt und innerhalb von 10 Minuten im Tageslicht ausgewertet.

Das Chromatogramm der Vergleichslösung zeigt im unteren Drittel des Rf-Bereichs den roten Fleck des Pyrogallols, im oberen Teil des mittleren Drittels den rotvioletten Fleck des Borneols und im oberen Drittel den violetten Fleck des Anethols.

Im Chromatogramm der Untersuchungslösung kann zwischen Start und der Vergleichssubstanz Pyrogallol ein violetter Fleck vorhanden sein. In Höhe des Pyrogallols ist ein schwacher, violetter Fleck zu sehen, darüber folgen 2 oder 3 verschieden, meist violett, gefärbte Flecke und ein kräftiger violetter Fleck. In Höhe der Vergleichssubstanzen Borneol und Anethol tritt je ein rotvioletter Fleck auf.

ÄNDERUNGEN ZUM 2. NACHTRAG 1983

MONOGRAPHIEN

Seite 40

ALLIUM SATIVUM

Die PRÜFUNG AUF IDENTITÄT *wird durch die folgende Prüfung D ergänzt:*

D. Chromatographie: Die Prüfung erfolgt dünnschichtchromatographisch auf einer Schicht von Kieselgel HF$_{254}$ R.

Untersuchungslösung: 5 ml Urtinktur werden dreimal mit je 10 ml Äther R ausgeschüttelt. Die vereinigten Ätherphasen werden über wasserfreiem Natriumsulfat R getrocknet und filtriert. Das Filtrat wird unter vermindertem Druck im Wasserbad von etwa 30 °C eingeengt. Der Rückstand wird in 0,2 ml einer Mischung aus gleichen Volumteilen Methanol R und Methylenchlorid R aufgenommen.

Vergleichslösung: 10 mg Anethol R, 10 mg Borneol R und 10 mg Pyrogallol R werden in 10 ml Methanol R gelöst.

Aufgetragen werden getrennt 20 µl Untersuchungslösung und 10 µl Vergleichslösung. Die Chromatographie erfolgt über eine Laufstrecke von 15 cm mit der Unterphase des Systems aus 100 Volumteilen Methylenchlorid R, 42 Volumteilen Methanol R und 30 Volumteilen Wasser. Nach Verdunsten der mobilen Phase werden die Chromatogramme mit Anisaldehyd-Lösung R besprüht, 5 bis 10 Minuten lang auf 105 bis 110 °C erhitzt und innerhalb von 10 Minuten im Tageslicht ausgewertet.

Das Chromatogramm der Vergleichslösung zeigt im unteren Drittel des Rf-Bereichs den roten Fleck des Pyrogallols, im oberen Teil des mittleren Drittels den rotvioletten Fleck des Borneols und im oberen Drittel den violetten Fleck des Anethols.

Im Chromatogramm der Untersuchungslösung kann zwischen Start und der Vergleichssubstanz Pyrogallol ein violetter Fleck vorhanden sein. In Höhe des Pyrogallols ist ein schwacher, violetter Fleck zu sehen, darüber folgen 2 oder 3 verschieden, meist violett, gefärbte Flecke und ein kräftiger violetter Fleck. In Höhe der Vergleichssubstanzen Borneol und Anethol tritt je ein rotvioletter Fleck auf.

Änderungen zum 1. Nachtrag 1981

Seite 50

CARBO VEGETABILIS

Unter **Zink** *ist in der dritten Zeile die Bezeichnung* „Tarnlösung[1]" *zu ersetzen durch* „Tarnlösung RH".

In dem durch den 3. Nachtrag 1985 auf Seite 51 neu eingeführten Abschnitt „BE-SCHRIFTUNG" *ist in der zweiten Zeile* „Carbo betulae" *zu ersetzen durch* „Carbo Betulae".

Die Fußnote 1) auf Seite 51 ist ersatzlos zu streichen.

Seite 53

CEPHAELIS IPECACUANHA

In der ersten Zeile ist nach „werden die" *das Wort* „getrockneten" *einzufügen.*

In der vierten Zeile ist das erste Wort „Substanz" *zu ersetzen durch* „Droge".

Unter „BESCHREIBUNG" *ist in der ersten Zeile das Wort* „Substanz" *durch* „Droge" *zu ersetzen. In der zweiten Zeile sind die Worte* „Droge von" *zu streichen.*

Änderungen zum 1. Nachtrag 1981

Seite 50

CARBO VEGETABILIS

Unter **Zink** *ist in der dritten Zeile die Bezeichnung „Tarnlösung¹⁾" zu ersetzen durch „Tarnlösung RH".*

In dem durch den 3. Nachtrag 1985 auf Seite 51 neu eingeführten Abschnitt „BESCHRIFTUNG" ist in der zweiten Zeile „Carbo betulae" zu ersetzen durch „Carbo Betulae".

Die Fußnote 1) auf Seite 51 ist ersatzlos zu streichen.

Seite 53

CEPHAELIS IPECACUANHA

In der ersten Zeile ist nach „werden die" das Wort „getrockneten" einzufügen.

In der vierten Zeile ist das erste Wort „Substanz" zu ersetzen durch „Droge".

Unter „BESCHREIBUNG" ist in der ersten Zeile das Wort „Substanz" durch „Droge" zu ersetzen. In der zweiten Zeile sind die Worte „Droge von" zu streichen.

Änderungen zum 1. Nachtrag 1981

Mischungen, die den Arzneiträger LIKÖRWEIN und/oder Zubereitungen nach Vorschrift 46 enthalten, dürfen nicht weiterverarbeitet werden.

Im Abschnitt „BESCHRIFTUNG" wird in der dritten Zeile folgender Text angefügt:

Wird beim Mischen der Arzneiträger LIKÖRWEIN zugemischt, muß er auf dem Behältnis deklariert werden.

MONOGRAPHIEN

Seite 35

AURUM CHLORATUM

Die ersten drei Zeilen erhalten folgende Fassung:

H[AuCl$_4$] · 3 H$_2$O   MG 393,8

Verwendet wird Tetrachlorogold(III)-säure, die mindestens 49,0 Prozent Au enthält.

Auf Seite 36 erhalten unter „ARZNEIFORMEN" die ersten vier Zeilen sowie der Abschnitt „HERSTELLUNG" folgende Fassung:

ARZNEIFORMEN

Die Lösung (D 1) muß mindestens 9,5 und darf höchstens 10,5 Prozent H[AuCl$_4$] · 3 H$_2$O enthalten.
  Die 2. Dezimalverreibung muß mindestens 0,95 und darf höchstens 1,15 Prozent H[AuCl$_4$] · 3 H$_2$O enthalten.

HERSTELLUNG

Lösung nach Vorschrift 5a. Die 1. bis 6. Dezimalverdünnung wird mit Wasser, die folgenden Verdünnungen werden mit Äthanol 43 Prozent bereitet.
  Verreibungen ab D 2 nach Vorschrift 6.

Auf Seite 37 erhält der letzte Satz unter „GEHALTSBESTIMMUNG" folgende Fassung:
  1 g Rückstand entspricht 1,999 g H[AuCl$_4$] · 3 H$_2$O.

Mischungen, die den Arzneiträger LIKÖRWEIN und/oder Zubereitungen nach Vorschrift 46 enthalten, dürfen nicht weiterverarbeitet werden.

Im Abschnitt „BESCHRIFTUNG" wird in der dritten Zeile folgender Text angefügt:

Wird beim Mischen der Arzneiträger LIKÖRWEIN zugemischt, muß er auf dem Behältnis deklariert werden.

MONOGRAPHIEN

Seite 35

AURUM CHLORATUM

Die ersten drei Zeilen erhalten folgende Fassung:

$H[AuCl_4] \cdot 3\ H_2O$ MG 393,8

Verwendet wird Tetrachlorogold(III)-säure, die mindestens 49,0 Prozent Au enthält.

Auf Seite 36 erhalten unter „ARZNEIFORMEN" die ersten vier Zeilen sowie der Abschnitt „HERSTELLUNG" folgende Fassung:

ARZNEIFORMEN

Die Lösung (D 1) muß mindestens 9,5 und darf höchstens 10,5 Prozent $H[AuCl_4] \cdot 3\ H_2O$ enthalten.
 Die 2. Dezimalverreibung muß mindestens 0,95 und darf höchstens 1,15 Prozent $H[AuCl_4] \cdot 3\ H_2O$ enthalten.

HERSTELLUNG

Lösung nach Vorschrift 5a. Die 1. bis 6. Dezimalverdünnung wird mit Wasser, die folgenden Verdünnungen werden mit Äthanol 43 Prozent bereitet.
 Verreibungen ab D 2 nach Vorschrift 6.

Auf Seite 37 erhält der letzte Satz unter „GEHALTSBESTIMMUNG" folgende Fassung:
 1 g Rückstand entspricht 1,999 g $H[AuCl_4] \cdot 3\ H_2O$.

Änderungen zum 3. Nachtrag 1985

Zuckersirup

Der Text **Zuckersirup** *wird durch folgende Fassung ersetzt:*

Zuckersirup wird entsprechend der Monographie des Arzneibuches unter Verwendung von Wasser für Injektionszwecke hergestellt; er darf nicht konserviert werden. Zuckersirup dient ausschließlich zur Herstellung von Darreichungsformen nach den Vorschriften 39a-c und 40b.
  Bei Bedarf frisch herzustellen.

HERSTELLUNG

Seite 17

Vorschrift 32

Unter „Potenzierung" werden die ersten drei Zeilen durch folgenden Text ersetzt:

Die 1. Dezimalverdünnung (D 1) wird aus
  1 Teil Urtinktur und
  1 Teil Ascorbat-Phosphat-Pufferlösung,
die 2. Dezimalverdünnung (D 2) aus
  1 Teil der 1. Dezimalverdünnung und
  9 Teilen Ascorbat-Phosphat-Pufferlösung

Seite 32

Vorschrift 39a

In Vorschrift 39a wird der zweite Absatz durch folgenden Text ersetzt:

Zur Herstellung von 100 Teilen Globuli velati wird 1 Teil einer Zubereitung nach den Vorschriften 33-37 mit 9 Teilen Zuckersirup gemischt und durch Verschütteln potenziert; diese 10 Teile werden auf 100 minus x Teile Saccharose-Kügelchen gleichmäßig aufgebracht. x ist die Menge der im Zuckersirup enthaltenen Saccharose.

Seite 34

Vorschrift 40b

Der erste Absatz unter „Potenzierung" wird durch den folgenden Text ersetzt:

Für jeden Potenzierungsschritt wird 1 Teil Mischung mit 9 Teilen Arzneiträger gemischt und verschüttelt. Enthält die Mischung Zubereitungen nach den Vorschriften 41a-c, ist zum Potenzieren der dort genannte Arzneiträger zu verwenden. Werden gemeinsam potenzierte Mischungen nach Vorschrift 40b zur Herstellung von Globuli

Zuckersirup

Der Text **Zuckersirup** *wird durch folgende Fassung ersetzt:*

Zuckersirup wird entsprechend der Monographie des Arzneibuches unter Verwendung von Wasser für Injektionszwecke hergestellt; er darf nicht konserviert werden. Zuckersirup dient ausschließlich zur Herstellung von Darreichungsformen nach den Vorschriften 39a-c und 40b.
 Bei Bedarf frisch herzustellen.

HERSTELLUNG

Seite 17

Vorschrift 32

Unter „Potenzierung" werden die ersten drei Zeilen durch folgenden Text ersetzt:

Die 1. Dezimalverdünnung (D 1) wird aus
  1 Teil Urtinktur und
  1 Teil Ascorbat-Phosphat-Pufferlösung,
die 2. Dezimalverdünnung (D 2) aus
  1 Teil der 1. Dezimalverdünnung und
  9 Teilen Ascorbat-Phosphat-Pufferlösung

Seite 32

Vorschrift 39a

In Vorschrift 39a wird der zweite Absatz durch folgenden Text ersetzt:

Zur Herstellung von 100 Teilen Globuli velati wird 1 Teil einer Zubereitung nach den Vorschriften 33-37 mit 9 Teilen Zuckersirup gemischt und durch Verschütteln potenziert; diese 10 Teile werden auf 100 minus x Teile Saccharose-Kügelchen gleichmäßig aufgebracht. x ist die Menge der im Zuckersirup enthaltenen Saccharose.

Seite 34

Vorschrift 40b

Der erste Absatz unter „Potenzierung" wird durch den folgenden Text ersetzt:

Für jeden Potenzierungsschritt wird 1 Teil Mischung mit 9 Teilen Arzneiträger gemischt und verschüttelt. Enthält die Mischung Zubereitungen nach den Vorschriften 41a-c, ist zum Potenzieren der dort genannte Arzneiträger zu verwenden. Werden gemeinsam potenzierte Mischungen nach Vorschrift 40b zur Herstellung von Globuli velati verwendet, ist für den letzten Potenzierungsschritt Zuckersirup als Arzneiträger zu verwenden; in allen anderen Fällen dient Wasser für Injektionszwecke als Arzneiträger.

Seiten 35, 36, 37

Vorschriften 41a, 41b, 41c

In den Vorschriften 41a, 41b und 41c ist unter „Potenzierung" jeweils als erster Absatz der nachstehende Text einzufügen:

Als Arzneiträger zum Potenzieren dient eine Lösung von 0,2 Teilen Natriumhydrogencarbonat und 8,8 Teilen Natriumchlorid in 91 Teilen Wasser für Injektionszwecke.

In den bisherigen 5. und 9. Zeilen unter „Potenzierung" der drei Vorschriften 41a, 41b und 41c sind die Worte „isotonischer Natriumchlorid-Lösung" *zu ersetzen durch* „des oben genannten Arzneiträgers".

Änderungen zum 3. Nachtrag 1985

velati verwendet, ist für den letzten Potenzierungsschritt Zuckersirup als Arzneiträger zu verwenden; in allen anderen Fällen dient Wasser für Injektionszwecke als Arzneiträger.

Seiten 35, 36, 37

Vorschriften 41a, 41b, 41c

In den Vorschriften 41a, 41b und 41c ist unter „Potenzierung" jeweils als erster Absatz der nachstehende Text einzufügen:

Als Arzneiträger zum Potenzieren dient eine Lösung von 0,2 Teilen Natriumhydrogencarbonat und 8,8 Teilen Natriumchlorid in 91 Teilen Wasser für Injektionszwecke.

In den bisherigen 5. und 9. Zeilen unter „Potenzierung" der drei Vorschriften 41a, 41b und 41c sind die Worte „isotonischer Natriumchlorid-Lösung" *zu ersetzen durch* „des oben genannten Arzneiträgers".

In der dritten Zeile des dritten Absatzes ist die Längenangabe „4 cm breit und 10 cm lang" durch „10 cm lang und bis 4 cm breit" zu ersetzen.

Am Ende der zweiten Zeile des 4. Absatzes ist die Angabe „1 bis 2 Paare" durch „1 oder 2 Paare" zu ersetzen.

In der ersten Zeile des 5. Absatzes ist der Satzbeginn „Der Stengel trägt 1" durch „Der Stengel trägt ein" zu ersetzen.

Auf Seite 48 erhalten die 6. bis 11. Zeile der BESCHREIBUNG folgende Fassung:

denen der Röhrenblüte. Die 50 oder mehr röhrenförmigen, von außen nach innen aufblühenden Scheibenblüten sind zwittrig, bis 1,5 cm lang, mit im unteren Teil hellgelber, keulig röhriger, außen behaarter Korolle, die sich in halber Höhe erweitert und in einen fünfspaltigen, orangegelben Saum mit mehr oder weniger zurückgebogenen dreieckigen Zipfeln ausläuft. Die 5 etwa 6 mm langen Staubblätter sind mit ihrer Cuticula an den Antheren zu einer Röhre verklebt und mit ihren freien Filamenten . . .

Seite 142

OXALIS ACETOSELLA E FOLIIS

Unter „GEHALTSBESTIMMUNG" werden die ersten sechs Zeilen durch folgenden Text ersetzt:

Etwa 20,0 g Urtinktur, bis zur 2. Dezimale des Grammgewichtes genau gewogen, werden mit 100 ml Wasser, 0,5 g Ammoniumchlorid R und 0,2 ml Methylrot-Lösung R versetzt. Die Flüssigkeit wird bis fast zum Sieden erhitzt. In die heiße Lösung werden 20 ml Calciumchlorid-Lösung R und unter ständigem Rühren soviel verdünnte Ammoniaklösung R 1 tropfenweise zugegeben, bis die Farbe der Flüssigkeit nach Gelb umschlägt. Nach dreistündigem Stehenlassen wird filtriert oder zentrifugiert und mit 50 ml schwach ammoniakalischem Wasser (0,5 ml verdünnte Ammoniaklösung R 1 in 100 ml Wasser) gewaschen. Der Filterrückstand

In der dritten Zeile des dritten Absatzes ist die Längenangabe „4 cm breit und 10 cm lang" *durch* „10 cm lang und bis 4 cm breit" *zu ersetzen.*

Am Ende der zweiten Zeile des 4. Absatzes ist die Angabe „1 bis 2 Paare" *durch* „1 oder 2 Paare" *zu ersetzen.*

In der ersten Zeile des 5. Absatzes ist der Satzbeginn „Der Stengel trägt 1" *durch* „Der Stengel trägt ein" *zu ersetzen.*

Auf Seite 48 erhalten die 6. bis 11. Zeile der BESCHREIBUNG *folgende Fassung:*

denen der Röhrenblüte. Die 50 oder mehr röhrenförmigen, von außen nach innen aufblühenden Scheibenblüten sind zwittrig, bis 1,5 cm lang, mit im unteren Teil hellgelber, keulig röhriger, außen behaarter Korolle, die sich in halber Höhe erweitert und in einen fünfspaltigen, orangegelben Saum mit mehr oder weniger zurückgebogenen dreieckigen Zipfeln ausläuft. Die 5 etwa 6 mm langen Staubblätter sind mit ihrer Cuticula an den Antheren zu einer Röhre verklebt und mit ihren freien Filamenten ...

Seite 142

OXALIS ACETOSELLA E FOLIIS

Unter „GEHALTSBESTIMMUNG" *werden die ersten sechs Zeilen durch folgenden Text ersetzt:*

Etwa 20,0 g Urtinktur, bis zur 2. Dezimale des Grammgewichtes genau gewogen, werden mit 100 ml Wasser, 0,5 g Ammoniumchlorid R und 0,2 ml Methylrot-Lösung R versetzt. Die Flüssigkeit wird bis fast zum Sieden erhitzt. In die heiße Lösung werden 20 ml Calciumchlorid-Lösung R und unter ständigem Rühren soviel verdünnte Ammoniaklösung R 1 tropfenweise zugegeben, bis die Farbe der Flüssigkeit nach Gelb umschlägt. Nach dreistündigem Stehenlassen wird filtriert oder zentrifugiert und mit 50 ml schwach ammoniakalischem Wasser (0,5 ml verdünnte Ammoniaklösung R 1 in 100 ml Wasser) gewaschen. Der Filterrückstand

XX

ÄNDERUNGEN ZUM 3. NACHTRAG 1985

ALLGEMEINE BESTIMMUNGEN ZUR HERSTELLUNG HOMÖOPATHISCHER ARZNEIMITTEL

ARZNEITRÄGER UND HILFSSTOFFE

Seite 11

Ascorbat-Phosphat-Pufferlösung

Die zweite Zeile ist durch folgende Fassung zu ersetzen:

Die Lösung ist bei Bedarf frisch herzustellen; sie dient ausschließlich zur Herstellung von Zubereitungen nach Vorschrift 32.

Hämatit

Für den Stoff **Hämatit** *ist der nachstehende Text zu ergänzen:*

Dient ausschließlich zur Herstellung von Zubereitungen nach Vorschrift 37a.

Molke

Der erste Satz des letzten Absatzes wird wie folgt geändert:

Molke wird sofort weiterverarbeitet; sie dient ausschließlich zur Herstellung von Zubereitungen nach den Vorschriften 34a-e und 36.

Seite 12

Zink

Für den Stoff **Zink** *ist der nachstehende Text zu ergänzen:*

Dient ausschließlich zur Herstellung von Zubereitungen nach Vorschrift 37b.

ÄNDERUNGEN ZUM 3. NACHTRAG 1985

ALLGEMEINE BESTIMMUNGEN ZUR HERSTELLUNG HOMÖOPATHISCHER ARZNEIMITTEL

ARZNEITRÄGER UND HILFSSTOFFE

Seite 11

Ascorbat-Phosphat-Pufferlösung

Die zweite Zeile ist durch folgende Fassung zu ersetzen:

Die Lösung ist bei Bedarf frisch herzustellen; sie dient ausschließlich zur Herstellung von Zubereitungen nach Vorschrift 32.

Hämatit

Für den Stoff **Hämatit** *ist der nachstehende Text zu ergänzen:*

Dient ausschließlich zur Herstellung von Zubereitungen nach Vorschrift 37a.

Molke

Der erste Satz des letzten Absatzes wird wie folgt geändert:

Molke wird sofort weiterverarbeitet; sie dient ausschließlich zur Herstellung von Zubereitungen nach den Vorschriften 34a-e und 36.

Seite 12

Zink

Für den Stoff **Zink** *ist der nachstehende Text zu ergänzen:*

Dient ausschließlich zur Herstellung von Zubereitungen nach Vorschrift 37b.

REAGENZIEN

REAGENZIEN

Aesculin

Muß der Monographie AESCULINUM entsprechen.

Ammoniummolybdat-Reagenz

30 ml verdünnte Schwefelsäure *R* werden mit 10 ml einer 2,5prozentigen Lösung (G/V) von Ammoniummolybdat *R* und mit 10 ml einer 10prozentigen Lösung (G/V) von Ascorbinsäure *R* versetzt.

Bei Bedarf frisch herzustellen.

Lactose

Muß der Monographie LACTOSUM (Ph. Eur.) entsprechen.

Ninhydrin-Lösung

300 mg Ninhydrin *R* werden in 100 ml n-Butanol *R* gelöst; diese Lösung wird mit 3 ml Essigsäure 98 % *R* versetzt.

Pilocarpinhydrochlorid

Muß der Monographie PILOCARPINHYDROCHLORID (DAB) entsprechen.

Tarnlösung

2 ml verdünnte Ammoniaklösung *R* 1 werden nacheinander gemischt mit 1,5 ml einer 5prozentigen Lösung (G/V) von Ammoniumoxalat *R*, 15 ml einer 5prozentigen Lösung (G/V) von Kaliumcyanid *R*, 45 ml einer 10prozentigen Lösung (G/V) von Natriumacetat *R*, 120 ml einer 50prozentigen Lösung (G/V) von Natriumthiosulfat *R*, 75 ml einer 10prozentigen Lösung (G/V) von Natriumacetat *R* und 35 ml 1 N-Salzsäure.

Bei Bedarf frisch herzustellen.

Wasserstoffperoxidlösung, konzentrierte, phosphatfreie

Muß der Monographie HYDROGENII PEROXIDUM (Ph. Eur.) entsprechen mit folgender zusätzlicher Anforderung:

Phosphat: 2,5 g Substanz werden auf dem Wasserbad eingeengt. Der Rückstand wird mit einer Mischung von 3 ml verdünnter Salpetersäure R und 6,5 ml Wasser versetzt und 5 Minuten lang erwärmt. Anschließend wird filtriert, das Filtrat mit Wasser zu 10 ml verdünnt und mit 5 ml Molybdat-Vanadat-Reagenz R versetzt (Untersuchungslösung). Zur Herstellung der Vergleichslösung wird eine Mischung von 1 ml Phosphat-Standardlösung (5 ppm PO_4) R und 9 ml Wasser verwendet. Nach 5 Minuten darf die Untersuchungslösung nicht stärker gefärbt sein als die gleichzeitig unter gleichen Bedingungen hergestellte Vergleichslösung (2 ppm).

Wismut-Standardlösung (100 ppm Bi)

1,24 g basisches Wismutcarbonat R werden unter Erwärmen in 50 ml verdünnter Salpetersäure R gelöst und nach dem Abkühlen mit Wasser zu 100,0 ml verdünnt. 1,0 ml dieser Lösung wird mit Wasser zu 100,0 ml verdünnt.

ALLGEMEINE BESTIMMUNGEN ZUR HERSTELLUNG HOMÖOPATHISCHER ARZNEIMITTEL

ALLGEMEINE BESTIMMUNGEN ZUR HERSTELLUNG HOMÖOPATHISCHER ARZNEIMITTEL

ARZNEIGRUNDSTOFFE

Nosoden sind Zubereitungen aus Krankheitsprodukten von Mensch oder Tier, aus Krankheitserregern oder deren Stoffwechselprodukten oder aus Zersetzungsprodukten tierischer Organe. Als Ausgangsmaterial für Nosoden nach Vorschrift 43 dienen operativ entfernte, pathologisch veränderte Organe beziehungsweise Organteile; Nosoden nach Vorschrift 44 werden aus abgetöteten Kulturen von Mikroorganismen oder aus Zersetzungsprodukten tierischer Organe oder aus Körperflüssigkeiten hergestellt, die Krankheitserreger beziehungsweise Krankheitsprodukte enthalten wie beispielsweise Blut oder Liquor oder Punktionsflüssigkeit. Die Identität des Ausgangsmateriales ist durch ärztlichen beziehungsweise tierärztlichen Befund des Operationsmateriales oder durch Laborbefund protokollarisch zu belegen.

Ausgangsmaterial für Nosoden wird zunächst sterilisiert und muß vor dem Verarbeiten der „Prüfung auf Sterilität" des Arzneibuches entsprechen. Aus diesem Ausgangsmaterial werden dann Urtinkturen nach den Vorschriften 43 oder 44 oder gegebenenfalls Verreibungen nach Vorschrift 6 hergestellt.

ARZNEITRÄGER UND HILFSSTOFFE

Likörwein

Der zur Herstellung homöopathischer Arzneimittel zu verwendende Likörwein entspricht der Definition für Likörwein gemäß den Verordnungen (EWG) Nr. 337/79 des Rates über die gemeinsame Marktorganisation für Wein vom 5. Februar 1979, Anhang II, Ziffer 12 und (EWG) Nr. 339/79 des Rates zur Definition bestimmter aus Drittländern stammender Erzeugnisse der Nummern 20.07, 22.04 und 22.05 des gemeinsamen Zolltarifs vom 5. Februar 1979 in ihren jeweils geltenden Fassungen.

Likörwein muß der EG-Weinmarktordnung, dem Weingesetz und den auf Grund des Weingesetzes ergangenen Verordnungen entsprechen.

Likörwein dient ausschließlich zur Herstellung von Mischungen nach Vorschrift 16 und von Flüssigen weinigen Verdünnungen nach Vorschrift 46.

LAGERUNG

In möglichst vollständig gefüllten Behältnissen.

HERSTELLUNG

Vorschrift 43: Urtinkturen und flüssige Verdünnungen

Urtinkturen nach Vorschrift 43 werden aus pathologisch veränderten Organen oder Organteilen von Mensch oder Tier hergestellt. Dazu wird 1 Teil zerkleinertes Ausgangsmaterial, das der „Prüfung auf Sterilität" des Arzneibuches entsprechen muß, in 10 Teilen Glycerol 85 Prozent verteilt. Nach mindestens 5 Tage langem Stehenlassen wird der Ansatz filtriert.

Potenzierung

Die Urtinktur entspricht der 1. Dezimalverdünnung ($\emptyset$ = D 1).

Die 2. Dezimalverdünnung (D 2) wird aus

1 Teil Urtinktur und
9 Teilen Äthanol 30 Prozent,

die 3. Dezimalverdünnung (D 3) wird aus

1 Teil der 2. Dezimalverdünnung und
9 Teilen Äthanol 43 Prozent

hergestellt, sofern kein anderer flüssiger Arzneiträger vorgeschrieben ist. Entsprechend wird bei den folgenden Verdünnungen verfahren.

Die 1. Centesimalverdünnung (C 1) wird aus

10 Teilen Urtinktur und
90 Teilen Äthanol 30 Prozent,

die 2. Centesimalverdünnung (C 2) wird aus

1 Teil der 1. Centesimalverdünnung und
99 Teilen Äthanol 43 Prozent

hergestellt, sofern kein anderer flüssiger Arzneiträger vorgeschrieben ist. Entsprechend wird bei den folgenden Verdünnungen verfahren.

Vorschrift 44: Urtinkturen und flüssige Verdünnungen

Urtinkturen nach Vorschrift 44 werden aus abgetöteten Kulturen von Mikroorganismen oder aus Zersetzungsprodukten tierischer Organe oder aus Körperflüssigkeiten hergestellt, die Krankheitserreger beziehungsweise Krankheitsprodukte enthalten. Dazu wird 1 Teil Ausgangsmaterial, das der „Prüfung auf Sterilität" des Arzneibuches entsprechen muß, mit 9 Teilen Glycerol 85 Prozent gemischt und verschüttelt. Nach mindestens 5 Tage langem Stehenlassen wird der Ansatz falls erforderlich filtriert.

Kulturen von Mikroorganismen sind, falls in der Monographie nicht anders angegeben, vor dem Sterilisieren auf 10^7 Keime pro Gramm einzustellen.

Potenzierung

Die Urtinktur entspricht der 1. Dezimalverdünnung (Ø = D 1).

Die 2. Dezimalverdünnung (D 2) wird aus

1 Teil Urtinktur und
9 Teilen Äthanol 30 Prozent,

die 3. Dezimalverdünnung (D 3) wird aus

1 Teil der 2. Dezimalverdünnung und
9 Teilen Äthanol 43 Prozent

hergestellt, sofern kein anderer flüssiger Arzneiträger vorgeschrieben ist. Entsprechend wird bei den folgenden Verdünnungen verfahren.

Die 1. Centesimalverdünnung (C 1) wird aus

10 Teilen Urtinktur und
90 Teilen Äthanol 30 Prozent,

die 2. Centesimalverdünnung (C 2) wird aus

1 Teil der 1. Centesimalverdünnung und
99 Teilen Äthanol 43 Prozent

hergestellt, sofern kein anderer flüssiger Arzneiträger vorgeschrieben ist. Entsprechend wird bei den folgenden Verdünnungen verfahren.

Vorschrift 45: Nasentropfen

Zubereitungen nach Vorschrift 45 sind wäßrige Flüssigkeiten, die zum Eintropfen oder Versprühen in die Nase bestimmt sind.

Nasentropfen sollen annähernd isotonisch und euhydrisch sein. Als Isotonisierungsmittel dient in der Regel Natriumchlorid; andere Isotonisierungsmittel sind zu deklarieren. Erforderlichenfalls müssen Nasentropfen in geeigneter Weise gepuffert sein. Weitere Zusätze sind mit Ausnahme von viskositätserhöhenden Hilfsstoffen nicht zugelassen.

Nasentropfen in Mehrdosenbehältnissen müssen in geeigneter Weise konserviert sein.

Nasentropfen werden durch Potenzieren von Urtinkturen oder Lösungen oder flüssigen Verdünnungen hergestellt. Dabei ist bei Dezimalverdünnungen für die letzten zwei Potenzierungen und bei Centesimalverdünnungen für die letzte Potenzierung Wasser oder die mit diesem bereitete Lösung des Isotonisierungsmittels zu verwenden.

BESCHRIFTUNG

Konservierungsmittel und viskositätserhöhende Zusätze müssen auf den Behältnissen deklariert sein.

LAGERUNG

Vor Licht geschützt. Die Behältnisse dürfen keine Wertminderung durch Abgabe fremder Substanzen in die Zubereitung oder durch Diffusion von Inhaltsstoffen in die Behältniswand ermöglichen. Behältnisse für Nasentropfen müssen ein einwandfreies Tropfen oder Versprühen des Inhaltes ermöglichen.

Vorschrift 46: Flüssige weinige Verdünnungen

Zubereitungen nach Vorschrift 46 sind flüssige Dezimalverdünnungen. Sie werden aus flüssigen Verdünnungen nach den Vorschriften 1, 2a, 3a, 4a, 5a oder 8a durch Potenzieren mit Likörwein um zwei Potenzstufen hergestellt. Dabei dürfen flüssige Verdünnungen nach den Vorschriften 1, 2a, 3a, 4a und 5a zum Potenzieren mit Likörwein erst von der 2. Dezimalverdünnung (D 2) an eingesetzt werden; dagegen dürfen sämtliche nach Vorschrift 8a hergestellten flüssigen Verdünnungen, also auch die D 6 und die D 7, mit Likörwein nach Vorschrift 46 um zwei Potenzstufen weiterpotenziert werden.

Flüssige weinige Verdünnungen nach Vorschrift 46 werden sofort weiterverarbeitet; sie dienen ausschließlich zur Herstellung von Mischungen nach Vorschrift 16.

BESCHRIFTUNG

Zubereitungen nach Vorschrift 46 tragen in der Bezeichnung nach der Potenzangabe den Zusatz „vinos".

MONOGRAPHIEN

Übersicht der Monographien des Homöopathischen Arzneibuches

ACALYPHA INDICA	4. Nachtrag 1985
ACHILLEA MILLEFOLIUM	2. Nachtrag 1983
ACHILLEA MILLEFOLIUM FERM 33d	3. Nachtrag 1985
ACIDUM ACETICUM	4. Nachtrag 1985
ACIDUM ARSENICOSUM	1. Nachtrag 1981
ACIDUM BENZOICUM E RESINA	1. Ausgabe 1978
ACIDUM BORICUM	4. Nachtrag 1985
ACIDUM CITRICUM	4. Nachtrag 1985
ACIDUM FORMICICUM	1. Ausgabe 1978
ACIDUM HYDROCHLORICUM	1. Ausgabe 1978
ACIDUM NITRICUM	1. Nachtrag 1981
ACIDUM OXALICUM	4. Nachtrag 1985
ACIDUM PHOSPHORICUM	1. Ausgabe 1978
ACIDUM PICRINICUM	2. Nachtrag 1983
ACIDUM SILICICUM	1. Nachtrag 1981
ACIDUM SULFURICUM	4. Nachtrag 1985
ACONITUM NAPELLUS	1. Ausgabe 1978
ACONITUM NAPELLUS Rh	4. Nachtrag 1985
ACORUS CALAMUS	3. Nachtrag 1985
ADLUMIA FUNGOSA	4. Nachtrag 1985
ADONIS VERNALIS	1. Nachtrag 1981
ADONIS VERNALIS FERM 33d	3. Nachtrag 1985
AESCULINUM	4. Nachtrag 1985
AESCULUS HIPPOCASTANUM	1. Ausgabe 1978
AESCULUS HIPPOCASTANUM E CORTICE, ÄTHANOL. DECOCTUM	2. Nachtrag 1983
AETHUSA CYNAPIUM	3. Nachtrag 1985
ALCHEMILLA VULGARIS EX HERBA SICCATA	4. Nachtrag 1985
ALETRIS FARINOSA	4. Nachtrag 1985
ALLIUM CEPA FERM 34a	4. Nachtrag 1985
ALLIUM SATIVUM	2. Nachtrag 1983
ALLIUM URSINUM	4. Nachtrag 1985
ALOE	1. Ausgabe 1978
AMANITA PHALLOIDES	3. Nachtrag 1985

Monographien

AMMI VISNAGA	1. Ausgabe 1978
AMMONIUM BROMATUM	1. Ausgabe 1978
AMMONIUM CARBONICUM	1. Nachtrag 1981
AMMONIUM CHLORATUM	1. Ausgabe 1978
AMMONIUM JODATUM	3. Nachtrag 1985
ANAMIRTA COCCULUS	2. Nachtrag 1983
ANGELICA ARCHANGELICA, ÄTHANOL. DECOCTUM	2. Nachtrag 1983
ANTIMONIT	3. Nachtrag 1985
APATIT	3. Nachtrag 1985
APIS MELLIFICA	4. Nachtrag 1985
ARGENTIT	3. Nachtrag 1985
ARGENTUM METALLICUM	3. Nachtrag 1985
ARGENTUM NITRICUM	1. Ausgabe 1978
ARISAEMA TRIPHYLLUM	4. Nachtrag 1985
ARISTOLOCHIA CLEMATITIS	1. Ausgabe 1978
ARNICA MONTANA	1. Nachtrag 1981
ARNICA MONTANA E FLORIBUS H 10%	3. Nachtrag 1985
ARNICA MONTANA E PLANTA TOTA	2. Nachtrag 1983
ARNICA MONTANA E PLANTA TOTA Rh	4. Nachtrag 1985
ARSENUM JODATUM	4. Nachtrag 1985
ARTEMISIA ABROTANUM	1. Ausgabe 1978
ARTEMISIA ABSINTHIUM	3. Nachtrag 1985
ARUM MACULATUM	3. Nachtrag 1985
ASA FOETIDA	4. Nachtrag 1985
ASARUM EUROPAEUM	3. Nachtrag 1985
ASPARAGUS OFFICINALIS	3. Nachtrag 1985
ATROPA BELLADONNA	1. Nachtrag 1981
ATROPA BELLADONNA Rh	4. Nachtrag 1985
ATROPINUM SULFURICUM	1. Ausgabe 1978
AURUM CHLORATUM	1. Nachtrag 1981
AURUM JODATUM	4. Nachtrag 1985
AURUM METALLICUM	1. Nachtrag 1981
AVENA SATIVA	3. Nachtrag 1985
AVENA SATIVA FERM 33c	4. Nachtrag 1985
BARIUM CARBONICUM	1. Nachtrag 1981
BARIUM CHLORATUM	1. Nachtrag 1981
BELLIS PERENNIS	4. Nachtrag 1985
BERBERIS VULGARIS	4. Nachtrag 1985
BERBERIS VULGARIS E FRUCTIBUS	2. Nachtrag 1983
BETULA PENDULA E CORTICE, ÄTHANOL. DECOCTUM	2. Nachtrag 1983

Monographien

BETULA PENDULA E FOLIIS	3. Nachtrag 1985
BETULA PENDULA FERM 34e	4. Nachtrag 1985
BISMUTUM METALLICUM	3. Nachtrag 1985
BRASSICA OLERACEA E PLANTA NON FLORESCENTE	4. Nachtrag 1985
BROMUM	4. Nachtrag 1985
BRYONIA CRETICA	1. Nachtrag 1981
BRYONIA CRETICA FERM 33b	4. Nachtrag 1985
CALCIUM CARBONICUM HAHNEMANNI	1. Ausgabe 1978
CALCIUM FLUORATUM	2. Nachtrag 1983
CALCIUM JODATUM	2. Nachtrag 1983
CALCIUM PHOSPHORICUM	1. Ausgabe 1978
CALCIUM SULFURICUM	1. Nachtrag 1981
CALENDULA OFFICINALIS	4. Nachtrag 1985
CALLUNA VULGARIS	4. Nachtrag 1985
CAMPHORA	1. Ausgabe 1978
CAPSELLA BURSA-PASTORIS, ÄTHANOL. INFUSUM	3. Nachtrag 1985
CAPSICUM ANNUUM	4. Nachtrag 1985
CARBO ANIMALIS	2. Nachtrag 1983
CARBO VEGETABILIS	1. Nachtrag 1981
CARDIOSPERMUM HALICACABUM	4. Nachtrag 1985
CARUM CARVI, ÄTHANOL. DECOCTUM	3. Nachtrag 1985
CENTELLA ASIATICA	4. Nachtrag 1985
CEPHAELIS IPECACUANHA	1. Nachtrag 1981
CHALKOSIN	3. Nachtrag 1985
CHAMOMILLA RECUTITA	4. Nachtrag 1985
CHELIDONIUM MAJUS	2. Nachtrag 1983
CHELIDONIUM MAJUS Rh	2. Nachtrag 1983
CHELIDONIUM MAJUS E FLORIBUS, ÄTHANOL. DIGESTIO	3. Nachtrag 1985
CHIMAPHILA UMBELLATA	3. Nachtrag 1985
CHININUM SULFURICUM	4. Nachtrag 1985
CHIONANTHUS VIRGINICUS	4. Nachtrag 1985
CHOLESTERINUM	4. Nachtrag 1985
CICHORIUM INTYBUS Rh	2. Nachtrag 1983
CICHORIUM INTYBUS, ÄTHANOL. DECOCTUM	3. Nachtrag 1985
CIMICIFUGA RACEMOSA	1. Nachtrag 1981
CINCHONA SUCCIRUBRA	1. Nachtrag 1981
CINNAMOMUM ZEYLANICUM	3. Nachtrag 1985
CLEMATIS RECTA	3. Nachtrag 1985
CNICUS BENEDICTUS	4. Nachtrag 1985

Monographien

CNICUS BENEDICTUS, ÄTHANOL. DECOCTUM	4. Nachtrag 1985
COCHLEARIA OFFICINALIS	4. Nachtrag 1985
COCHLEARIA OFFICINALIS SPAG. KRAUSS	4. Nachtrag 1985
COFFEA ARABICA	1. Ausgabe 1978
COLCHICUM AUTUMNALE	3. Nachtrag 1985
COLLINSONIA CANADENSIS	4. Nachtrag 1985
CONVALLARIA MAJALIS	2. Nachtrag 1983
CONYZA CANADENSIS	4. Nachtrag 1985
CORALLIUM RUBRUM	4. Nachtrag 1985
CRATAEGUS	4. Nachtrag 1985
CROCUS SATIVUS	2. Nachtrag 1983
CROTON TIGLIUM	4. Nachtrag 1985
CUPRUM ACETICUM	2. Nachtrag 1983
CUPRUM METALLICUM	1. Nachtrag 1981
CUPRUM SULFURICUM	2. Nachtrag 1983
CYCLAMEN EUROPAEUM	3. Nachtrag 1985
CYPRIPEDIUM CALCEOLUS VAR. PUBESCENS	3. Nachtrag 1985
CYTISUS SCOPARIUS	3. Nachtrag 1985
DATISCA CANNABINA	4. Nachtrag 1985
DATURA STRAMONIUM	3. Nachtrag 1985
DIGITALIS PURPUREA	2. Nachtrag 1983
DIOSCOREA VILLOSA	1. Ausgabe 1978
DROSERA	3. Nachtrag 1985
ECHINACEA ANGUSTIFOLIA	1. Nachtrag 1981
ECHINACEA PURPUREA	4. Nachtrag 1985
EICHHORNIA CRASSIPES	3. Nachtrag 1985
EPHEDRA DISTACHYA SPAG. ZIMPEL	2. Nachtrag 1983
ERIODICTYON CALIFORNICUM	4. Nachtrag 1985
EUCALYPTUS GLOBULUS	3. Nachtrag 1985
EUPATORIUM PERFOLIATUM	3. Nachtrag 1985
EUPATORIUM PURPUREUM	4. Nachtrag 1985
EUPHORBIA CYPARISSIAS	4. Nachtrag 1985
EUPHORBIUM	4. Nachtrag 1985
EUPHRASIA OFFICINALIS	3. Nachtrag 1985
EUPHRASIA OFFICINALIS FERM 33c	4. Nachtrag 1985
EUSPONGIA OFFICINALIS	2. Nachtrag 1983
FAGOPYRUM ESCULENTUM	4. Nachtrag 1985
FEL TAURI	3. Nachtrag 1985
FERRUM METALLICUM	3. Nachtrag 1985
FERRUM SESQUICHLORATUM SOLUTUM	4. Nachtrag 1985

FERRUM SIDEREUM	2. Nachtrag 1983
FILIPENDULA ULMARIA	4. Nachtrag 1985
FILIPENDULA ULMARIA FERM 34c	4. Nachtrag 1985
FLUORIT	3. Nachtrag 1985
FOENICULUM VULGARE, ÄTHANOL. DECOCTUM	3. Nachtrag 1985
FORMICA RUFA	4. Nachtrag 1985
FUMARIA OFFICINALIS	3. Nachtrag 1985
FUMARIA OFFICINALIS SPAG. KRAUSS	3. Nachtrag 1985
GALENIT	3. Nachtrag 1985
GALIUM ODORATUM	2. Nachtrag 1983
GALIUM ODORATUM SPAG. ZIMPEL	3. Nachtrag 1985
GALLAE TURCICAE	3. Nachtrag 1985
GELSEMIUM SEMPERVIRENS	3. Nachtrag 1985
GELSEMIUM SEMPERVIRENS, ÄTHANOL. DECOCTUM	4. Nachtrag 1985
GENISTA TINCTORIA	3. Nachtrag 1985
GENTIANA LUTEA	4. Nachtrag 1985
GEUM URBANUM	4. Nachtrag 1985
GEUM URBANUM, ÄTHANOL. DECOCTUM	3. Nachtrag 1985
GINKGO BILOBA	4. Nachtrag 1985
GRAPHITES	4. Nachtrag 1985
GRATIOLA OFFICINALIS	3. Nachtrag 1985
GRATIOLA OFFICINALIS E RADICE, ÄTHANOL. DECOCTUM	3. Nachtrag 1985
GRINDELIA ROBUSTA	4. Nachtrag 1985
GUAIACUM	1. Nachtrag 1981
HÄMATIT	3. Nachtrag 1985
HAMAMELIS VIRGINIANA	4. Nachtrag 1985
HAMAMELIS VIRGINIANA, ÄTHANOL. DECOCTUM	3. Nachtrag 1985
HAMAMELIS VIRGINIANA E CORTICE ET EX SUMMITATIBUS	4. Nachtrag 1985
HAMAMELIS VIRGINIANA E FOLIIS	3. Nachtrag 1985
HAPLOPAPPUS BAYLAHUEN	4. Nachtrag 1985
HARUNGANA MADAGASCARIENSIS	4. Nachtrag 1985
HEDERA HELIX	3. Nachtrag 1985
HERNIARIA GLABRA	4. Nachtrag 1985
HUMULUS LUPULUS	3. Nachtrag 1985
HYDRARGYRUM BICHLORATUM	1. Nachtrag 1981
HYDRARGYRUM CHLORATUM	3. Nachtrag 1985

HYDRARGYRUM METALLICUM	3. Nachtrag 1985
HYDRARGYRUM NITRICUM OXYDULATUM	4. Nachtrag 1985
HYDRARGYRUM SULFURATUM RUBRUM	3. Nachtrag 1985
HYDRASTIS CANADENSIS	4. Nachtrag 1985
HYOSCYAMUS NIGER	1. Ausgabe 1978
HYPERICUM PERFORATUM	2. Nachtrag 1983
HYPERICUM PERFORATUM Rh	3. Nachtrag 1985
ILEX AQUIFOLIUM E FOLIIS SICCATIS	4. Nachtrag 1985
JODUM	1. Ausgabe 1978
JUNIPERUS COMMUNIS	3. Nachtrag 1985
JUNIPERUS COMMUNIS E FRUCTIBUS SICCATIS	3. Nachtrag 1985
JUNIPERUS SABINA	3. Nachtrag 1985
KALANCHOE	2. Nachtrag 1983
KALANCHOE Rh	2. Nachtrag 1983
KALIUM BICHROMICUM	1. Nachtrag 1981
KALIUM BROMATUM	4. Nachtrag 1985
KALIUM CARBONICUM	1. Nachtrag 1981
KALIUM CHLORATUM	1. Ausgabe 1978
KALIUM JODATUM	1. Ausgabe 1978
KALIUM NITRICUM	4. Nachtrag 1985
KALIUM PHOSPHORICUM	1. Nachtrag 1981
KALIUM STIBYLTARTARICUM	3. Nachtrag 1985
KALIUM SULFURICUM	3. Nachtrag 1985
KALMIA LATIFOLIA	4. Nachtrag 1985
KRAMERIA TRIANDRA	3. Nachtrag 1985
KREOSOTUM	2. Nachtrag 1983
LAMIUM ALBUM	3. Nachtrag 1985
LAMIUM ALBUM, ÄTHANOL. INFUSUM	3. Nachtrag 1985
LAVANDULA ANGUSTIFOLIA	3. Nachtrag 1985
LAVANDULA ANGUSTIFOLIA E FLORIBUS SICCATIS	2. Nachtrag 1983
LEDUM PALUSTRE	2. Nachtrag 1983
LEONURUS CARDIACA	3. Nachtrag 1985
LESPEDEZA THUNBERGII	4. Nachtrag 1985
LEVISTICUM OFFICINALE, ÄTHANOL. DECOCTUM	3. Nachtrag 1985
LILIUM LANCIFOLIUM	2. Nachtrag 1983
LITHIUM CARBONICUM	4. Nachtrag 1985
LOBARIA PULMONARIA	3. Nachtrag 1985
LOBELIA INFLATA	3. Nachtrag 1985

LOPHOPHYTUM LEANDRI	4. Nachtrag 1985
LUFFA OPERCULATA	4. Nachtrag 1985
LYCOPUS VIRGINICUS	3. Nachtrag 1985
LYTTA VESICATORIA	3. Nachtrag 1985
MAGNESIUM CARBONICUM	1. Ausgabe 1978
MAGNESIUM CHLORATUM	4. Nachtrag 1985
MAGNESIUM PHOSPHORICUM	2. Nachtrag 1983
MALACHIT	3. Nachtrag 1985
MALVA, ÄTHANOL. INFUSUM	2. Nachtrag 1983
MANDRAGORA, ÄTHANOL. DECOCTUM	3. Nachtrag 1985
MANDRAGORA E RADICE SICCATO	3. Nachtrag 1985
MARSDENIA CUNDURANGO	4. Nachtrag 1985
MELILOTUS OFFICINALIS	3. Nachtrag 1985
MELILOTUS OFFICINALIS SPAG. ZIMPEL	3. Nachtrag 1985
MERCURIALIS PERENNIS FERM 34c	4. Nachtrag 1985
MERCURIUS SOLUBILIS HAHNEMANNI	4. Nachtrag 1985
MYRISTICA FRAGRANS	2. Nachtrag 1983
MYRRHIS ODORATA	4. Nachtrag 1985
MYRTILLOCACTUS GEOMETRIZANS	4. Nachtrag 1985
NATRIUM CARBONICUM	4. Nachtrag 1985
NATRIUM CHLORATUM	1. Ausgabe 1978
NATRIUM PHOSPHORICUM	1. Ausgabe 1978
NATRIUM SULFURICUM	1. Ausgabe 1978
NATRIUM TETRABORACICUM	3. Nachtrag 1985
NATRIUM TETRACHLOROAURATUM	3. Nachtrag 1985
NERIUM OLEANDER	2. Nachtrag 1983
NICOTIANA TABACUM	3. Nachtrag 1985
NICOTIANA TABACUM Rh	4. Nachtrag 1985
NITROGLYCERINUM	1. Nachtrag 1981
OCIMUM BASILICUM EX HERBA	3. Nachtrag 1985
ONONIS SPINOSA, ÄTHANOL. DECOCTUM	3. Nachtrag 1985
ORIGANUM MAJORANA	4. Nachtrag 1985
OXALIS ACETOSELLA	3. Nachtrag 1985
OXALIS ACETOSELLA E FOLIIS	2. Nachtrag 1983
PAPAVER RHOEAS	3. Nachtrag 1985
PARIS QUADRIFOLIA	4. Nachtrag 1985
PASSIFLORA INCARNATA	3. Nachtrag 1985
PERILLA FRUTESCENS	4. Nachtrag 1985
PETASITES HYBRIDUS	3. Nachtrag 1985

PEUMUS BOLDUS — 3. Nachtrag 1985
PHOSPHORUS — 4. Nachtrag 1985
PHYTOLACCA AMERICANA — 2. Nachtrag 1983
PICRASMA EXCELSA, QUASSIA AMARA — 4. Nachtrag 1985
PILOCARPUS — 4. Nachtrag 1985
PIMPINELLA ANISUM, ÄTHANOL. DECOCTUM — 3. Nachtrag 1985
PLUMBUM ACETICUM — 4. Nachtrag 1985
PLUMBUM METALLICUM — 4. Nachtrag 1985
PODOPHYLLUM PELTATUM — 4. Nachtrag 1985
POTENTILLA ANSERINA — 3. Nachtrag 1985
POTENTILLA ERECTA, ÄTHANOL. DECOCTUM — 4. Nachtrag 1985
PRUNUS LAUROCERASUS — 3. Nachtrag 1985
PRUNUS SPINOSA — 3. Nachtrag 1985
PRUNUS SPINOSA E SUMMITATIBUS — 2. Nachtrag 1983
PULMONARIA OFFICINALIS — 4. Nachtrag 1985
PUNICA GRANATUM — 4. Nachtrag 1985
PYRIT — 2. Nachtrag 1983

QUARZ — 2. Nachtrag 1983
QUERCUS, ÄTHANOL. DECOCTUM — 3. Nachtrag 1985

RANUNCULUS BULBOSUS — 2. Nachtrag 1983
RAUWOLFIA SERPENTINA — 1. Nachtrag 1981
RESINA PICEAE — 4. Nachtrag 1985
RHAMNUS FRANGULA — 4. Nachtrag 1985
RHEUM — 2. Nachtrag 1983
RHODODENDRON — 2. Nachtrag 1983
ROSMARINUS OFFICINALIS — 3. Nachtrag 1985
ROSMARINUS OFFICINALIS
  E FOLIIS RECENTIBUS — 3. Nachtrag 1985
ROSMARINUS OFFICINALIS SPAG. ZIMPEL — 3. Nachtrag 1985
RUMEX CRISPUS — 4. Nachtrag 1985
RUTA GRAVEOLENS — 3. Nachtrag 1985

SALVIA OFFICINALIS — 4. Nachtrag 1985
SANGUINARIA CANADENSIS — 4. Nachtrag 1985
SCHOENOCAULON OFFICINALE — 3. Nachtrag 1985
SCROPHULARIA NODOSA — 3. Nachtrag 1985
SCROPHULARIA NODOSA SPAG. KRAUSS — 3. Nachtrag 1985
SELENICEREUS GRANDIFLORUS — 4. Nachtrag 1985
SEMECARPUS ANACARDIUM — 3. Nachtrag 1985
SIDERIT — 3. Nachtrag 1985
SILYBUM MARIANUM — 3. Nachtrag 1985

Monographien

SILYBUM MARIANUM, ÄTHANOL. DECOCTUM	3. Nachtrag 1985
SOLIDAGO VIRGAUREA	2. Nachtrag 1983
SPIGELIA ANTHELMIA	3. Nachtrag 1985
STACHYS OFFICINALIS	3. Nachtrag 1985
STANNUM METALLICUM	2. Nachtrag 1983
STIBIUM ARSENICOSUM	3. Nachtrag 1985
STIBIUM METALLICUM	2. Nachtrag 1983
STIBIUM SULFURATUM NIGRUM	2. Nachtrag 1983
STROPHANTHUS GRATUS	2. Nachtrag 1983
SUCCINUM	4. Nachtrag 1985
SULFUR	3. Nachtrag 1985
SULFUR JODATUM	4. Nachtrag 1985
SYZYGIUM AROMATICUM	2. Nachtrag 1983
SYZYGIUM CUMINI	4. Nachtrag 1985
SYZYGIUM CUMINI E CORTICE	4. Nachtrag 1985
TARAXACUM OFFICINALE Rh	2. Nachtrag 1983
TEREBINTHINA LARICINA	2. Nachtrag 1983
TEUCRIUM MARUM	4. Nachtrag 1985
TEUCRIUM SCORODONIA	3. Nachtrag 1985
THRYALLIS GLAUCA	4. Nachtrag 1985
THUJA OCCIDENTALIS	4. Nachtrag 1985
THYMUS SERPYLLUM	4. Nachtrag 1985
THYMUS VULGARIS	4. Nachtrag 1985
TURNERA DIFFUSA	3. Nachtrag 1985
URGINEA MARITIMA VAR. ALBA. ÄTHANOL. DIGESTIO	2. Nachtrag 1983
URGINEA MARITIMA VAR. RUBRA	2. Nachtrag 1983
VALERIANA OFFICINALIS	3. Nachtrag 1985
VERBASCUM THAPSIFORME	2. Nachtrag 1983
VERONICA OFFICINALIS, ÄTHANOL. DECOCTUM	3. Nachtrag 1985
VINCA MINOR	3. Nachtrag 1985
VINCETOXICUM HIRUNDINARIA	4. Nachtrag 1985
VIOLA TRICOLOR	3. Nachtrag 1985
VITEX AGNUS-CASTUS	1. Nachtrag 1981
WITHERIT	3. Nachtrag 1985
ZINCUM METALLICUM	2. Nachtrag 1983
ZINCUM PHOSPHORICUM	4. Nachtrag 1985
ZINCUM SULFURICUM	4. Nachtrag 1985
ZINNOBER	3. Nachtrag 1985

ACALYPHA INDICA

Verwendet werden die frischen, oberirdischen Teile blühender Pflanzen von *Acalypha indica* L.

BESCHREIBUNG

Das einjährige, 30 bis 60 cm hohe Kraut ist von aufrechtem Wuchs und nesselartigem Habitus. Der runde, schwach gerippte Stengel ist im unteren Teil verholzt und selten verzweigt und unten wenig, oben dicht mit kurzen Haaren besetzt.

Die Blätter sind wechselständig, breit rundlich bis rautenförmig, zugespitzt und 1,5 bis 5 cm breit und 2 bis 6 cm lang. Am Blattgrund stehen zwei pfriemliche Nebenblätter. Der dünne Blattstiel ist bis 2mal so lang wie das Blatt. Der Blattrand ist im hinteren Drittel glatt, vorn gezähnt. An der Basis der Blattspreite treten fünf Blattnerven ein. Einer bildet den Mittelnerv, zwei weitere verlaufen rechts und links unmittelbar am Blattrand, die beiden übrigen durchlaufen die Blattspreite, wobei sie den zwischen Mittel- und Blattrandnerv gebildeten Winkel ungefähr halbieren. Vom letzteren Nervenpaar und dem Mittelnerv gehen Nerven höherer Ordnung ab. Die Nervatur ist geschlossen und fein netznervig. Die Blätter sind oberseits matt, unterseits hellgrün, leicht silbrig glänzend mit stark hervortretender Nervatur. Blattstiel, Blattnerven und Blattrand sind schwach seidig behaart.

Die blattachselständigen, ährenförmigen Blütenstände tragen unten 3 bis 7 weibliche Blüten, die allein oder zu zweit auf einem trichterförmigen, efeublattähnlichen Deckblatt stehen. Sie bestehen aus einem dreikarpelligen, behaarten Fruchtknoten mit 3 zerschlitzten Griffeln. Über den weiblichen Blüten stehen die büschelig angeordneten männlichen Blüten mit 4 behaarten Kelchblättern und 8 Staubblättern mit freiem Filament und 2 hängenden Theken. An der Spitze der jungen Blütentriebe findet sich eine aufrecht T-förmige, unvollständige weibliche Blüte, in der nur im basalen Teil ein Same ausgebildet wird. Die beiden anderen Fruchtblätter sind zu querstehenden, offenen, zylindrischen Gebilden mit zerfranstem Rand umgebildet.

ARZNEIFORMEN

HERSTELLUNG

Urtinktur und flüssige Verdünnungen nach Vorschrift 3a.

EIGENSCHAFTEN

Die Urtinktur ist eine grünlichbraune Flüssigkeit mit schwach brennendem Geschmack.

PRÜFUNG AUF IDENTITÄT

A. Wird 1 ml Urtinktur mit 0,2 ml Phloroglucin-Lösung *R* und danach 0,2 ml Salzsäure *R* 1 versetzt und erwärmt, entsteht eine kirschrote Färbung, die bald in Braun umschlägt.

B. Chromatographie: Die Prüfung erfolgt dünnschichtchromatographisch auf einer Schicht von Kieselgel HF$_{254}$ *R*.

Untersuchungslösung: Urtinktur

Vergleichslösung: 10 mg Papaverinhydrochlorid *RN*, 50 mg Brucin *R* und 50 mg Benzoesäure *R* werden in 10 ml Methanol *R* gelöst.

Aufgetragen werden getrennt 20 μl Untersuchungslösung und 10 μl Vergleichslösung. Die Chromatographie erfolgt über eine Laufstrecke von 10 cm mit einer Mischung aus 90 Volumteilen Aceton *R*, 7 Volumteilen Wasser und 3 Volumteilen konzentrierter Ammoniaklösung *R*. Nach Verdunsten der mobilen Phase werden die Chromatogramme im ultravioletten Licht bei 254 nm ausgewertet.

Das Chromatogramm der Vergleichslösung zeigt im unteren Drittel des *Rf*-Bereiches den Fleck der Benzoesäure, im mittleren Drittel den Fleck des Brucins und im oberen Drittel den Fleck des Papaverins.

Das Chromatogramm der Untersuchungslösung zeigt unterhalb und wenig oberhalb der Vergleichssubstanz Benzoesäure je einen Fleck, einen weiteren Fleck auf Höhe der Vergleichssubstanz Brucin sowie einen Fleck wenig oberhalb der Vergleichssubstanz Papaverin. Die beiden letztgenannten Flecke fluoreszieren im ultravioletten Licht bei 365 nm schwach blau.

PRÜFUNG AUF REINHEIT

Relative Dichte (Ph. Eur.): 0,895 bis 0,910.

Trockenrückstand (DAB): Mindestens 0,8 Prozent.

LAGERUNG

Vor Licht geschützt.

ACIDUM ACETICUM

$C_2H_4O_2$ MG 60,1

Verwendet wird Essigsäure mit einem Gehalt von mindestens 99,0 und höchstens 100,5 Prozent $C_2H_4O_2$.

EIGENSCHAFTEN

Klare, farblose, flüchtige, ätzende Flüssigkeit mit stechendem Geruch und in starker Verdünnung noch saurem Geschmack; bei niedriger Temperatur kristallisierend.

PRÜFUNG AUF IDENTITÄT

A. Eine 10prozentige Lösung (G/V) der Substanz ist stark sauer (Ph. Eur.).
B. Eine 1prozentige Lösung (G/V) der Substanz wird mit so viel verdünnter Amoniaklösung R 1 versetzt, daß die Mischung schwach nach Ammoniak riecht; diese Mischung gibt die Identitätsreaktion b) auf Acetat (Ph. Eur.).

PRÜFUNG AUF REINHEIT

Aussehen der Substanz: Die Substanz muß klar (Ph. Eur., Methode B) und farblos (Ph. Eur., Methode II) sein.

Siedepunkt (Ph. Eur.): 117 bis 119 °C.

Erstarrungspunkt (Ph. Eur.): Nicht unter 13,2 °C.

Chlorid (Ph. Eur.): 1,2 ml Substanz, mit Wasser zu 15 ml verdünnt, müssen der Grenzprüfung auf Chlorid entsprechen (40 ppm G/V).

Sulfat (Ph. Eur.): 1,5 ml Substanz, mit Wasser zu 15 ml verdünnt, müssen der Grenzprüfung auf Sulfat entsprechen (100 ppm G/V).

Schwermetalle (Ph. Eur.): 1,5 g Substanz werden auf dem Wasserbad eingeengt. Der Rückstand wird durch Erwärmen in 15 ml Wasser gelöst. 12 ml dieser Lösung müssen der Grenzprüfung auf Schwermetalle entsprechen (20 ppm). Zur Herstellung der Vergleichslösung wird die Blei-Standardlösung (2 ppm Pb) R verwendet.

Acidum aceticum

Eisen (Ph. Eur.): 2 g Substanz werden auf dem Wasserbad eingeengt. Der Rückstand muß der Grenzprüfung B auf Eisen entsprechen (5 ppm).

Fremder Geruch: 0,25 ml Substanz werden mit 5 ml verdünnter Natriumhydroxid-Lösung *R* geschüttelt. Die Lösung muß geruchlos sein.

Reduzierende Verunreinigungen: 5,0 ml Substanz werden mit 10,0 ml Wasser verdünnt. 5,0 ml der Verdünnung werden mit 6 ml Schwefelsäure *R* gemischt und nach dem Abkühlen auf Raumtemperatur mit 2,0 ml 0,1 N-Kaliumdichromat-Lösung versetzt. Nach einer Minute wird mit 25 ml Wasser verdünnt, 1 ml einer frisch hergestellten 10prozentigen Lösung (G/V) von Kaliumjodid *R* zugegeben und mit 0,1 N-Natriumthiosulfat-Lösung unter Zusatz von Stärke-Lösung *R* titriert. Für die Titration muß mindestens 1,0 ml 0,1 N-Natriumthiosulfat-Lösung verbraucht werden.

Nichtflüchtige Verunreinigungen: Höchstens 0,01 Prozent; 20 g Substanz werden auf dem Wasserbad eingeengt; der Rückstand wird bei 100 bis 105 °C getrocknet.

GEHALTSBESTIMMUNG

Etwa 1,20 g Substanz, genau gewogen, werden in einem mit Glasschliffstopfen verschließbaren Erlenmeyerkolben mit 25 ml Wasser versetzt und nach Zusatz von Phenolphthalein-Lösung *R* mit 1 N-Natriumhydroxid-Lösung titriert.

1 ml 1 N-Natriumhydroxid-Lösung entspricht 60,1 mg $C_2H_4O_2$.

ARZNEIFORMEN

Die Lösung (D 1) muß mindestens 9,5 und darf höchstens 10,5 Prozent $C_2H_4O_2$ enthalten.

HERSTELLUNG

Lösung (D 1) nach Vorschrift 5a mit Wasser. Die 2. Dezimalverdünnung wird mit Wasser, die folgenden Verdünnungen werden mit Äthanol 43 Prozent hergestellt.

EIGENSCHAFTEN

Die Lösung (D 1) ist eine klare, farblose Flüssigkeit mit stechendem Geruch.

PRÜFUNG AUF IDENTITÄT

A. Die Lösung (D 1) gibt die Identitätsreaktion A der Substanz.
B. 0,5 ml der Lösung (D 1), mit Wasser zu 10 ml verdünnt, geben die Identitätsreaktion B der Substanz.

Acidum aceticum

PRÜFUNG AUF REINHEIT

Aussehen der Lösung: Die Lösung (D 1) muß klar (Ph. Eur., Methode B) und farblos (Ph. Eur., Methode II) sein.

Relative Dichte (Ph. Eur.): 1,013 bis 1,015

GEHALTSBESTIMMUNG

10,0 g der Lösung (D 1), genau gewogen, werden in einem mit Glasschliffstopfen verschließbaren Erlenmeyerkolben mit 15 ml Wasser versetzt. Die weitere Bestimmung erfolgt wie bei der Substanz unter „Gehaltsbestimmung" angegeben.

LAGERUNG

Lösung (D 1) in Glasstöpselflaschen oder anderen geeigneten Behältnissen.

Vorsichtig zu lagern!

ACIDUM BORICUM

Borsäure

H_3BO_3 MG 61,8

Verwendet wird Borsäure, die mindestens 99,0 und höchstens 100,5 Prozent H_3BO_3 enthält.

EIGENSCHAFTEN

Farblose, glänzende, sich fettig anfühlende Schuppen, weiße Kristalle oder weißes, kristallines Pulver, geruchlos, mit leicht saurem und bitterem Geschmack und süßlichem Nachgeschmack; leicht löslich in siedendem Wasser und Glycerin, löslich in Äthanol und kaltem Wasser. Borsäure ist wasserdampfflüchtig.

PRÜFUNG AUF IDENTITÄT

A. 0,1 g Substanz werden unter leichtem Erwärmen in 5 ml Methanol R gelöst und mit 0,1 ml Schwefelsäure R versetzt. Die angezündete Lösung brennt mit grüngesäumter Flamme.

B. Die Prüflösung (siehe „Prüfung auf Reinheit") ist sauer (Ph. Eur.).

PRÜFUNG AUF REINHEIT

Prüflösung: 3,0 g Substanz werden in 80 ml siedendem Wasser gelöst. Nach dem Abkühlen wird mit Wasser zu 90 ml verdünnt.

Aussehen der Lösung: Die Prüflösung muß klar oder höchstens sehr schwach opaleszierend (Ph. Eur., Methode B) und farblos (Ph. Eur., Methode II) sein.

Löslichkeit in Äthanol: 1,0 g Substanz wird in 10 ml siedendem Äthanol R gelöst. Die Lösung muß klar oder höchstens schwach opaleszierend (Ph. Eur., Methode B) und farblos (Ph. Eur., Methode II) sein.

pH-Wert (Ph. Eur.): Der pH-Wert der Prüflösung muß zwischen 3,8 und 4,8 liegen.

Schwermetalle (Ph. Eur.): 12 ml Prüflösung müssen der Grenzprüfung auf Schwermetalle entsprechen (15 ppm). Zur Herstellung der Vergleichslösung wird eine Mischung von 2,5 ml Blei-Standardlösung (2 ppm Pb) R und 7,5 ml Wasser verwendet.

Sulfat (Ph. Eur.): 10 ml Prüflösung, mit Wasser zu 15 ml verdünnt, müssen der Grenzprüfung auf Sulfat entsprechen (450 ppm).

Organische Stoffe: Beim Erhitzen bis zur Rotglut darf sich die Substanz nicht dunkel färben.

GEHALTSBESTIMMUNG

Etwa 0,100 g Substanz, genau gewogen, werden, erforderlichenfalls unter leichtem Erwärmen, in einer Lösung von 4 g Mannit R in 20 ml Wasser gelöst; die Lösung wird schnell abgekühlt. Nach Zusatz von 0,2 ml Phenolphthalein-Lösung R wird mit 0,1 N-Natriumhydroxid-Lösung bis zur Rotfärbung titriert.

1 ml 0,1 N-Natriumhydroxid-Lösung entspricht 6,18 mg H_3BO_3.

ARZNEIFORMEN

Die Lösung (D 2) muß mindestens 0,95 und darf höchstens 1,05 Prozent H_3BO_3 enthalten.

Die 1. Dezimalverreibung muß mindestens 9,5 und darf höchstens 10,5 Prozent H_3BO_3 enthalten.

HERSTELLUNG

Lösung (D 2) nach Vorschrift 5a mit Äthanol 43 Prozent.
Verreibungen nach Vorschrift 6.

EIGENSCHAFTEN

Die Lösung (D 2) ist eine klare, farblose Flüssigkeit.
Die 1. Dezimalverreibung ist ein weißes Pulver.

PRÜFUNG AUF IDENTITÄT

A. 0,5 g der 1. Dezimalverreibung oder der nach dem Eindampfen von 5 ml der Lösung (D 2) erhaltene Rückstand werden mit 5 ml Methanol R und 0,1 ml Schwefelsäure R versetzt. Die angezündete Mischung brennt mit grüngesäumter Flamme.
B. 10 ml der Lösung (D 2) oder 10 ml einer 10 prozentigen Lösung (G/G) der 1. Dezimalverreibung in Wasser werden mit 0,1 ml Bromkresolgrün-Lösung R versetzt. Ist die Lösung gelb oder grün gefärbt, wird sie mit 0,01 N-Natriumhydroxid-Lösung tropfenweise bis zur Blaufärbung versetzt. Die blaue Lösung wird durch Zugabe von 0,3 g Mannit R gelb gefärbt.

PRÜFUNG AUF REINHEIT

Aussehen der Lösung: Die Lösung (D 2) muß klar (Ph. Eur., Methode B) und farblos (Ph. Eur., Methode II) sein.

Relative Dichte (Ph. Eur.): 0,946 bis 0,949.

GEHALTSBESTIMMUNG

Zur Gehaltsbestimmung der Lösung (D 2) werden etwa 10,00 g, genau gewogen, verwendet.

Zur Gehaltsbestimmung der 1. Dezimalverreibung wird etwa 1,00 g, genau gewogen, verwendet.

Die Bestimmung erfolgt nach Zugabe von 4 g Mannit R und 20 ml Wasser wie bei der Substanz unter Gehaltsbestimmung angegeben.

ACIDUM CITRICUM

$C_6H_8O_7$ MG 192,1

Verwendet wird Citronensäure, die mindestens 99,5 und höchstens 101,0 Prozent 2-Hydroxy-1,2,3-propantricarbonsäure $C_6H_8O_7$ enthält, berechnet auf die wasserfreie Substanz.

EIGENSCHAFTEN

Weißes, kristallines Pulver oder farblose Kristalle; sehr leicht löslich in Wasser, leicht löslich in Äthanol, wenig löslich in Äther.

PRÜFUNG AUF IDENTITÄT

Die Substanz gibt die Identitätsreaktionen auf Citrat (Ph. Eur.).

PRÜFUNG AUF REINHEIT

Prüflösung: 5,0 g Substanz werden in 39 ml verdünnter Natriumhydroxid-Lösung R gelöst und mit Wasser zu 50 ml verdünnt.

Aussehen der Lösung: 2,0 g Substanz werden in Wasser zu 10,0 ml gelöst. Die Lösung muß klar (Ph. Eur., Methode B) und darf nicht stärker gefärbt sein als die mit dem gleichen Volumen 1prozentiger Salzsäure (G/V) verdünnten Farbvergleichslösungen G_6, BG_6 oder GG_6 (Ph. Eur., Methode II).

Chlorid (Ph. Eur.): 10 ml Prüflösung werden mit Salpetersäure R angesäuert und mit Wasser zu 15 ml verdünnt. Die Lösung muß der Grenzprüfung auf Chlorid entsprechen (50 ppm).

Oxalat: 0,40 g Substanz werden in 4 ml Wasser gelöst und mit 3 ml Salzsäure R versetzt. Nach Zugabe von 1 g Zink R in Plätzchen wird 1 Minute lang zum Sieden erhitzt. Nach 2 Minuten langem Stehenlassen wird die Lösung in ein Reagenzglas dekantiert, das 0,25 ml einer 1prozentigen Lösung (G/V) von Phenylhydrazinhydrochlorid R enthält. Die Lösung wird zum Sieden erhitzt, rasch abgekühlt, in einen Meßzylinder überführt und mit der gleichen Menge von Salzsäure R sowie 0,25 ml einer 5prozentigen Lösung (G/V) von Kaliumhexacyanoferrat(III) R versetzt. Anschließend wird geschüttelt und 30 Minuten lang stehengelassen. Die Lösung darf nicht stärker rosa gefärbt sein als eine gleichzeitig unter gleichen Bedingungen hergestellte Vergleichslösung mit 4 ml einer 0,005prozentigen Lösung (G/V) von Oxalsäure R (500 ppm).

Sulfat: 1 ml Prüflösung wird mit Salzsäure R angesäuert und mit Wasser zu 10 ml verdünnt. Nach Zusatz von 1 ml Bariumchlorid-Lösung R 1 muß die Lösung mindestens 5 Minuten lang klar (Ph. Eur., Methode B) bleiben.

Barium: 5 ml Prüflösung werden mit verdünnter Schwefelsäure R angesäuert. Die Lösung muß gegenüber der nicht angesäuerten Prüflösung mindestens 1 Stunde lang klar bleiben.

Calcium (Ph. Eur.): 5 ml Prüflösung, mit Wasser zu 10 ml verdünnt, müssen der Grenzprüfung auf Calcium entsprechen (200 ppm).

Eisen (Ph. Eur.): 2 ml Prüflösung, mit Wasser zu 10 ml verdünnt, müssen der Grenzprüfung B auf Eisen entsprechen (50 ppm).

Schwermetalle (Ph. Eur.): 12 ml Prüflösung müssen der Grenzprüfung auf Schwermetalle entsprechen (10 ppm). Zur Herstellung der Vergleichslösung wird die Blei-Standardlösung (1 ppm Pb) R verwendet.

Verhalten gegen Schwefelsäure: 0,75 g Substanz werden mit 10 ml Schwefelsäure R im Wasserbad bei 90 °C ($\pm$ 1) erhitzt. Nach 1 Minute wird schnell umgeschüttelt, insgesamt 60 Minuten lang bei gleicher Temperatur im Wasserbad erhitzt und sofort schnell abgekühlt. Die Lösung darf nicht stärker gefärbt sein als eine Mischung von 9 ml Stamm-Lösung Gelb und 1 ml Stamm-Lösung Rot (Ph. Eur., Methode II).

Wasser (Ph. Eur.): Höchstens 1,0 Prozent, mit 2,000 g Substanz nach der Karl-Fischer-Methode bestimmt.

Sulfatasche (Ph. Eur.): Höchstens 0,1 Prozent, mit 1,0 g Substanz bestimmt.

GEHALTSBESTIMMUNG

Etwa 1,500 g Substanz, genau gewogen, werden in 50 ml Wasser gelöst. Die Lösung wird nach Zusatz von Phenolphthalein-Lösung R mit 1 N-Natriumhydroxid-Lösung titriert.

1 ml 1 N-Natriumhydroxid-Lösung entspricht 64,03 mg $C_6H_8O_7$.

ARZNEIFORMEN

Die Lösung (D 1) und die 1. Dezimalverreibung müssen mindestens 9,5 und dürfen höchstens 10,5 Prozent $C_6H_8O_7$ enthalten.

Acidum citricum

HERSTELLUNG

Lösung (D 1) nach Vorschrift 5a mit Äthanol 43 Prozent.
Verreibungen nach Vorschrift 6.

EIGENSCHAFTEN

Die Lösung (D 1) ist eine klare und farblose Flüssigkeit.
Die 1. Dezimalverreibung ist ein weißes Pulver.

PRÜFUNG AUF IDENTITÄT

1 ml der Lösung (D 1), mit Wasser zu 5 ml verdünnt, gibt die Identitätsreaktion b) auf Citrat (Ph. Eur.).

2 g der 1. Dezimalverreibung, in 12 ml Wasser gelöst, geben die Identitätsreaktionen auf Citrat (Ph. Eur.).

PRÜFUNG AUF REINHEIT

Aussehen der Lösung: Die Lösung (D 1) muß klar (Ph. Eur., Methode B) und farblos (Ph. Eur., Methode II) sein.

Relative Dichte (Ph. Eur.): 0,967 bis 0,976

GEHALTSBESTIMMUNG

10,0 g der Lösung (D 1), genau gewogen, werden mit Wasser zu 50 ml verdünnt. Die Lösung wird mit 30,0 ml 1 N-Natriumhydroxid-Lösung *R* versetzt und im Wasserbad unter Rückflußkühlung 30 Minuten lang erhitzt. Nach dem Abkühlen wird die Lösung nach Zusatz von Phenolphthalein-Lösung *R* mit 1 N-Salzsäure titriert.

Zur Gehaltsbestimmung der 1. Dezimalverreibung werden 10,0 g, genau gewogen, in 150 ml Wasser gelöst.

Die Bestimmung erfolgt wie bei der Substanz unter „Gehaltsbestimmung" angegeben.

ACIDUM OXALICUM

$C_2H_2O_4 \cdot 2\ H_2O$ MG 126,1

Verwendet wird Oxalsäure, die mindestens 99,5 und höchstens 101,0 Prozent $C_2H_2O_4 \cdot 2\ H_2O$ enthält.

EIGENSCHAFTEN

Farblose Kristalle oder weißes, kristallines Pulver; leicht löslich in Wasser und Äthanol, schwer löslich in Äther, praktisch unlöslich in Chloroform.

PRÜFUNG AUF IDENTITÄT

A. Die Prüflösung (siehe „Prüfung auf Reinheit") ist stark sauer (Ph. Eur.).
B. Wird 1 ml Prüflösung (siehe „Prüfung auf Reinheit") mit 2 ml verdünnter Schwefelsäure R und 1 ml 0,1 N-Kaliumpermanganat-Lösung versetzt und erhitzt, entfärbt sich die Mischung.
C. Wird 1 ml Prüflösung (siehe „Prüfung auf Reinheit") mit 0,1 ml Calciumchlorid-Lösung R versetzt, entsteht ein weißer Niederschlag, der in verdünnter Salzsäure R löslich ist.
D. 1 ml Prüflösung (siehe „Prüfung auf Reinheit") wird mit 10 mg Resorcin R versetzt. Wird die Mischung mit 2 ml Schwefelsäure R unterschichtet, entsteht bei vorsichtigem Erhitzen ein blauer bis blaugrüner Ring.

PRÜFUNG AUF REINHEIT

Prüflösung: 3,0 g Substanz werden unter Erwärmen in Wasser zu 30 ml gelöst.

Aussehen der Lösung: Die Prüflösung muß klar (Ph. Eur., Methode B) und farblos (Ph. Eur., Methode II) sein.

Schwermetalle (Ph. Eur.): Der unter „Sulfatasche" erhaltene Rückstand wird mit 2 ml Salzsäure R 1 versetzt und das Gemisch eingeengt. Der Rückstand wird in 2,0 ml 0,1 N-Salzsäure gelöst und mit Wasser zu 20,0 ml verdünnt. 12 ml dieser Lösung müssen der Grenzprüfung auf Schwermetalle entsprechen (10 ppm). Zur Herstellung der Vergleichslösung wird die Blei-Standardlösung (1 ppm Pb) R verwendet.

Chlorid (Ph. Eur.): 2,5 g Substanz werden unter Erwärmen in Wasser zu 15,0 ml gelöst. Die Lösung muß der Grenzprüfung auf Chlorid entsprechen (20 ppm); abweichend von der Vorschrift der Ph. Eur. wird mit 2 ml Salpetersäure *R* angesäuert.

Sulfat (Ph. Eur.): 15 ml Prüflösung werden mit 0,25 g Natriumcarbonat *R* versetzt und eingeengt. Der Rückstand wird schwach geglüht und in 10 ml Wasser und 2 ml konzentrierter Wasserstoffperoxid-Lösung *R* gelöst. Die Lösung wird 2 Minuten lang zum Sieden erhitzt und nach Zugabe von 2,0 ml Salzsäure *R* eingeengt. Der Rückstand wird in 5 ml heißem Wasser aufgenommen, filtriert und unter Nachwaschen des Filters zu 15,0 ml aufgefüllt. Die Lösung muß der Grenzprüfung auf Sulfat entsprechen (100 ppm).

Sulfatasche (Ph. Eur.): Höchstens 0,05 Prozent, mit 2,00 g Substanz bestimmt.

GEHALTSBESTIMMUNG

Etwa 0,150 g Substanz, genau gewogen, werden in 100 ml kohlendioxidfreiem Wasser *R* gelöst. Nach Zusatz von 0,5 ml Phenolphthalein-Lösung *R* wird mit 0,1 N-Natriumhydroxid-Lösung bis zur beginnenden Rotfärbung titriert.

1 ml 0,1 N-Natriumhydroxid-Lösung entspricht 6,303 mg $C_2H_2O_4 \cdot 2\,H_2O$.

ARZNEIFORMEN

Die Lösung (D 1) und die 1. Dezimalverreibung müssen mindestens 9,5 und dürfen höchstens 10,5 Prozent $C_2H_2O_4 \cdot 2\,H_2O$ enthalten.

HERSTELLUNG

Lösung (D 1) nach Vorschrift 5a mit Äthanol 43 Prozent.
Verreibungen nach Vorschrift 6.

EIGENSCHAFTEN

Die Lösung (D 1) ist eine farblose, klare Flüssigkeit ohne Geruch oder mit schwach fruchtigem Geruch.
Die 1. Dezimalverreibung ist ein weißes Pulver.

PRÜFUNG AUF IDENTITÄT

5 ml der Lösung (D 1) werden auf dem Wasserbad eingeengt. Der Rückstand, in 5 ml Wasser aufgenommen, ergibt die Identitätsreaktionen der Substanz. Die Identitätsreaktion A wird mit 1 ml der Lösung durchgeführt.

5 g der 1. Dezimalverreibung werden mit 30 ml Äther *R* geschüttelt und abfiltriert. Das Filtrat wird auf dem Wasserbad eingeengt und der Rückstand in 5 ml Wasser aufgenommen. Die Lösung ergibt die Identitätsreaktionen der Substanz. Die Identitätsreaktion A wird mit 1 ml der Lösung durchgeführt.

PRÜFUNG AUF REINHEIT

Aussehen der Lösung: Die Lösung (D 1) muß klar (Ph. Eur., Methode B) und farblos (Ph. Eur., Methode II) sein.

Relative Dichte (Ph. Eur.): 0,962 bis 0,966

GEHALTSBESTIMMUNG

Zur Gehaltsbestimmung der Lösung (D 1) werden etwa 1,50 g, genau gewogen, mit 30,0 ml 0,1 N-Natriumhydroxid-Lösung versetzt und 15 Minuten lang unter Rückfluß erhitzt. Auf den Kühler wird ein mit Natriumhydroxid *R* gefülltes Trockenrohr gesetzt. Nach dem Abkühlen wird durch den Kühler mit 70 ml kohlendioxidfreiem Wasser *R* nachgespült. Nach Zusatz von 0,5 ml Phenolphthalein-Lösung *R* wird der Überschuß an Natriumhydroxidlösung mit 0,1 N-Salzsäure bis zur vollständigen Entfärbung zurücktitriert.

Zur Gehaltsbestimmung der 1. Dezimalverreibung werden etwa 1,50 g, genau gewogen, verwendet.

Die Bestimmung erfolgt wie bei der Substanz unter „Gehaltsbestimmung" angegeben.

LAGERUNG

Vor Licht geschützt.

Vorsichtig zu lagern!

ACIDUM SULFURICUM

H_2SO_4 MG 98,1

Verwendet wird konzentrierte Schwefelsäure mit einem Gehalt von mindestens 95,0 und höchstens 97,0 Prozent (G/G) H_2SO_4.

EIGENSCHAFTEN

Farblose, ätzende Flüssigkeit mit öliger Konsistenz, sehr hygroskopisch; mischbar mit Wasser und Äthanol unter starker Wärmeentwicklung.

PRÜFUNG AUF IDENTITÄT

Eine 1prozentige Lösung (G/V) der Substanz ist stark sauer (Ph. Eur.) und gibt die Identitätsreaktion auf Sulfat (Ph. Eur.).

PRÜFUNG AUF REINHEIT

Prüflösung: 1,0 g Substanz wird mit Wasser zu 100,0 ml gelöst.

Aussehen der Lösung: Die Prüflösung muß klar (Ph. Eur., Methode B) und farblos (Ph. Eur., Methode II) sein.

Oxidierbare Verunreinigungen: 2,0 g Substanz werden vorsichtig unter Kühlung in 4,0 ml Wasser eingebracht und mit 0,05 ml 0,01 N-Kaliumpermanganat-Lösung versetzt. Die Violettfärbung muß mindestens 5 Minuten lang bestehen bleiben.

Arsen: 2,0 g Substanz werden nach Zusatz von 1 ml Salpetersäure R vorsichtig auf etwa 2 ml eingeengt. Nach dem Abkühlen wird mit 10 ml Wasser versetzt und die Lösung auf 5 ml eingeengt. Diese Lösung muß der Grenzprüfung A auf Arsen entsprechen (1 ppm). Zur Herstellung der Vergleichslösung werden 2,0 ml Arsen-Standard-Lösung (1 ppm As) R verwendet.

Schwermetalle (Ph. Eur.): Der „Glührückstand" wird unter leichtem Erwärmen in 1 ml verdünnter Salzsäure R gelöst und die Lösung mit Wasser zu 100,0 ml verdünnt. 12 ml dieser Lösung müssen der Grenzprüfung auf Schwermetalle entsprechen (20 ppm). Zur Herstellung der Vergleichslösung wird die Blei-Standard-Lösung (2 ppm Pb) R verwendet.

Acidum sulfuricum

Glührückstand: Höchstens 0,01 Prozent; 10,0 g Substanz werden vorsichtig in einem Tiegel eingeengt. Der Rückstand wird bis zur Rotglut erhitzt.

GEHALTSBESTIMMUNG

Ein Kolben, der 30 ml Wasser enthält, wird genau gewogen. 1 ml Substanz wird eingefüllt; nach Verschließen und Abkühlen wird erneut genau gewogen. Nach Zusatz von 0,2 ml Methylrot-Lösung *R* wird mit 1 N-Natriumhydroxid-Lösung titriert.
 1 ml 1 N-Natriumhydroxid-Lösung entspricht 49,04 mg H_2SO_4.

ARZNEIFORMEN

Die Lösung (D 1) muß mindestens 9,5 und darf höchstens 10,5 Prozent (G/G) H_2SO_4 enthalten.

HERSTELLUNG

Lösung (D 1) nach Vorschrift 5a mit Wasser unter Berücksichtigung des Gehalts an Schwefelsäure. Die 2. Dezimalverdünnung wird mit Wasser, die folgenden Verdünnungen werden mit Äthanol 43 Prozent hergestellt.

EIGENSCHAFTEN

Die Lösung (D 1) ist eine klare, farblose Flüssigkeit.

PRÜFUNG AUF IDENTITÄT

Die Lösung (D 1) als Prüflösung gibt die Identitätsreaktionen der Substanz.

PRÜFUNG AUF REINHEIT

Aussehen der Lösung: Die Lösung (D 1) muß klar (Ph. Eur., Methode B) und farblos (Ph. Eur., Methode II) sein.
Relative Dichte (Ph. Eur.): 1,064 bis 1,075.

GEHALTSBESTIMMUNG

Zur Gehaltsbestimmung der Lösung (D 1) werden etwa 10,00 g, genau gewogen, verwendet.
 Die Bestimmung erfolgt wie bei der Substanz unter „Gehaltsbestimmung" angegeben.

LAGERUNG

Lösung (D 1) und 2. Dezimalverdünnung in Glasstöpselflaschen oder anderen geeigneten Behältnissen.

Vorsichtig zu lagern!

ACONITUM NAPELLUS Rh

Aconitum Rh

Verwendet werden die frischen oberirdischen Teile und Wurzelknollen blühender Pflanzen von *Aconitum napellus* L.

BESCHREIBUNG

Die Wurzelknolle (Wurzelstock) der ausdauernden Pflanze ist rübenförmig, im oberen Teil etwas knollig verdickt, fleischig, außen dunkelbraun bis schwarz, 4 bis 8 cm lang, bis 2 cm oder auch mehr breit; sie geht nach unten in eine längere Wurzel über und trägt Reste meist zahlreicher, brauner, brüchiger Wurzeln.

Der Stengel ist aufrecht, kräftig, 80 bis 150 cm hoch, im oberen Teil ebenso wie die Traubenspindeln und Blütenstiele anliegend kraus oder kurz flaumig behaart und trägt mehr oder weniger zahlreich wechselständige Laubblätter, von denen die unteren lang, die oberen kürzer gestielt bis fast sitzend sind.

Die Laubblätter sind oberseits dunkelgrün, glänzend, unterseits heller und hier mit zum Teil deutlich hervortretender Nervatur, bis zum Grunde fünf- bis siebenteilig. Die breit rhombischen Abschnitte sind zum Grund hin lang keilförmig verschmälert, der mittlere zum Teil stielförmig zusammengezogen, und besitzen schmale, verlängerte, 3 bis 4 mm breite oder mehr lanzettliche, verkürzte, meist 4 bis 7 mm breite Zipfel.

Die zygomorphen violetten oder blauen Blüten sind zu einem meist kegelförmigen, oft ästigen, lockeren, vielblütigen Blütenstand mit vorherrschender Endtraube und meist schwächeren, dünneren, später aufblühenden Seitentrauben vereinigt. Sie stehen in der Achsel linealer, zum Teil eingeschnittener Tragblätter, auf meist aufrecht abstehenden Stielen, von denen die unteren bisweilen deutlich länger als die Blüten sind. Von den fünf kronblattartig ausgebildeten Perigonblättern bildet das oberste, unpaare, kapuzenartige einen großen, aufrechten, in Seitenansicht etwa halbkreisförmigen, meist breiteren als hohen, offenen oder den mittleren Perigonblättern aufliegenden Helm mit meist gerader oder stark gewölbter Grundlinie und einer kurzen oder deutlich vorgezogenen Spitze; in diesem sind die meist zwei lang gestielten, mit einem kopfförmigen, aufwärts gekrümmten, nektarbildenden Sporn versehenen Honigblätter eingeschlossen. Die zahlreichen Staubblätter besitzen behaarte Filamente. Die gewöhnlich drei nur im Grunde kurz verbundenen, auseinanderspreizenden Fruchtblätter sind kahl.

ARZNEIFORMEN

Die Urtinktur enthält mindestens 0,09 und höchstens 0,18 Prozent Alkaloide, berechnet als Aconitin ($C_{34}H_{47}NO_{11}$; MG 646).

HERSTELLUNG

Urtinktur und flüssige Verdünnungen nach Vorschrift 21.

EIGENSCHAFTEN

Die Urtinktur ist eine braune bis dunkelbraune Flüssigkeit mit schwach säuerlichem Geruch.

PRÜFUNG AUF IDENTITÄT

A. 0,05 ml Urtinktur werden auf Filtrierpapier gebracht, getrocknet und mit 0,05 ml Acetanhydrid *R* versetzt. Nach dem Trocknen fluoresziert der Fleck im ultravioletten Licht bei 365 nm intensiv blau bis grünlich blau.

B. Chromatographie: Die Prüfung erfolgt dünnschichtchromatographisch auf einer Schicht von Kieselgel HF_{254} *R*.

Untersuchungslösung: 10 g Urtinktur werden mit 1 ml Ammoniaklösung *R* versetzt und 2mal mit je 10 ml Äther *R* ausgeschüttelt. Die vereinigten Ätherphasen werden im Wasserbad eingeengt; der Rückstand wird in 0,5 ml Methanol *R* aufgenommen.

Vergleichslösung: 5 mg Chininhydrochlorid *RN*, 10 mg Atropinsulfat *R* und 5 mg Vanillin *R* werden in 10 ml Methanol *R* gelöst.

Aufgetragen werden getrennt je 20 µl Untersuchungs- und Vergleichslösung. Die Chromatographie erfolgt über eine Laufstrecke von 10 cm mit einer Mischung von 68 Volumteilen n-Butanol *R*, 16 Volumteilen Essigsäure 98% *R* und 16 Volumteilen Wasser. Nach Verdunsten der mobilen Phase werden die Chromatogramme zuerst im ultravioletten Licht bei 254 nm ausgewertet.

Das Chromatogramm der Vergleichslösung zeigt an der Grenze vom unteren zum mittleren Drittel des Rf-Bereiches den bläulichen Fleck des Chinins und im oberen Drittel den dunklen Fleck des Vanillins.

Das Chromatogramm der Untersuchungslösung zeigt unterhalb und oberhalb der Vergleichssubstanz Chinin je einen dunklen Fleck sowie in Höhe der Vergleichssubstanz Vanillin einen dunklen, etwas langgezogenen Fleck.

Anschließend werden die Chromatogramme mit einer Mischung aus 35 ml Natriumwismutjodid-Lösung *R* (Stammlösung), 25 ml Essigsäure 98% *R* und 35 ml Äthylacetat *R* und danach mit 0,1 N-Schwefelsäure bis zum Erscheinen von roten oder orangeroten Flecken auf gelben bis grauem Untergrund besprüht.

Das Chromatogramm der Vergleichslösung zeigt im Tageslicht im unteren Drittel des Rf-Bereiches den Fleck des Atropins und an der Grenze vom unteren zum mittleren Drittel den Fleck des Chinins.

Das Chromatogramm der Untersuchungslösung zeigt einen Fleck zwischen Atropin und Chinin und einen weiteren Fleck dicht oberhalb des Chinins.

PRÜFUNG AUF REINHEIT

Relative Dichte (Ph. Eur.): 1,015 bis 1,045.

Trockenrückstand (DAB): Mindestens 5,0 Prozent.

GEHALTSBESTIMMUNG

Etwa 30,0 g Urtinktur, genau gewogen, werden mit verdünnter Ammoniaklösung R 1 versetzt, bis rotes Lackmuspapier R blau gefärbt wird. Die Lösung wird mit 60,0 g Chloroform R 15 Minuten lang geschüttelt. Nach Zusatz von 2 g gepulvertem Tragant RN wird erneut geschüttelt und durch einen kleinen Wattebausch in einen trockenen Kolben filtriert.

40,0 g des Filtrates (entsprechend etwa 20,0 g Urtinktur) werden auf dem Wasserbad bis auf einige Milliliter eingeengt. Der Rückstand wird mit 10,0 ml 0,01 N-Salzsäure und 5 ml Wasser versetzt und der Rest des Chloroforms auf dem Wasserbad abgedampft. Dann wird mit 0,01 N-Natriumhydroxid-Lösung gegen Methylrot-Mischindikator-Lösung R titriert.

1 ml 0,01 N-Salzsäure entspricht 6,46 mg Alkaloiden, berechnet als Aconitin.

Grenzprüfung der D 4

2 ml der 4. Dezimalverdünnung werden auf dem Wasserbad eingeengt. Der Rückstand wird in 0,1 ml Äthanol 50 % RN aufgenommen. 10 μl dieser Lösung werden auf ein Filterpapier derart aufgebracht, daß der Durchmesser des Fleckes 15 mm nicht überschreitet. Nach dem Trocknen werden 15 μl Acetanhydrid R aufgetropft. Nach erneutem Trocknen darf der Fleck im ultavioletten Licht bei 365 nm keine Fluoreszenz zeigen.

LAGERUNG

Vor Licht geschützt und dicht verschlossen.

Vorsichtig zu lagern!

ADLUMIA FUNGOSA

Verwendet werden die frischen, oberirdischen Teile blühender Pflanzen von *Adlumia fungosa* (Ait.) Greene.

BESCHREIBUNG

Die im zweiten Jahr bis 3 m hoch werdende, kletternde Pflanze besitzt einen zarten Stengel, der wechselständige, gestielte, bis dreifach unpaarig gefiederte Laubblätter trägt. Die Fiederblättchen sind zart, elliptisch bis verkehrt eiförmig, eingeschnitten gelappt, gezähnt, meist 1 bis 2 cm lang und 5 bis 10 mm breit. Bei den untersten Blättern ist nur der obere Teil der Blattspindel, bei den höher stehenden sind allmählich fast alle Fiederblättchen zu Wickelranken reduziert.

Die perl-, rosa- bis purpurfarbenen Blüten stehen in achselständigen, wenigblütigen Rispen; der Kelch besteht aus zwei schuppenförmigen, rasch abfallenden Blättchen. Die vier Kronblätter sind zu einer abgeflachten, schmal krugförmigen, zweiseitig symmetrischen, 10 bis 16 mm langen Krone verwachsen, die am fast herzförmigen Grunde schwach doppelt ausgesackt ist. Die beiden äußeren Kronblätter sind nach dem Scheitel eingeschnürt und bilden so je ein eirundes, zugespitztes Anhängsel, die beiden inneren, schmaleren, sind am Scheitel verbreitert und enden so in je einem querstehenden, ovalen Anhängsel. Die Filamente der sechs Staubblätter sind im unteren Teil zu einer mit den Kronblättern verbundenen Röhre verwachsen und nur im oberen Teil frei. Die zwei Fruchtblätter bilden einen einfächerigen, oberständigen Fruchtknoten, der am Scheitel einen fadenförmigen Griffel mit zweilappiger Narbe trägt. Nach der Blüte bleibt die Krone erhalten; sie wird, ohne wesentliche Farbänderung, schwammig und umschließt die dünne, zylindrische, etwa 10 mm lange, im Durchmesser 2 bis 3 mm große Kapsel mit dem bleibenden Griffel.

ARZNEIFORMEN

Die Urtinktur enthält mindestens 0,03 und höchstens 0,07 Prozent nicht flüchtige Basen, berechnet als Adlumin ($C_{21}H_{21}NO_6$; MG 383,4).

HERSTELLUNG

Urtinktur und flüssige Verdünnungen nach Vorschrift 3a.

EIGENSCHAFTEN

Die Urtinktur ist eine goldgelbe Flüssigkeit mit frischem Geruch und schwach bitterem Geschmack.

PRÜFUNG AUF IDENTITÄT

A. Wird 1 ml Urtinktur mit 0,5 ml Dragendorffs-Reagenz *R* versetzt, entsteht sofort ein orangeroter Niederschlag.
B. 2 ml Urtinktur werden mit 5 ml Wasser und 1 ml verdünnter Ammoniaklösung *R* 1 versetzt und mit 10 ml Äther *R* ausgeschüttelt. Wird die abgetrennte Ätherphase in einem Porzellanschälchen auf dem Wasserbad eingeengt, färbt sich der Rückstand durch Zusatz von 0,2 ml Schwefelsäure *R* braun.
C. Chromatographie: Die Prüfung erfolgt dünnschichtchromatographisch auf einer Schicht von Kieselgel H *R*.

Untersuchungslösung: 10 ml Urtinktur werden auf dem Wasserbad bis zum Verschwinden des Äthanolgeruches erwärmt, mit 1 ml Ammoniaklösung *R* versetzt und zweimal mit je 10 ml peroxidfreiem Äther *R* ausgeschüttelt. Die vereinigten Ätherphasen werden mit entwässertem Natriumsulfat *RH* getrocknet, filtriert und eingeengt. Der Rückstand wird in 1 ml einer Mischung aus gleichen Volumteilen Chloroform *R* und Methanol *R* aufgenommen.

Vergleichslösung: 10 mg Papaverinhydrochlorid *RN* und 5 mg Scopoletin *RN* werden in 10 ml Methanol *R* gelöst.

Aufgetragen werden getrennt 20 µl Untersuchungslösung und 10 µl Vergleichslösung. Die Chromatographie erfolgt über eine Laufstrecke von 15 cm mit einer Mischung von 85 Volumteilen n-Propanol *R,* 14 Volumteilen Wasser und 1 Volumteil wasserfreier Ameisensäure *R*. Die Chromatogramme werden 10 Minuten lang bei 105 bis 110 °C getrocknet und nach dem Abkühlen im ultravioletten Licht bei 365 nm ausgewertet.

Das Chromatogramm der Vergleichslösung zeigt am Übergang vom unteren zum mittleren Drittel des Rf-Bereiches den orange fluoreszierenden Fleck des Papaverinhydrochlorids und am Übergang vom mittleren zum oberen Drittel den blau fluoreszierenden Fleck des Scopoletins.

Das Chromatogramm der Untersuchungslösung zeigt etwas oberhalb des Startes einen weißblau fluoreszierenden und in der Mitte zwischen Start und der Vergleichssubstanz Papaverinhydrochlorid einen orange fluoreszierenden Fleck. Eine Gruppe von zwei oder drei dicht übereinander liegenden blau fluoreszierenden Flecken befindet sich etwa in Höhe der Vergleichssubstanz Papaverinhydrochlorid. Etwa in Höhe der Vergleichssubstanz Scopoletin liegen ein oder zwei blau fluoreszierende Flecke und darüber tritt ein gelborange fluoreszierender Fleck auf.

Die Chromatogramme werden mit Dragendorffs-Reagenz *R* und anschließend mit 0,1 N-Schwefelsäure besprüht und innerhalb von 10 Minuten im Tageslicht betrachtet.

Im Chromatogramm der Vergleichslösung färbt sich der Fleck des Papaverinhydrochlorids orange. Im Chromatogramm der Untersuchungslösung färbt sich je ein Fleck in Höhe und knapp oberhalb der Vergleichssubstanz Papaverinhydrochlorid orange.

PRÜFUNG AUF REINHEIT

Relative Dichte (Ph. Eur.): 0,915 bis 0,935.

Trockenrückstand (DAB): Mindestens 1,4 Prozent.

GEHALTSBESTIMMUNG

Etwa 15,0 g Urtinktur, genau gewogen, werden auf dem Wasserbad auf etwa 3 ml eingeengt, mit 3,5 ml Ammoniaklösung *R* versetzt und nach Zugabe von 60,0 g Äther *R* 3 Minuten lang geschüttelt. Nach Zugabe von 1 g gepulvertem Tragant *RN* wird 1 Minute lang geschüttelt und durch einen kleinen Wattebausch in einen trockenen Erlenmeyerkolben mit Glasstopfen filtriert. Der Trichter ist zum Schutz gegen Verdunstungsverluste zuzudecken. 50,0 g Filtrat (entsprechend etwa 12,5 g Urtinktur) werden auf dem Wasserbad eingeengt und danach noch 15 Minuten lang auf dem Wasserbad belassen. Der Rückstand wird in 5 ml Äthanol *R* aufgenommen. Nach Zusatz von 5 ml Wasser, 5,0 ml 0,01 N-Salzsäure und 0,1 ml Methylrot-Mischindikator-Lösung *R* wird mit 0,01 N-Natriumhydroxid-Lösung titriert.

1 ml 0,01 N-Salzsäure entspricht 3,834 mg nicht flüchtiger Basen, berechnet als Adlumin.

LAGERUNG

Vor Licht geschützt.

Vorsichtig zu lagern!

AESCULINUM

$C_{15}H_{19}O_9 \cdot 1,5\ H_2O$ MG 367,3

Verwendet wird Aesculin, das mindestens 97,0 und höchstens 102,0 Prozent Cumaringlykoside, berechnet als 6,7-Dihydroxycumarin-6-O-β-D-glucosid-sesquihydrat enthält.

EIGENSCHAFTEN

Weißes oder bräunlichweißes, kristallines Pulver; geruchlos; wenig löslich in Wasser und Äthanol, sehr schwer löslich in Äther und Chloroform.

PRÜFUNG AUF IDENTITÄT

A. 1 ml Prüflösung (siehe „Prüfung auf Reinheit") wird mit Wasser zu 100 ml verdünnt. 1 ml dieser Verdünnung wird nochmals mit Wasser zu 100 ml verdünnt. Diese Verdünnung zeigt im ultravioletten Licht bei 365 nm blaue Fluoreszenz.

B. 5 ml Prüflösung (siehe „Prüfung auf Reinheit") werden mit 2 ml Salpetersäure *R* gemischt. Nach Zugabe von 8 ml verdünnter Ammoniaklösung *R* 1 und Umschütteln tritt Rotfärbung ein.

C. Werden 10 ml Prüflösung (siehe „Prüfung auf Reinheit") mit 4 ml Fehlingscher Lösung *R* gemischt und im Wasserbad erhitzt, entsteht innerhalb von 15 Minuten allmählich ein roter Niederschlag.

PRÜFUNG AUF REINHEIT

Prüflösung: Etwa 1,00 g Substanz, genau gewogen, wird unter Erwärmen auf dem Wasserbad in 100 ml Wasser gelöst. Die noch warme Lösung wird durch einen Glassintertiegel Nr. 16 (Ph. Eur.) in einen 500-ml-Meßkolben filtriert, mit 100 ml Wasser von etwa 50 °C nachgewaschen und nach dem Abkühlen zur Marke aufgefüllt.

Aussehen der Lösung: Die Prüflösung muß klar (Ph. Eur., Methode B) sein und im Tageslicht blau fluoreszieren.

Spezifische Drehung (Ph. Eur.): 1,00 g Substanz wird in einer Mischung gleicher Volumteile Dioxan *R* und Wasser zu 50,0 ml gelöst. Die spezifische Drehung muß zwischen —84° und —87° liegen, berechnet auf die wasserfreie Substanz.

Wasserunlösliche Bestandteile: Höchstens 0,1 Prozent; der unter „Prüflösung" im Glassintertiegel verbliebene Rückstand wird 2 Stunden lang bei 105 bis 110 °C getrocknet. Nach dem Erkalten wird gewogen.

Wasser (Ph. Eur.): Mindestens 7,0 und höchstens 7,7 Prozent, mit 0,40 g Substanz nach Karl-Fischer, Methode B bestimmt. Es werden 10 ml Karl-Fischer-Lösung R als Überschuß vorgelegt und 2 Stunden lang gerührt. Der Überschuß an Karl-Fischer-Lösung wird mit wasserfreiem Methanol R, das eine bekannte Menge Wasser (etwa 0,25 Prozent G/V) enthält, bis zum elektrometrisch ermittelten Endpunkt titriert (Feinbürette).

Sulfatasche (Ph. Eur.): Höchstens 0,1 Prozent, mit 1,00 g Substanz bestimmt.

Schwermetalle: Die Sulfatasche wird mit 0,8 ml Salzsäure R und 0,1 ml Schwefelsäure R abgeraucht. Der Rückstand wird unter Erwärmen in 2 ml verdünnter Salzsäure R aufgenommen und mit 3 ml Wasser verdünnt. Nach Neutralisation mit verdünnter Ammoniaklösung R 1 wird mit Wasser zu 20,0 ml verdünnt. 12 ml dieser Lösung müssen der Grenzprüfung auf Schwermetalle (Ph. Eur.) entsprechen. Zur Herstellung der Vergleichslösung wird die Blei-Standardlösung (2 ppm Pb) R verwendet (40 ppm).

Chromatographie: Die Prüfung erfolgt dünnschichtchromatographisch auf einer Schicht von Kieselgel H R.

Untersuchungslösung A: Prüflösung

Untersuchungslösung B: 1,0 ml Prüflösung wird zu 100,0 ml verdünnt.

Aufgetragen werden je 5 μl Untersuchungslösung A und B. Die Chromatographie erfolgt über eine Laufstrecke von 15 cm mit einer Mischung von 60 Volumteilen Äthylmethylketon R, 20 Volumteilen Äthylacetat R, 10 Volumteilen wasserfreier Ameisensäure R und 10 Volumteilen Wasser. Nach Verdunsten der mobilen Phase werden die Chromatogramme im ultravioletten Licht bei 365 nm ausgewertet.

Die Chromatogramme der Untersuchungslösungen A und B zeigen im mittleren Drittel des Rf-Bereiches den hellblauen Fleck des Aesculins. Im Chromatogramm der Untersuchungslösung A dürfen keine Nebenflecke auftreten, deren Fläche größer ist als die des Aesculinflecks der Untersuchungslösung B.

GEHALTSBESTIMMUNG

50,0 ml Prüflösung werden nach Zugabe von 1 ml Phenolphthalein-Lösung R mit 0,05 N-Natriumhydroxid-Lösung bis zur Rotfärbung titriert.

1 ml 0,05 N-Natriumhydroxid-Lösung entspricht 18,37 mg Cumaringlykosiden, berechnet als 6,7-Dihydroxycumarin-6-0-β-D-glucosid-sesquihydrat.

Aesculinum

ARZNEIFORMEN

Die Lösung (D 2) muß mindestens 0,92 und darf höchstens 1,07 Prozent Cumaringlykoside enthalten, berechnet als 6,7-Dihydroxycumarin-6-0-β-D-glucosid-sesquihydrat.

Die 1. Dezimalverreibung muß mindestens 9,2 und darf höchstens 10,7 Prozent Cumaringlykoside enthalten, berechnet als 6,7-Dihydroxycumarin-6-0-β-D-glucosid-sesquihydrat.

HERSTELLUNG

Zur Lösung (D 2) wird 1 Teil Substanz in 99 Teilen Äthanol 86 Prozent gelöst. Die 3. Dezimalverdünnung wird mit Äthanol 62 Prozent, die folgenden Verdünnungen werden mit Äthanol 43 Prozent bereitet.

Verreibungen nach Vorschrift 6.

EIGENSCHAFTEN

Die Lösung (D 2) ist ein farblose bis leicht gelbliche, am Tageslicht blau fluoreszierende Flüssigkeit mit bitterem Geschmack.

Die 1. Dezimalverreibung ist ein weißes Pulver mit bitterem Geschmack.

PRÜFUNG AUF IDENTITÄT

Prüflösung I: 10 ml der Lösung (D 2) werden mit Wasser zu 50 ml verdünnt.

Prüflösung II: Etwa 5,00 g der 1. Dezimalverreibung, genau gewogen, werden unter Erwärmen auf dem Wasserbad in 100 ml Wasser gelöst. Die noch warme Lösung wird in einen 250-ml-Meßkolben filtriert, mit 100 ml Wasser von etwa 50 °C nachgewaschen und nach dem Abkühlen zur Marke aufgefüllt.

Die Prüflösung I gibt die Identitätsreaktionen A, B und C der Substanz; die Prüflösung II gibt die Identitätsreaktionen A und B.

PRÜFUNG AUF REINHEIT

Aussehen der Lösung: Die Lösung (D 2) muß klar (Ph. Eur., Methode B) sein.

Relative Dichte (Ph. Eur.): 0,830 bis 0,835.

GEHALTSBESTIMMUNG

Zur Gehaltsbestimmung der Lösung (D 2) werden etwa 20,00 g, genau gewogen, mit Wasser zu 100 ml verdünnt.

Zur Gehaltsbestimmung der 1. Dezimalverreibung werden 100,0 ml der Prüflösung II verwendet.

Die Bestimmung erfolgt wie bei der Substanz unter „Gehaltsbestimmung" angegeben.

HINWEIS

Die Lösung (D 2) ist bei Bedarf frisch herzustellen.

LAGERUNG

Vor Licht geschützt.

ALCHEMILLA VULGARIS EX HERBA SICCATA

Verwendet werden die getrockneten, oberirdischen Teile blühender Pflanzen von *Alchemilla vulgaris* L. (s. l.).

BESCHREIBUNG

Die Droge ist geruchlos und hat leicht bitteren, zusammenziehenden Geschmack.

Die grundständigen Laubblätter sind fahlgrün und gelblich- bis gräulichgrün. Ihr Stiel ist meist lang, kahl bis verschieden stark aufwärts, waagerecht oder rückwärts abstehend oder angedrückt behaart. Ihre Spreite ist kreisrund oder nieren- oder halbkreisnierenförmig, stark gefaltet oder gewellt oder glatt, meist zu $1/4$ bis $1/3$, selten bis zur Hälfte in sieben bis dreizehn lappige Abschnitte geteilt, mit weit offener bis durch die sich deckenden Basallappen geschlossener Grundbucht. Die Lappen sind flach bogenförmig oder halbkreisförmig oder parabolisch bis verschieden zugespitzt dreieckig und besitzen meist ringsum, nur selten erst über einer v-förmigen, glatten Grundbucht, in der Regel mehr als zehn unregelmäßige bis gleichmäßige Zähne. Die Blätter sind beiderseits kahl, wenigstens oberseits in den Falten, zerstreut, locker oder dicht abstehend, samtig oder wollig, aber bis auf die unterseits häufig hervortretenden fingerförmigen Nerven, niemals seidenglänzend behaart.

Der bis 50 cm hohe, grüne bis bläulichgrüne, bisweilen rötlich oder bräunlich überlaufene Stengel ist völlig kahl oder in verschiedenen Höhen oder gleichmäßig aufwärts, waagerecht oder rückwärts abstehend oder angedrückt behaart. Er trägt meist wenige, kleine bis größere, langgestielte bis sitzende, verschieden tief eingeschnitten gelappte, wie die Grundblätter kahle oder verschieden behaarte Laubblätter sowie bisweilen große, meist gezähnte Nebenblätter.

Die meist zahlreichen, grünen bis gelblichen, 2,5 bis 5 mm großen Blüten stehen in kleinen, von wenigen tief sternförmig eingeschnittenen Hochblättern gestützten Trugdolden, die zu einem größeren, meist reich verzweigten, häufig ausgebreiteten, kahlen oder verschieden behaarten Blütenstand vereinigt sind. Die Blütenstiele sowie die krugförmigen bis halbkugeligen, am Grunde abgerundeten oder verschmälerten Kelchbecher sind kahl bis borstig behaart. Die bleibenden vier Kelchblätter sind kürzer bis ebenso lang wie der Kelchbecher, kahl oder verschieden behaart und werden von einem gleichzähligen Außenkelch gestützt. Kronblätter sind nicht ausgebildet. Die vier Staubblätter sind mit ihren Filamenten am äußeren Rand des Discus zwischen den Kelchblättern inseriert. Das einzige Fruchtblatt ist häufig tief in den

Kelchbecher eingesenkt. Es trägt einen grundständigen Griffel mit kopfiger Narbe und entwickelt sich zu einer einsamigen, später von dem knorpeligen Kelchbecher verschieden weit umschlossenen Schließfrucht.

Mikroskopische Merkmale: Die Epidermiszellen der Laubblätter sind in Aufsicht oberseits wellig- bis eckig-buchtig, unterseits stark eckig-buchtig. Ihre Wände sind bisweilen getüpfelt, die Cuticula ist glatt. Deutlich eingesenkte, anomocytische Spaltöffnungen mit vier bis sechs Nebenzellen sind vereinzelt ober-, sehr zahlreich unterseits gebildet. Vorwiegend unterseits finden sich, entsprechend dem Grad der Behaarung, besonders auf den Nerven, einzellige, meist gerade, lang zugespitzte, glatte, derbwandige, englumige, bis 1000 µm lange Haare mit getüpfelter Basis. Sie sind über der Epidermis mehr oder weniger stark zur Blattspitze hin umgebogen. Am Rand sind sie häufig etwas verbogen, derbwandiger und oft kürzer. Die Haare der Blattstiele entsprechen denen der Blattflächen. Das Mesophyll besteht im Querschnitt etwa je zur Hälfte aus einer oder zwei Lagen locker angeordneter Palisadenzellen sowie einer interzellularenreichen Schicht meist flacharmiger Schwammparenchymzellen. Der Kelchbecher läßt in Aufsicht unregelmäßige, dünnwandige Epidermiszellen erkennen. Die Epidermiszellen der Kelchblätter sind in Aufsicht oberseits häufig axial gestreckt, stark eckig-buchtig, unterseits mehr unregelmäßig und welligeckig-buchtig. Spaltöffnungen finden sich nur unterseits. Auf der Oberseite, kurz unterhalb der Spitze, sind häufig einzellige, meist keulenförmige, dünnwandige, bis etwa 180 µm lange und bis 35 µm breite Haare ausgebildet. Kelchbecher und Kelchblätter sind kahl oder mit mehr oder weniger zahlreichen, einzelligen, lang zugespitzten, oft verbogenen, glatten, derbwandigen, englumigen, bis etwa 800 µm langen Haaren besetzt. Das Mesophyll der Laubblätter enthält, besonders in der Nähe der Leitbündel, etwa 15 bis 28 µm große, das der Kelchblätter 3,5 bis 18 µm große, grobspitzige Calciumoxalatdrusen.

Der Fruchtknoten ist kahl. Eine Mesokarpschicht enthält in jeder Zelle einen abgestutzt-rhomboischen, etwa 7 bis 18 µm großen Calciumoxalat-Einzelkristall. Die Narbe des langen Griffels ist mehr oder weniger glatt, nicht papillös.

PRÜFUNG AUF IDENTITÄT

Prüflösung: 0,5 g grob gepulverte Droge (710) werden mit 5 ml Äthanol 50 % *RN* 10 Minuten lang unter Schütteln extrahiert und anschließend abfiltriert.

A. Werden 0,5 ml Prüflösung mit 2 ml Methanol *R*, 0,2 g Zinkstaub *R* und 2 ml Salzsäure *R* 1 versetzt, färbt sich die Mischung rosa bis hell-weinrot.

B. Werden 0,5 ml Prüflösung mit 2 ml Methanol *R* verdünnt, entsteht auf Zusatz von 0,1 ml Eisen(III)-chlorid-Lösung *R* 1 eine intensive, dunkelgrüne Färbung.

C. Chromatographie: Die Prüfung erfolgt dünnschichtchromatographisch auf einer Schicht von Kieselgel HF$_{254}$ *R*.

Alchemilla vulgaris ex herba siccata

Untersuchungslösung: Prüflösung

Vergleichslösung: 5 mg Rutin R, 5 mg Hyperosid RN und 5 mg Kaffeesäure R werden in 10 ml Methanol R gelöst.

Aufgetragen werden getrennt 20 μl Untersuchungslösung und 10 μl Vergleichslösung. Die Chromatographie erfolgt über eine Laufstrecke von 10 cm mit einer Mischung von 67 Volumteilen Äthylacetat R, 7,5 Volumteilen wasserfreier Ameisensäure R, 7,5 Volumteilen Essigsäure 98 % R und 18 Volumteilen Wasser. Nach Verdunsten der mobilen Phase werden die Chromatogramme etwa 10 Minuten lang bei 115 bis 120 °C getrocknet, danach mit einer 1prozentigen Lösung (G/V) von Diphenylboryloxyäthylamin R in Methanol R sowie anschließend mit einer 5prozentigen Lösung (G/V) von Polyäthylenglykol 400 R in Methanol R besprüht und im ultravioletten Licht bei 365 nm ausgewertet.

Das Chromatogramm der Vergleichslösung zeigt im oberen Teil des unteren Drittels des Rf-Bereiches den gelben Fleck des Rutins, im unteren Teil des mittleren Drittels den gelben Fleck des Hyperosids und im oberen Teil des oberen Drittels den blauen Fleck der Kaffeesäure.

Das Chromatogramm der Untersuchungslösung zeigt folgende fluoreszierende Flecke: etwas unterhalb der Vergleichssubstanz Rutin einen blaß-gelben Fleck, zwischen Rutin und Hyperosid einen oder zwei kräftige, gelbe Flecke und in Höhe des Hyperosids einen grünen Fleck. Zwischen Hyperosid und Kaffeesäure treten zwei blaugrüne Flecke auf.

PRÜFUNG AUF REINHEIT

Fremde Bestandteile (Ph. Eur.): Höchstens 3 Prozent.

Asche (DAB): Höchstens 8,0 Prozent.

ARZNEIFORMEN

HERSTELLUNG

Urtinktur aus der geschnittenen Droge und flüssige Verdünnungen nach Vorschrift 4a mit Äthanol 43 Prozent.

EIGENSCHAFTEN

Die Urtinktur ist eine grünlichbraune Flüssigkeit mit würzig-aromatischem Geruch und süßlich-bitterem, leicht adstringierendem Geschmack.

PRÜFUNG AUF IDENTITÄT

Die Urtinktur gibt die bei der Droge beschriebenen Identitätsreaktionen A, B und C. Prüflösung ist die Urtinktur.

PRÜFUNG AUF REINHEIT

Relative Dichte (Ph. Eur.): 0,930 bis 0,945

Trockenrückstand (DAB): Mindestens 2,0 Prozent.

LAGERUNG

Vor Licht geschützt.

ALETRIS FARINOSA

Verwendet werden die frischen, unterirdischen Teile von *Aletris farinosa* L.

BESCHREIBUNG

Der Wurzelstock hat etwas bitteren und leicht scharfen Geschmack.

Er ist 3 bis 5 cm lang, etwa 1 cm dick, zum Ende verschmälert, knollig zylindrisch und von hell graubrauner Farbe. An der Oberseite finden sich viele häutige, faserige Reste von Blättern und Stengelansatzstellen, an der Unterseite zahlreiche hellgraue bis weißliche, etwa 1 mm dicke, mit faserigen Seitenwurzeln versehene Wurzeln. Von diesen ist oft das Abschluß- und Rindengewebe bis auf den rotbraun erscheinenden Zentralzylinder abgerissen. Der Wurzelstock hat eine helle, fleischige Rinde und einen unregelmäßig von weißlichen Leitbündeln durchzogenen, etwa die Hälfte des Durchmessers einnehmenden Zentralzylinder.

ARZNEIFORMEN

HERSTELLUNG

Urtinktur und flüssige Verdünnungen nach Vorschrift 3a.

EIGENSCHAFTEN

Die Urtinktur ist eine braune bis grünbraune Flüssigkeit mit aromatischem Geruch und bitterem Geschmack.

PRÜFUNG AUF IDENTITÄT

A. Wird 1 ml Urtinktur mit 0,5 ml Phloroglucinlösung *R* und nach einer Minute mit 0,2 ml Salzsäure *R* versetzt, bildet sich eine gelbrote Färbung.

B. Wird 1 ml Urtinktur auf dem Wasserbad eingeengt, färbt sich der Rückstand durch Zusatz von 0,2 ml Schwefelsäure *R* violett.

C. Chromatographie: Die Prüfung erfolgt dünnschichtchromatographisch auf einer Schicht von Kieselgel H *R*.

Untersuchungslösung: Urtinktur.

Vergleichslösung: 10 mg Cholesterin *R* und 10 mg Gallussäure *RN* werden in 10 ml Methanol *R* gelöst.

Aufgetragen werden getrennt 20 μl Untersuchungslösung und 10 μl Vergleichslösung. Die Chromatographie erfolgt über eine Laufstrecke von 10 cm mit einer Mischung von 50 Volumteilen Toluol *R*, 40 Volumteilen Äthylacetat *R* und 10 Volumteilen wasserfreier Essigsäure *R*. Nach Verdunsten der mobilen Phase bei Raumtemperatur werden die Chromatogramme mit Anisaldehyd-Lösung *R* besprüht, 10 Minuten lang auf 100 bis 105 °C erhitzt und innerhalb von 10 Minuten im Tageslicht ausgewertet.

Das Chromatogramm der Vergleichslösung zeigt am Übergang vom unteren zum mittleren Drittel des Rf-Bereiches den grauvioletten Fleck der Gallussäure und im oberen Teil des mittleren Drittels den blauvioletten Fleck des Cholesterins.

Das Chromatogramm der Untersuchungslösung zeigt zwischen den beiden Vergleichssubstanzen vier blauviolette Flecke und oberhalb des Cholesterinflecks im oberen Drittel des Rf-Bereiches zwei blauviolette Flecke.

PRÜFUNG AUF REINHEIT

Relative Dichte (Ph. Eur.): 0,890 bis 0,915

Trockenrückstand (DAB): Mindestens 1,9 Prozent.

LAGERUNG

Vor Licht geschützt.

ALLIUM CEPA FERM 34a

Verwendet werden die reifen, frischen Zwiebeln von *Allium cepa* L.

BESCHREIBUNG

Die Zwiebeln haben scharfen, lauchartigen Geruch.

Sie sind rundlich mit scheibenförmiger Achse und etwa 10 bis 12 spiralig daran angeordneten, zusammenschließenden Niederblättern, von denen die äußeren papierdünn, gelb bis rot-gelb und trocken, die inneren weiß und fleischig sind.

An der Basis der Zwiebeln sind viele fadenförmige Wurzeln.

ARZNEIFORMEN

HERSTELLUNG

Urtinktur und flüssige Verdünnungen nach Vorschrift 34a.

EIGENSCHAFTEN

Die Urtinktur ist eine gelbliche Flüssigkeit mit starkem, lauchartigem Geruch.

PRÜFUNG AUF IDENTITÄT

A. Wird 1 ml Urtinktur mit 0,1 ml Silbernitrat-Lösung *R* 1 erwärmt, entsteht eine rotbraune Fällung.

B. Wird 1 ml Urtinktur mit 0,1 g Zinkstaub *R* und 1 ml Salzsäure *R* erhitzt, färben die entstehenden Dämpfe ein mit Wasser angefeuchtetes Blei(II)-acetat-Papier *R* schwarzbraun.

C. Wird 1 ml Urtinktur mit 0,5 ml Phloroglucin-Lösung *R* und 0,5 ml Salzsäure *R* erhitzt, färbt sich die Mischung allmählich rot.

D. Wird 1 ml Urtinktur mit 0,1 ml Quecksilber(II)-chlorid-Lösung *R* versetzt, tritt eine schwache Trübung auf.

E. Chromatographie: Die Prüfung erfolgt dünnschichtchromatographisch auf einer Schicht von Kieselgel HF_{254} *R*.

Untersuchungslösung: 5 ml Urtinktur werden dreimal mit je 10 ml Äther *R* ausgeschüttelt. Die vereinigten Ätherphasen werden über wasserfreiem Natriumsulfat *R* getrocknet; anschließend wird filtriert. Das Filtrat wird eingeengt und der Rückstand in 0,3 ml einer Mischung aus gleichen Volumteilen Methanol *R* und Methylenchlorid *R* gelöst.

Vergleichslösung: 10 mg Anethol *R*, 10 mg Borneol *R* und 10 mg Pyrogallol *R* werden in 10 ml Methanol *R* gelöst.

Aufgetragen werden getrennt 40 µl Untersuchungslösung und 20 µl Vergleichslösung. Die Chromatographie erfolgt über eine Laufstrecke von 15 cm mit der Unterphase des Systems aus 100 Volumteilen Methylenchlorid *R*, 42 Volumteilen Methanol *R* und 30 Volumteilen Wasser. Nach Verdunsten der mobilen Phase werden die Chromatogramme zunächst im ultravioletten Licht bei 254 nm ausgewertet.

Das Chromatogramm der Vergleichslösung zeigt wenig unter der Grenze von unterem und mittlerem Drittel des Rf-Bereiches den dunklen Fleck des Pyrogallols und dicht unter der Laufmittelfront den dunklen Fleck des Anethols.

Das Chromatogramm der Untersuchungslösung zeigt zwischen Startlinie und der Höhe des Pyrogallols drei dunkle Flecke, im mittleren Drittel des Rf-Bereiches fünf dunkle Flecke und auf Höhe des Anethols einen hellblauen Fleck.

Danach werden die Chromatogramme mit Anisaldehyd-Lösung *R* besprüht, 5 bis 10 Minuten lang auf 105 bis 110 °C erhitzt und innerhalb von 10 Minuten im Tageslicht ausgewertet.

Das Chromatogramm der Vergleichslösung zeigt den roten Fleck des Pyrogallols und den violetten Fleck des Anethols sowie zusätzlich den im oberen Drittel des Rf-Bereiches gelegenen grünen Fleck des Borneols.

Das Chromatogramm der Untersuchungslösung zeigt über der Startlinie die drei im ultravioletten Licht beobachteten Flecke jetzt violett gefärbt und direkt darüber dicht unterhalb des Flecks der Vergleichssubstanz Pyrogallol einen blaugrünen Fleck. Von den im ultravioletten Licht im mittleren Drittel beobachteten fünf Flecken sind die drei unteren jetzt violett gefärbt; der nächste Fleck ist rotbraun und der oberste dieser Flecke jetzt braun gefärbt. Wenig unterhalb der Vergleichssubstanz Borneol liegt ein gelber Fleck, auf Höhe des Borneols ein violetter Fleck und wenig darüber ein ebenfalls violetter Fleck. Dicht unterhalb und auf Höhe des Anethols liegt je ein violetter Fleck.

PRÜFUNG AUF REINHEIT

Relative Dichte (Ph. Eur.): 1,005 bis 1,030

Trockenrückstand (DAB): Mindestens 7,0 und höchstens 10,0 Prozent.

pH-Wert (Ph. Eur.): Der *p*H-Wert der Urtinktur muß zwischen 3,0 und 4,5 liegen.

LAGERUNG

Vor Licht geschützt.

ALLIUM URSINUM

Verwendet werden die ganzen, frischen, zu Beginn der Blütezeit gesammelten Pflanzen von *Allium ursinum* L.

BESCHREIBUNG

Die Pflanze entwickelt beim Zerreiben starken Lauchgeruch und schmeckt nach Knoblauch.

Die aus den unteren Teilen der Laubblätter gebildete Zwiebel ist fast zylindrisch, 2 bis 4, gelegentlich bis 6 cm lang, etwa 1 cm breit und von durchsichtigen, weißen oder gelblichen Häutchen umgeben, die zuletzt bis auf einige parallele Fasern am Grunde reduziert sind. An der Basis entspringen einfache Wurzeln.

Der Stengel ist aufrecht, 10 bis 50 cm hoch, zweikantig und halbzylindrisch, bisweilen auch dreikantig bis fast stielrund und kompakt. Er ist vom Grunde her von zwei, selten einem oder drei Laubblättern umgeben.

Die Spreite der Laubblätter ist flach, schmal elliptisch oder elliptisch-lanzettlich bis schmal eiförmig, zugespitzt, 6 bis 20 cm lang, 1,5 bis 8 cm breit, dünn, am abgerundeten bis fast herzförmigen Grund plötzlich in den 5 bis 20 cm langen Stiel verschmälert. Ihre dunkelgrüne, mit zahlreichen schiefen Quernerven versehene morphologische Unterseite ist durch Umwendung des Blattes nach oben, die blassere Oberseite dem Boden zugekehrt.

Die Hülle des endständigen Blütenstandes besteht aus zwei oder drei eiförmig-länglichen, zugespitzten, etwa blütenstiellangen, frühzeitig abfallenden Blättchen. Der Blütenstand, eine lockere, 2,5 bis 6 cm breite Trugdolde, ist flach und 6- bis 20- oder mehrblütig. Brutzwiebeln sind nicht ausgebildet.

Die Blüten stehen auf gerade aufsteigenden, 10 bis 15, selten bis 20 mm langen Stielen. Die Blütenhüllblätter sind lineallanzettlich, aufrecht abstehend, zugespitzt oder stumpflich, rein weiß, 7 bis 12 cm lang und 2 bis 2,5 cm breit. Die in zwei dreizähligen Kreisen stehenden Staubblätter sind fast pfriemlich, nur am untersten Ende miteinander verbunden; sie erreichen nur etwa die halbe Länge der Blütenhüllblätter. Der aus drei Fruchtblättern gebildete Fruchtknoten ist oberständig und tief dreifurchig.

ARZNEIFORMEN

HERSTELLUNG

Urtinktur und flüssige Verdünnungen nach Vorschrift 2a.

EIGENSCHAFTEN

Die Urtinktur ist eine goldgelbe Flüssigkeit mit Geruch und Geschmack nach Knoblauch.

PRÜFUNG AUF IDENTITÄT

A. Wird 1 ml Urtinktur mit 0,1 g Zinkstaub R und 1 ml Salzsäure R versetzt, färben die entstehenden Dämpfe ein angefeuchtetes Blei(II)-acetat-Papier R schwarzbraun.
B. Werden 2 ml Urtinktur mit 0,2 ml verdünnter Natriumhydroxid-Lösung R versetzt, entsteht eine gelblichweiße Fällung.
C. 5 ml Urtinktur werden in einem kleinen Rundkolben mit 10 ml Wasser verdünnt und der Destillation unterworfen. Werden 10 ml Destillat mit 0,1 ml einer frisch hergestellten 5prozentigen Lösung (G/V) von Natriumpentacyanonitrosylferrat(II) R und 0,3 ml Kaliumcyanid-Lösung R versetzt, tritt innerhalb von 30 Minuten eine rosa Färbung auf.
D. Chromatographie: Die Prüfung erfolgt dünnschichtchromatographisch auf einer Schicht von Kieselgel HF_{254} R.

Untersuchungslösung: 5 ml Urtinktur werden dreimal mit je 10 ml Äther R ausgeschüttelt. Die vereinigten Ätherphasen werden über wasserfreiem Natriumsulfat R getrocknet und filtriert. Das Filtrat wird unter vermindertem Druck bei etwa 30 °C eingeengt. Der Rückstand wird in 0,2 ml einer Mischung aus gleichen Volumteilen Methanol R und Methylenchlorid R aufgenommen.

Vergleichslösung: 10 mg Anethol R, 10 mg Borneol R und 10 mg Pyrogallol R werden in 10 ml Methanol R gelöst.

Aufgetragen werden getrennt 20 µl Untersuchungslösung und 10 µl Vergleichslösung. Die Chromatographie erfolgt über eine Laufstrecke von 15 cm mit der Unterphase des Systems aus 100 Volumteilen Methylenchlorid R, 42 Volumteilen Methanol R und 30 Volumteilen Wasser. Nach Verdunsten der mobilen Phase wird im Chromatogramm der Vergleichslösung im ultravioletten Licht bei 254 nm der im unteren Drittel des Rf-Bereiches liegende Fleck des Pyrogallols markiert.

Das Chromatogramm der Untersuchungslösung zeigt im ultravioletten Licht bei 365 nm knapp unterhalb und knapp oberhalb der Vergleichssubstanz Pyrogallol je einen blauen Fleck.

Die Chromatogramme werden anschließend mit Anisaldehyd-Lösung *R* besprüht, 5 bis 10 Minuten lang auf 105 bis 110 °C erhitzt und innerhalb von 10 Minuten im Tageslicht ausgewertet.

Das Chromatogramm der Vergleichslösung zeigt im unteren Drittel des Rf-Bereiches den roten Fleck des Pyrogallols, im mittleren Drittel den rotvioletten Fleck des Borneols und im oberen Drittel den violetten Fleck des Anethols.

Das Chromatogramm der Untersuchungslösung zeigt zwischen Start und der Vergleichssubstanz Pyrogallol einen violetten und einen rosafarbenen Fleck und knapp oberhalb derselben einen braungelben Fleck. Unterhalb der Vergleichssubstanz Borneol liegt ein violetter Fleck. Zwischen den Vergleichssubstanzen Borneol und Anethol liegen zwei violette Flecke und knapp oberhalb des Anethols ein weiterer violetter Fleck.

PRÜFUNG AUF REINHEIT

Relative Dichte (Ph. Eur.): 0,935 bis 0,955.

Trockenrückstand (DAB): Mindestens 2,4 Prozent.

LAGERUNG

Vor Licht geschützt.

APIS MELLIFICA

Apis

Verwendet werden die lebenden Honigbienen *Apis mellifica* L.

BESCHREIBUNG

Der Körper der Honigbiene ist 15 mm lang, schwarz, seidenglänzend, mit fuchsroter, ins Graue spielender Behaarung. An den breiten Hinterschienen ist kein Dorn vorhanden. Die Hinterränder der Segmente und Beine sind braun, in gelbrot übergehend. Die Krallen der Füße sind an der Spitze zweigliedrig, die Kiefertaster eingliedrig. An den Hinterbeinen sind borstenartig behaarte Körbchen oder Schaufeln. Die Flügel haben 3 vollständige Cubitalzellen, die Radialzelle ist doppelt so lang wie breit; die 3 Unterrand- und die 3 Mittelzellen sind geschlossen. Der Stachel ist durch einen Kanal mit der Giftblase verbunden und mit Widerhaken besetzt.

ARZNEIFORMEN

HERSTELLUNG

1 Teil lebende Tiere wird in einer geeigneten Flasche durch Zufügen von 1 Teil Äthanol getötet; nach Zugabe von 1 Teil Äthanol 30 Prozent werden die Tiere zerkleinert. Der Ansatz wird mit 8 Teilen Äthanol 62 Prozent versetzt und 14 Tage lang bei täglich 3maligem Umschütteln stehengelassen. Ohne Pressen wird die Urtinktur abfiltriert. Nach Vorschrift 4b werden die 2. und die 3. Dezimalverdünnung mit Äthanol 62 Prozent und die weiteren Verdünnungen mit Äthanol 43 Prozent hergestellt.

EIGENSCHAFTEN

Die Urtinktur ist eine anfangs hellgelbe, später dunkler gefärbte Flüssigkeit mit schwach an Bienenwachs erinnerndem Geruch.

PRÜFUNG AUF IDENTITÄT

A. Wird 1 ml Urtinktur mit 10 ml Wasser versetzt, fluoresziert die Mischung im ultravioletten Licht bei 365 nm hellblau.

B. Chromatographie: Die Prüfung erfolgt dünnschichtchromatographisch auf einer Schicht von Kieselgel GF_{254} R.

Untersuchungslösung: Urtinktur.

Vergleichslösung: 10 mg Chininhydrochlorid *RN*, 10 mg Menthol *R* und 10 mg Salicylsäure *R* werden in 10 ml Methanol *R* gelöst.

Aufgetragen werden getrennt 50 µl Untersuchungslösung und 10 µl Vergleichslösung. Die Chromatographie erfolgt über eine Laufstrecke von 10 cm mit einer Mischung von 70 Volumteilen n-Propanol und 30 Volumteilen Wasser. Nach Verdunsten der mobilen Phase werden die Chromatogramme im ultravioletten Licht bei 254 nm ausgewertet.

Das Chromatogramm der Vergleichslösung zeigt im unteren Drittel des Rf-Bereiches den leuchtend blauen Fleck des Chininhydrochlorids und am Übergang vom mittleren zum oberen Drittel den leuchtend blauen Fleck der Salicylsäure.

Das Chromatogramm der Untersuchungslösung zeigt im Bereich zwischen den Flecken der Vergleichslösung einen blaugrauen Fleck.

Anschließend werden die Chromatogramme mit Anisaldehyd-Lösung *R* besprüht, etwa 10 Minuten lang auf 110 bis 115 °C erhitzt und innerhalb von 10 Minuten im Tageslicht ausgewertet.

Im Chromatogramm der Vergleichslösung erscheint im oberen Drittel des Rf-Bereiches der blaue Fleck des Menthols.

Das Chromatogramm der Untersuchungslösung zeigt dicht oberhalb des Fleckes der Vergleichssubstanz Chininhydrochlorid einen schwach violetten Fleck. Dicht unterhalb des Flecks, der bei der Detektion im ultravioletten Licht erfaßt wird, erscheint ein schwarzer Fleck, dicht darüber ein brauner Fleck. Etwa auf Höhe des Flecks der Vergleichssubstanz Salicylsäure liegt ein violetter Fleck. Auf Höhe des Mentholflecks liegt ein weiterer violetter Fleck.

PRÜFUNG AUF REINHEIT

Relative Dichte (Ph. Eur.): 0,890 bis 0,910

Trockenrückstand (DAB): Mindestens 1,25 und höchstens 1,60 Prozent.

LAGERUNG

Vor Licht geschützt.

Vorsichtig zu lagern!

ARISAEMA TRIPHYLLUM

Arum triphyllum

Verwendet werden die frischen, vor der Entwicklung der Blätter gesammelten unterirdischen Teile von *Arisaema triphyllum* (L.) Torr.

BESCHREIBUNG

Der Wurzelstock hat eigentümlichen Geruch und brennenden Geschmack.

Er hat etwa die Form einer breiten, abgeflachten Kugel mit einem Durchmesser von 2,5 bis 5 cm, ist außen gelbweiß und zeigt oberseits zahlreiche Ansatzstellen ehemaliger Bulbillen. Um den Stengelansatz sind in konzentrischen Kreisen braune, häutige Reste von Abschlußgewebe zu erkennen. Die kreisförmig angeordneten Wurzeln entspringen um den Stengelansatz. Das Innere ist weiß und saftig.

ARZNEIFORMEN

HERSTELLUNG

Urtinktur und flüssige Verdünnungen nach Vorschrift 3a.

EIGENSCHAFTEN

Die Urtinktur ist eine hellgelbe Flüssigkeit mit schwach brennendem Geschmack.

PRÜFUNG AUF IDENTITÄT

A. Wird 1 ml Urtinktur mit 0,5 ml verdünnter Natriumhydroxid-Lösung *R* versetzt, tritt Farbvertiefung nach dunkelgelb ein.

B. Wird 1 ml Urtinktur mit 2,0 ml einer 10prozentigen Lösung (G/V) von Resorcin *R* in Salzsäure *R* erhitzt, tritt eine kräftige rote Färbung auf.

C. Werden 2 ml Urtinktur mit 0,1 g Zinkstaub *R*, 0,05 g Magnesium *R* als Späne und 1 ml Salzsäure *R* versetzt, färbt sich die Mischung rosa.

D. Chromatographie: Die Prüfung erfolgt dünnschichtchromatographisch auf einer Schicht von Cellulose zur Chromatographie *R* 1.

Untersuchungslösung: Urtinktur

Vergleichslösung: 10 mg Leucin *R*, 12 mg Phenylalanin *R* und 12 mg Threonin *R* werden in 5 ml Wasser gelöst; die Lösung wird mit Äthanol 70% *RN* zu 50 ml verdünnt.

Aufgetragen werden getrennt je 10 µl Untersuchungs- und Vergleichslösung. Die Chromatographie erfolgt zweimal über eine Laufstrecke von 12 cm mit einer Mischung von 75 Volumteilen n-Propanol *R*, 5 Volumteilen wasserfreier Ameisensäure *R* und 20 Volumteilen Wasser. Die Trocknung erfolgt jeweils durch 15 Minuten lange Einwirkung eines Warmluftstromes. Die Chromatogramme werden mit einer frisch bereiteten Lösung von 0,3 g Ninhydrin *R* in 100 ml Äthanol *R* besprüht, 10 Minuten lang auf 100 bis 105 °C erhitzt und im Tageslicht ausgewertet.

Das Chromatogramm der Vergleichslösung zeigt im mittleren Drittel des Rf-Bereiches den violetten Fleck des Threonins, im oberen Drittel den violetten Fleck des Phenylalanins und dicht unterhalb der Front den violetten Fleck des Leucins.

Das Chromatogramm der Untersuchungslösung zeigt folgende violette bis rotviolette Flecke: je einen in Höhe der drei Vergleichssubstanzen, einen breiten und darüber einen schwächeren oberhalb der Vergleichssubstanz im mittleren Drittel. Unterhalb der letztgenannten Flecke kann im unteren Drittel des Rf-Bereiches eine Gruppe von Flecken sichtbar sein, deren Intensität wesentlich schwächer ist als die Intensität der Flecke im oberen Rf-Bereich des Chromatogrammes.

PRÜFUNG AUF REINHEIT

Relative Dichte (Ph. Eur.): 0,895 bis 0,910

Trockenrückstand (DAB): Mindestens 0,5 und höchstens 0,9 Prozent.

LAGERUNG

Vor Licht geschützt.

Vorsichtig zu lagern!

ARNICA MONTANA E PLANTA TOTA Rh

Arnica, Planta tota Rh

Verwendet wird die ganze, frische, blühende Pflanze von *Arnica montana* L.

BESCHREIBUNG

Alle Teile der Pflanze haben angenehm aromatischen Geruch.

Die bis 10 cm langen, bis zu 1 cm dicken, gelblich grauen bis hellbraunen Wurzelstöcke sind oft bogenförmig gekrümmt, zum Teil gegabelt oder mehrköpfig, fein höckrig, geringelt und an den Wülsten mit schwärzlich braunen Niederblattresten besetzt. Sie tragen zahlreiche, bis zu 3 mm dicke, langgestreckte, nur im unteren Teil mit dünnen Seitenwurzeln versehene Wurzeln. Der Wurzelstock zeigt im Querschnitt eine schmale, helle Rinde und einen etwa zwei Drittel des Durchmessers einnehmenden Zentralzylinder mit gelblichem, strahligem Holzkörper und weichem, hellem Mark. Die im Querschnitt hellen Wurzeln haben eine breite Rinde und einen höchstens die Hälfte des Durchmessers einnehmenden Zentralzylinder.

Die grundständigen, rosettenartig gedrängt sitzenden Blätter sind länglich, verkehrt eiförmig und in den zum Teil sehr lang stielartig ausgezogen erscheinenden Blattgrund verschmälert. Sie sind bis 10 cm lang und bis 4 cm breit, ganzrandig, am Rande leicht gewellt mit stumpfer oder zugespitzter Blattspitze. Sie werden von einem deutlich erkennbaren, auf der Unterseite hervortretenden, hellen Hauptnerven und 2 bis 4 längsverlaufenden, wenig hervortretenden, zarten Seitennerven durchzogen und sind mehr oder weniger zottig drüsig behaart und am Rande bewimpert.

Der 20 bis 60 cm hohe, runde, hohle Stengel ist einfach oder wenig ästig und besonders im oberen Bereich ebenfalls drüsig behaart. Er trägt 1 oder 2 Paare gegenständig oder entfernt paarig angeordneter Laubblätter, die kleiner als die Rosettenblätter sind.

Der Stengel trägt ein, selten einige weitere in den Achseln der oberen Stengelblätter entspringende, 6 bis 8 cm breite, gold- bis orangegelbe Blütenköpfchen. Jedes Köpfchen wird von einem glockigen Hüllkelch aus 20 bis 40 in 2 Reihen angeordneten, schmal lanzettlichen, bis 1,5 cm langen, zugespitzten, kurz zottig behaarten, grünen, manchmal rötlich überlaufenen Hüllblättern umgeben. Auf dem 0,6 bis 1 cm breiten, flach gewölbten, mit weißen, kurzen, steifen Haaren besetzten Blütenstandsboden stehen am Rande 14 bis 20 zungenförmige, 15 bis 25 mm lange, meist nur weibliche, gelbe Randblüten mit im unteren Teil röhriger, außen behaarter

Korolle, die in eine dreizipflige, mehr oder weniger unregelmäßig zurückgebogene Zunge ausläuft. Griffel, Fruchtknoten und Pappus entsprechen denen der Röhrenblüte. Die 50 oder mehr röhrenförmigen, von außen nach innen aufblühenden Scheibenblüten sind zwittrig, bis 1,5 cm lang, mit im unteren Teil hell gelber, keulig röhriger, außen behaarter Korolle, die sich in halber Höhe erweitert und in einen fünfspaltigen, orangegelben Saum mit mehr oder weniger zurückgebogenen, dreieckigen Zipfeln ausläuft. Die 5 etwa 6 mm langen Staubblätter sind mit ihrer Cuticula an den Antheren zu einer Röhre verklebt und mit ihren freien Filamenten etwa in der Mitte der Kronröhre inseriert. Die Konnektive sind am oberen Ende in einen kurzen, dreieckigen Zipfel ausgezogen. Die Äste des fadenförmigen Griffels sind anfangs zusammengelegt, später nach außen umgebogen. Der bräunliche, am Grunde etwas verschmälerte Fruchtknoten ist 4 bis 6 cm lang, im Querschnitt elliptisch bis schwach vier- bis fünfeckig, an der Basis kahl, sonst, besonders am oberen Ende, mit dicht stehenden, nach oben gerichteten Haaren besetzt. An der Spitze trägt er einen einreihigen, aus gelblich weißen, sehr brüchigen Borsten bestehenden Pappus, der mit 8 mm Länge etwa so lang ist wie die Kronröhre.

ARZNEIFORMEN

HERSTELLUNG

Urtinktur und flüssige Verdünnungen nach Vorschrift 21.

EIGENSCHAFTEN

Die Urtinktur ist eine gelbe bis gelbbraune Flüssigkeit mit charakteristischem Geruch.

PRÜFUNG AUF IDENTITÄT

A. 2 ml Urtinktur werden in einem Reagenzglas mit 5 ml Äthylacetat *R* geschüttelt. Nach Phasentrennung fluoresziert die organische Phase im ultravioletten Licht bei 365 nm blau.
B. Werden 2 ml der organischen Phase der Identitätsprüfung A mit 0,5 ml einer 1prozentigen Lösung (G/V) von Diphenylboryloxyäthylamin *R* in Methanol *R* und mit 0,5 ml einer 5prozentigen Lösung (G/V) von Polyäthylenglykol 400 *R* in Methanol *R* versetzt, ändert sich die Fluoreszenz von blau nach blaugrün.
C. Chromatographie: Die Prüfung erfolgt dünnschichtchromatographisch auf einer Schicht von Kieselgel H *R*.

Untersuchungslösung: 20 ml Urtinktur werden zweimal mit je 20 ml Äthylacetat *R* ausgeschüttelt. Die vereinigten organischen Phasen werden über wasserfreiem Natriumsulfat *R* getrocknet, filtriert und eingeengt. Der Rückstand wird in 1 ml Äthylacetat *R* aufgenommen.

Vergleichslösung: 10 mg Kaffeesäure *R* und 10 mg Scopoletin *RN* werden in 10 ml Methanol *R* gelöst.

Aufgetragen werden getrennt 20 μl Untersuchungslösung und 10 μl Vergleichslösung. Die Chromatographie erfolgt über eine Laufstrecke von 15 cm mit einer Mischung von 50 Volumteilen Chloroform *R*, 42 Volumteilen Essigsäure 98 % *R* und 8 Volumteilen Wasser. Die Chromatogramme werden nach Verdunsten der mobilen Phase zuerst mit einer 1prozentigen Lösung (G/V) von Diphenylboryloxyäthylamin *R* in Methanol *R*, danach mit einer 5prozentigen Lösung (G/V) von Polyäthylenglykol 400 *R* in Methanol *R* besprüht und im ultravioletten Licht bei 365 nm ausgewertet.

Das Chromatogramm der Vergleichslösung zeigt im mittleren Drittel des Rf-Bereichs den grünblauen Fleck der Kaffeesäure und im oberen Drittel den leuchtend blauen Fleck des Scopoletins.

Das Chromatogramm der Untersuchungslösung zeigt knapp unterhalb und in Höhe der Vergleichssubstanz Kaffeesäure je einen grünblauen Fleck. Zwischen den Vergleichssubstanzen sowie in Höhe der Vergleichssubstanz Scopoletin ist je ein blauer Fleck zu sehen.

PRÜFUNG AUF REINHEIT

Relative Dichte (Ph. Eur.): 1,005 bis 1,035.

Trockenrückstand (DAB): Mindestens 2,5 Prozent.

LAGERUNG

Vor Licht geschützt und dicht verschlossen.

ARSENUM JODATUM

AsJ$_3$ MG 455,6

Verwendet wird Arsen (III)-jodid mit einem Gehalt von mindestens 97,0 und höchstens 101,0 Prozent AsJ$_3$, berechnet auf die getrocknete Substanz.

EIGENSCHAFTEN

Scharlachrote oder granatrote, glänzende Kristalle oder Blättchen; löslich in Äthanol, Äther, Chloroform und Wasser.

PRÜFUNG AUF IDENTITÄT

A. Die Substanz gibt die Identitätsreaktionen auf Arsen (Ph. Eur.) und auf Jodid (Ph. Eur.).

B. Schmelzpunkt: 140 bis 144 °C (Ph. Eur., Kapillar-Methode).

PRÜFUNG AUF REINHEIT

Prüflösung: 0,6 g Substanz werden in Wasser zu 15 ml gelöst.

Aussehen der Lösung: Die Prüflösung muß klar (Ph. Eur., Methode A) sein. Die frisch hergestellte Prüflösung darf nicht stärker gefärbt sein als die Farbvergleichslösung G 4 (Ph. Eur., Methode I).

Kalium: Höchstens 300 ppm; 0,250 g Substanz wird in Wasser zu 25,0 ml gelöst. Der Gehalt dieser Lösung an Kalium wird flammenphotometrisch (Ph. Eur.) bei 768 nm bestimmt. Als Vergleichslösung wird eine Lösung verwendet, die in 1 000,0 ml 0,953 g Kaliumchlorid R (0,500 g K$^+$) enthält, das zuvor bei 130 °C getrocknet wurde; diese Lösung ist entsprechend zu verdünnen.

Chlorid, Bromid: 2,5 ml Prüflösung werden mit 3 ml Ammoniaklösung R und 5 ml Silbernitrat-Lösung R 1 versetzt. Die Mischung wird geschüttelt, bis der Überstand klar ist, und dann filtriert. Das Filtrat wird unter Nachwaschen des Filters mit Wasser zu 18 ml verdünnt und mit 2 ml Salpetersäure R versetzt. Nach 2 Minuten darf diese Mischung nicht stärker getrübt sein als eine gleichzeitig hergestellte Vergleichslösung, die durch Mischen von 10 ml Chlorid-Standardlösung (5 ppm Cl) R, 3 ml

Ammoniaklösung R, 5 ml Silbernitrat-Lösung R 1 und 2 ml Salpetersäure R erhalten wird (500 ppm).

Freies Jod, Jodat: 10 ml Prüflösung werden mit 2 ml Chloroform R ausgeschüttelt. Die Chloroformschicht muß farblos (Ph. Eur., Methode I) bleiben (freies Jod). Nach Zusatz von 0,2 ml verdünnter Schwefelsäure R und erneutem Schütteln muß die Chloroformschicht ebenfalls farblos (Ph. Eur., Methode I) bleiben (Jodat).

Trocknungsverlust (Ph. Eur.): Höchstens 3,0 Prozent, bestimmt mit 1,000 g Substanz durch Trocknen im Trockenschrank bei 105 bis 110 °C.

GEHALTSBESTIMMUNG

Etwa 0,300 g Substanz, genau gewogen, werden in 50 ml Wasser gelöst. Nach Zusatz von 0,2 ml Methylorange-Mischindikator-Lösung R wird mit 0,1 N-Kaliumhydroxid-Lösung bis zum Farbumschlag von rotorange über grün nach blau titriert.

1 ml 0,1 N-Kaliumhydroxid-Lösung entspricht 15,19 mg AsJ_3.

ARZNEIFORMEN

Die Lösung (D 2) muß mindestens 0,95 und darf höchstens 1,05 Prozent AsJ_3 enthalten.

Die 1. Dezimalverreibung muß mindestens 9,5 und darf höchstens 10,5 Prozent AsJ_3 enthalten.

HERSTELLUNG

Lösung (D 2) nach Vorschrift 5a mit Äthanol 43 Prozent.
Verreibungen nach Vorschrift 6.

EIGENSCHAFTEN

Die Lösung (D 2) ist eine schwach hellgelbe, klare Flüssigkeit.
Die 1. Dezimalverreibung ist ein gelbrötliches Pulver.

PRÜFUNG AUF IDENTITÄT

A. Die Lösung (D 2) und die 1. Dezimalverreibung geben die Identitätsreaktion auf Arsen (Ph. Eur.).

B. Die Lösung (D 2) und die 1. Dezimalverreibung geben die Identitätsreaktion a) auf Jodid (Ph. Eur.).

PRÜFUNG AUF REINHEIT

Aussehen der Lösung: Die Lösung (D 2) muß klar (Ph. Eur., Methode B) und darf nicht stärker gefärbt sein als die Farbvergleichslösung G_6 (Ph. Eur., Methode I).

Relative Dichte (Ph. Eur.): 0,936 bis 0,942.

GEHALTSBESTIMMUNG

Zur Gehaltsbestimmung der Lösung (D 2) werden etwa 10,0 g, genau gewogen, verwendet.

Zur Gehaltsbestimmung der 1. Dezimalverreibung wird etwa 1,0 g, genau gewogen, verwendet.

Die Bestimmung erfolgt wie bei der Substanz unter „Gehaltsbestimmung" angegeben.

Grenzprüfung der D 4

10 g der 4. Dezimalverdünnung oder 10 g der 4. Dezimalverreibung werden mit 50 ml Wasser und 5 ml Salzsäure *R* versetzt und nach Zugabe von 0,2 ml Methylorange-Lösung *R* bei einer Temperatur von 50 °C mit 0,1 N-Kaliumbromat-Lösung bis zum Verschwinden der Rotfärbung titriert. Hierbei dürfen höchstens 0,2 ml 0,1 N-Kaliumbromat-Lösung verbraucht werden.

LAGERUNG

Vor Licht geschützt.

Sehr vorsichtig zu lagern!

ASA FOETIDA

Verwendet wird das getrocknete Gummiharz verschiedener Ferula-Arten wie *Ferula assa-foetida* L. und *Ferula foetida* (Bunge) Regel.

BESCHREIBUNG

Die Droge besitzt durchdringenden, knoblauchartigen Geruch und scharfen, bitteren Geschmack. Sie besteht aus losen oder verklebten Körnern oder größeren Klumpen mit gelbbrauner bis rötlicher Oberfläche und weißgrauer, am Rande mitunter brauner Bruchfläche.

PRÜFUNG AUF IDENTITÄT

Prüflösung: 1 g im Mörser durch Zerstoßen und Anreiben grob zerkleinerte Droge wird mit 10 ml Äthanol 90 % *RN* 20 Minuten lang unter Rückfluß erhitzt und danach abfiltriert.

A. Wird 1 ml Prüflösung mit 5 ml Wasser verdünnt, entsteht eine milchigweiße Trübung. Die Mischung färbt sich auf Zusatz von 0,5 ml konzentrierter Ammoniaklösung *R* gelbbraun.
B. Wird 1 ml Prüflösung mit 0,05 ml Phloroglucin-Lösung *R* und nach 1 Minute mit 0,1 ml Salzsäure *R* 1 versetzt, tritt in der Kälte nach einigen Minuten eine karminrote Färbung auf.
C. Chromatographie: Die Prüfung erfolgt dünnschichtchromatographisch auf einer Schicht von Kieselgel HF$_{254}$ *R*.

Untersuchungslösung: Prüflösung

Vergleichslösung: 50 mg Vanillin *R*, 10 mg Thymol *R* und 10 mg Papaverinhydrochlorid *RN* werden in 10 ml Methanol *R* gelöst.

Aufgetragen werden getrennt je 10 µl Untersuchungs- und Vergleichslösung. Die Chromatographie erfolgt über eine Laufstrecke von 10 cm mit einer Mischung von 40 Volumteilen Toluol *R*, 35 Volumteilen Aceton *R* und 25 Volumteilen Chloroform *R*. Nach Verdunsten der mobilen Phase werden die Flecke im Chromatogramm der Vergleichslösung im ultravioletten Licht bei 254 nm markiert.

Das Chromatogramm der Vergleichslösung zeigt am Übergang vom unteren zum mittleren Drittel des Rf-Bereiches den Fleck des Papaverinhydrochlorids, im oberen Teil des mittleren Drittels den Fleck des Vanillins und im oberen Drittel den Fleck des Thymols.

Danach werden die Chromatogramme mit Echtblausalz-B-Lösung *RN* besprüht und im Tageslicht ausgewertet. Im Chromatogramm der Vergleichslösung sind die Flecke des Vanillins und des Thymols orange gefärbt. Das Chromatogramm der Untersuchungslösung zeigt folgende orangerote Flecke: auf Höhe der Vergleichssubstanz Vanillin zwei nicht immer gut getrennte Flecke und auf Höhe des Thymols einen Fleck. Über dem Papaverinhydrochlorid kann ein weiterer Fleck auftreten.

PRÜFUNG AUF REINHEIT

Unlösliche Bestandteile (DAB): Höchstens 60 Prozent; 1,00 g grob zerkleinerte Droge, genau gewogen, wird mit 100 ml Äthanol *R* drei Stunden lang geschüttelt und danach abfiltriert.

Asche (DAB): Höchstens 10,0 Prozent.

Salzsäureunlösliche Asche (Ph. Eur.): Höchstens 2,0 Prozent.

ARZNEIFORMEN

HERSTELLUNG

Urtinktur aus der durch Zerstoßen und Anreiben grob zerkleinerten Droge nach Vorschrift 4a mit Äthanol 86 Prozent. Die zweite und dritte Dezimalverdünnung werden mit Äthanol 86 Prozent, die vierte Dezimalverdünnung wird mit Äthanol 62 Prozent und die folgenden Verdünnungen werden mit Äthanol 43 Prozent hergestellt.

EIGENSCHAFTEN

Die Urtinktur ist eine dunkelgelbe bis rötlichbraune Flüssigkeit mit knoblauchartigem Geruch und bitterem, harzigem Geschmack.

PRÜFUNG AUF IDENTITÄT

Die Urtinktur gibt die bei der Droge beschriebenen Identitätsreaktionen A, B und C. Prüflösung ist die Urtinktur.

PRÜFUNG AUF REINHEIT

Relative Dichte (Ph. Eur.): 0,840 bis 0,855.

Trockenrückstand (DAB): Mindestens 4,0 Prozent.

LAGERUNG

Vor Licht geschützt, dicht verschlossen.

ATROPA BELLADONNA Rh

Belladonna Rh

Verwendet wird die am Ende der Blütezeit gesammelte ganze, frische Pflanze von *Atropa belladonna* L. ohne die verholzten unteren Stengelteile.

BESCHREIBUNG

Aus einem kurzen, dick walzlichen, ein- bis mehrköpfigen Wurzelstock erwachsen mehrere, etwas verästelte, kräftige, zylindrische, selten gedrehte, graue bis graubraune Wurzeln. Der bis zu 2 m hohe, aufrechte Stengel ist verzweigt, mehr oder weniger hohl, stumpfkantig, an den dünneren Teilen fein behaart. Verholzte Teile dürfen nicht vorhanden sein. Die bis zu 20 cm langen und bis zu 10 cm breiten Laubblätter sind eiförmig bis breit elliptisch, zugespitzt, ganzrandig, fiedernervig, in den kurzen Blattstiel hineinverschmälert, fast kahl, satt- bis trübgrün. Sie stehen an den starken Zweigen wechselständig und an den blütentragenden so gepaart, daß ein kleines Blatt jeweils neben einem größeren steht. Die einzeln stehenden, überhängenden Blüten sind gestielt. Sie haben einen verwachsenen, breitglockigen, bei der Fruchtreife tellerförmig ausgebreiteten, fünfzipfligen Kelch und eine bis zu 3,5 cm lange, trichterförmige, schmutziggrüne bis braunviolette oder gelbe Korolle mit fünf abgerundeten, etwas zurückgerollten Lappen. Die 5 Staubblätter sind mit dem Grund der Kronröhre verwachsen, ihre Staubfäden gekrümmt, oben kahl und unten behaart. Der im unteren Teil oft violett überlaufende Griffel überragt mit der grünen, zweilappigen Narbe die Staubblätter. Der eiförmige, zweifächrige Fruchtknoten sitzt auf einem ringförmigen Wulst und wird bei der Reife zu einer vielsamigen, kugeligen, etwa kirschgroßen, anfangs grünen, später glänzend schwarzen, saftigen Beere.

ARZNEIFORMEN

Die Urtinktur enthält mindestens 0,055 und höchstens 0,10 Prozent nicht flüchtige Basen, berechnet als Hyoscyamin ($C_{17}H_{23}NO_3$; MG 289,4).

HERSTELLUNG

Urtinktur und flüssige Verdünnungen nach Vorschrift 21.

EIGENSCHAFTEN

Die Urtinktur ist eine hellbraune bis braune Flüssigkeit mit schwach würzigem Geruch.

PRÜFUNG AUF IDENTITÄT

A. 2 ml Urtinktur werden mit 5 ml Wasser und 1 ml konzentrierter Ammoniaklösung *R* versetzt und mit 10 ml Äther *R* ausgeschüttelt. Die Ätherphase wird auf dem Wasserbad eingeengt, der Rückstand mit 0,5 ml rauchender Salpetersäure *R* versetzt und die Mischung über einer kleinen Flamme eingeengt. Wird der Rückstand mit 10 ml Aceton *R* und tropfenweise mit 0,2 ml äthanolischer Kaliumhydroxid-Lösung *R* versetzt, färbt sich die Flüssigkeit violett.
B. 5 ml Urtinktur werden mit 5 ml Chloroform *R* ausgeschüttelt. Die filtrierte Chloroformphase wird auf dem Wasserbad eingeengt. Der Rückstand wird mit 10 ml heißem Wasser aufgenommen und abfiltriert. Wird das Filtrat mit 0,1 ml verdünnter Ammoniaklösung *R* 1 versetzt, entsteht blaugrüne Fluoreszenz.

PRÜFUNG AUF REINHEIT

Chromatographie: Die Prüfung erfolgt dünnschichtchromatographisch auf einer Schicht von Kieselgel H *R*.

Untersuchungslösung: 10 g Urtinktur werden mit 1 ml Ammoniaklösung *R* versetzt und zweimal mit je 10 ml peroxidfreiem Äther *R* ausgeschüttelt. Die vereinigten Ätherphasen werden mit entwässertem Natriumsulfat *RH* getrocknet und filtriert. Das Filter wird mit 10 ml peroxidfreiem Äther nachgewaschen. Die vereinigten Ätherphasen werden auf dem Wasserbad eingeengt. Der Rückstand wird in 0,30 ml Methanol *R* aufgenommen.

Vergleichslösung: 7,5 mg Scopolaminhydrobromid *R* und 5 mg Scopoletin *RN* werden in 10 ml Methanol *R* gelöst. In 1 ml dieser Lösung werden 12 mg Atropinsulfat *R* gelöst.

Aufgetragen werden getrennt je 20 μl Untersuchungs- und Vergleichslösung. Die Chromatographie erfolgt über eine Laufstrecke von 10 cm mit einer Mischung von 90 Volumteilen Aceton *R*, 7 Volumteilen Wasser und 3 Volumteilen konzentrierter Ammoniaklösung *R*. Die Chromatogramme werden 15 Minuten lang bei 100 bis 105 °C getrocknet und im ultravioletten Licht bei 365 nm ausgewertet.

Das Chromatogramm der Vergleichslösung zeigt im mittleren Drittel des Rf-Bereiches den blauen Fleck des Scopoletins.

Das Chromatogramm der Untersuchungslösung zeigt einen blauen Fleck in Höhe der Vergleichssubstanz Scopoletin und einen weiteren blauen Fleck im oberen Drittel des Rf-Bereiches.

Anschließend werden die Chromatogramme mit Natriumwismutjodid-Lösung (Sprühlösung) R und danach mit 0,1 N-Schwefelsäure besprüht und im Tageslicht ausgewertet.

Das Chromatogramm der Vergleichslösung zeigt danach im oberen Teil des unteren Drittels des Rf-Bereiches den orangeroten Fleck des Atropins und im unteren Teil des oberen Drittels den orangeroten Fleck des Scopolamins.

Das Chromatogramm der Untersuchungslösung zeigt einen orangeroten Fleck in Höhe des Atropins. In Höhe des Scopolamins kann ein weiterer orangeroter Fleck auftreten, der jedoch nicht intensiver gefärbt und größer sein darf als der Vergleichsfleck. Weitere, nach dem Besprühen rot oder orangerot werdende Flecke dürfen nicht auftreten.

Relative Dichte (Ph. Eur.): 1,005 bis 1,035

Trockenrückstand (DAB): Mindestens 2,5 Prozent.

GEHALTSBESTIMMUNG

Etwa 15,0 g Urtinktur, genau gewogen, werden mit 3,5 ml Ammoniaklösung R versetzt und nach Zugabe von 60,0 g Äther R 3 Minuten lang geschüttelt. Nach Zugabe von 1,0 g gepulvertem Tragant RN wird erneut 1 Minute lang geschüttelt und anschließend durch einen kleinen Wattebausch in einen trockenen Kolben filtriert. 50,0 g des Filtrates (entsprechend etwa 12,5 g Urtinktur) werden auf dem Wasserbad eingeengt; das Gefäß wird noch 15 Minuten lang auf dem Wasserbad belassen. Der Rückstand wird in 5 ml Äthanol R aufgenommen und abermals auf dem Wasserbad eingeengt. Dieser Rückstand wird unter Erwärmen in 5,0 ml Äthanol R gelöst. Nach Zusetzen von 5,0 ml Wasser, 10,0 ml 0,01 N-Salzsäure und 0,1 ml Methylrot-Mischindikator-Lösung R wird mit 0,01 N-Natriumhydroxid-Lösung titriert.

1 ml 0,01 N-Salzsäure entspricht 2,894 mg nicht flüchtiger Basen, berechnet als Hyoscyamin.

Grenzprüfung der D 4

10,0 ml der 4. Dezimalverdünnung werden in einem Scheidetrichter nach Zusatz von 3 ml Acetat-Pufferlösung pH 4,4 R und 0,5 ml Tropäolin-00-Lösung R, die zuvor 3mal mit einem Drittel ihres Volumens an Chloroform R ausgeschüttelt worden sind, mit 6 ml Chloroform R ausgeschüttelt. Die abgetrennte Chloroformphase wird mit 0,5 ml eines Gemisches aus 1 Volumteil Schwefelsäure R und 99 Volumteilen Methanol R versetzt. Die Mischung darf nicht stärker violett gefärbt sein als eine gleich behandelte Blindprobe von 10,0 ml Wasser.

LAGERUNG

Vor Licht geschützt und dicht verschlossen.

Vorsichtig zu lagern!

AURUM JODATUM

Verwendet wird ein Gemisch von Gold(I)-jodid und Gold(III)-jodid, das mindestens 34,0 und höchstens 39,5 Prozent Au (AG 197,0) enthält.

EIGENSCHAFTEN

Olivgrüne, kristalline Masse, praktisch unlöslich in kaltem Wasser, zersetzt sich in heißem Wasser und organischen Lösungsmitteln.

PRÜFUNG AUF IDENTITÄT

A. 10 mg Substanz werden unter leichtem Erwärmen in 0,5 ml einer Mischung aus 1 ml Salpetersäure *R* und 3 ml Salzsäure *R* gelöst. Werden 0,1 ml dieser Lösung mit Wasser zu 20 ml verdünnt und mit 0,5 ml Zinn(II)-chlorid-Lösung *R* versetzt, entsteht sofort eine braunrote bis violette Färbung.

B. Werden 10 mg Substanz in einem Porzellantiegel, der mit einem Uhrglas bedeckt ist, das auf der Unterseite ein mit Wasser befeuchtetes Kaliumjodid-Stärke-Papier *R* trägt, auf dem Bunsenbrenner bei leuchtender Flamme erhitzt, entstehen violette Dämpfe, die das Kaliumjodid-Stärke-Papier blau färben.

PRÜFUNG AUF REINHEIT

Schwermetalle: Der bei der Gehaltsbestimmung erhaltene Glührückstand wird mit 0,1 ml Salzsäure *R* 5 Minuten lang gerührt und abfiltriert. Das Filterpapier wird mit 5 ml Wasser nachgespült. Das Filtrat wird eingeengt und der Rückstand in 0,2 ml verdünnter Essigsäure *R* und 4,0 ml Wasser aufgenommen und erneut abfiltriert. Dieses Filtrat wird mit Wasser zu 15 ml verdünnt. 12 ml dieser Lösung müssen der Grenzprüfung auf Schwermetalle (Ph. Eur.) entsprechen (100 ppm). Zur Herstellung der Vergleichslösung wird die Blei-Standardlösung (1 ppm Pb) *R* verwendet.

Kalium: 0,1 g Substanz werden 5 Minuten lang mit 10 ml Wasser gerührt und abfiltriert. Das Filtrat wird mit Wasser zu 10 ml verdünnt. Die Lösung wird mit 0,1 N-Natriumthiosulfat-Lösung bis zum Verschwinden der violetten Farbe versetzt, danach mit Essigsäure *R* gegen blaues Lackmuspapier *R* angesäuert und mit 0,5 ml Äthanol *R* gut gemischt. Nach Zugabe von 0,2 ml Natriumhexanitrocobaltat(III)-Lösung *R* darf sich die Lösung innerhalb von 5 Minuten nicht trüben.

Aurum jodatum

GEHALTSBESTIMMUNG

0,150 g Substanz, genau gewogen, werden in einem Prozellantiegel bei etwa 800 °C bis zur Gewichtskonstanz geglüht.

ARZNEIFORMEN

Die 2. Dezimalverreibung muß mindestens 0,32 und darf höchstens 0,42 Prozent Au enthalten.

HERSTELLUNG

Verreibungen nach Vorschrift 6.

EIGENSCHAFTEN

Die 2. Dezimalverreibung ist ein schwach gelb bis rosa gefärbtes Pulver.

PRÜFUNG AUF IDENTITÄT

A. 50 mg der 2. Dezimalverreibung werden unter leichtem Erwärmen in 0,5 ml einer Mischung von 1 ml Salpetersäure *R* und 3 ml Salzsäure *R* gelöst und mit Wasser zu 10 ml verdünnt. Diese Lösung gibt die Identitätsreaktion A der Substanz.
B. 0,5 g der 2. Dezimalverreibung geben die Identitätsreaktion B der Substanz.

GEHALTSBESTIMMUNG

Etwa 10,00 g der 2. Dezimalverreibung, genau gewogen, werden in einem Porzellantiegel bei etwa 800 °C bis zur Gewichtskonstanz geglüht.

LAGERUNG

Vor Licht geschützt, in dicht verschlossenen Gläsern.

Vorsichtig zu lagern!

AVENA SATIVA FERM 33c
Avena e planta tota ferm 33c

Verwendet wird die ganze, frische Pflanze von *Avena sativa* L. zur Zeit der Milchreife der Früchte.

BESCHREIBUNG

Die einjährige, bläulichgrüne bis graugrüne Pflanze besitzt zahlreiche, büschelig angeordnete Wurzeln. Ihr Stengel ist am Grunde büschelig in aufsteigende oder aufrechte, 40 bis 150 cm lange, glatte, kahle Halme verzweigt.

Die Laubblätter sind am Halm zweireihig angeordnet. Ihre Blattscheiden sind glatt und kahl. Das Blatthäutchen ist etwa eiförmig, 3 bis 5 mm lang und läßt am oberen Ende feine, schmal dreieckige, spitze Zähnchen erkennen. Die Blattspreite ist beiderseits, besonders am Rande, fein rauh, bis 45 cm lang, 3 bis 15, gelegentlich bis 20 mm breit.

Die endständige Rispe ist 15 bis 30, selten bis 40 cm lang, locker, allseitswendig ausgebreitet oder zusammengezogen und einseitswendig, mit waagerecht oder aufrecht abstehenden Rispenästen. Die einzelnen Ährchen sind meist zwei-, seltener dreiblütig, 17 bis 30 mm lang. Die beiden die Blüten umschließenden Hüllspelzen sind sieben- bis elfnervig. Die Ährchenachse ist gewöhnlich unterhalb der untersten Blüte behaart, sonst kahl. Die 12 bis 15 mm lange Deckspelze ist ungefärbt oder grün oder gelblichweiß bis braun, rot oder schwarz, am Scheitel zugespitzt, zuweilen zahnlos oder nach der Spitze zu an den Nerven mit zwei oder mehreren Zähnchen versehen. Sie ist im unteren Teil glatt, glänzend, unbegrannt oder trägt, gewöhnlich an der unteren Blüte, eine von der Mitte des Rückens ausgehende, gekniete, rauhe, 15 bis 40 mm lange Granne. Die meist gerade Vorspelze ist kürzer als die Deckspelze und läßt an den beiden Kielen je eine dichte Haarleiste erkennen. Aus dem aus drei Fruchtblättern gebildeten, oberständigen, einfächerigen Fruchtknoten geht die länglich eiförmige, gewölbte, an der flachen Seite mit einer schmalen, tiefen Längsfurche versehene, 5 bis 11 mm lange, 2 bis 4 mm breite und dicke Frucht hervor; sie ist ringsum mit anliegenden, feinen Haaren besetzt und trägt an der Spitze einen hellen oder dunklen, langen und spitzen Bart.

Avena sativa ferm 33c

ARZNEIFORMEN

HERSTELLUNG

Urtinktur und flüssige Verdünnungen nach Vorschrift 33c.

EIGENSCHAFTEN

Die Urtinktur ist eine gelbe Flüssigkeit mit säuerlichem Geruch und schwach bitterem Geschmack.

PRÜFUNG AUF IDENTITÄT

A. Werden 0,5 ml Urtinktur mit 10 ml Wasser und 1 ml Kaliumhydroxid-Lösung *RN* versetzt, tritt Gelbfärbung ein.

B. Wird 1 ml Urtinktur mit 10 ml Wasser und 0,1 ml Eisen(III)-chlorid-Lösung *R* 1 versetzt und kräftig geschüttelt, entsteht ein mehrere Stunden lang beständiger Schaum.

C. Chromatographie: Die Prüfung erfolgt dünnschichtchromatographisch auf einer Schicht von Kieselgel G *R*.

Untersuchungslösung: Urtinktur

Vergleichslösung: 10 mg Fructose *RH*, 10 mg Rhamnose *R* und 10 mg Lactose *RH* werden in 10 ml Methanol *R* gelöst.

Aufgetragen werden getrennt 20 µl Untersuchungslösung und 10 µl Vergleichslösung. Die Chromatographie erfolgt über eine Laufstrecke von 10 cm mit einer Mischung von 50 Volumteilen Aceton *R*, 40 Volumteilen n-Butanol R und 10 Volumteilen Wasser. Nach zehnminütigem Trocknen im Warmluftstrom wird mit der gleichen Mischung noch einmal über eine Laufstrecke von 15 cm entwickelt. Die Chromatogramme werden etwa 10 Minuten lang bei 105 bis 110 °C getrocknet, nach dem Erkalten mit einer Mischung aus 0,5 g Thymol *R*, 95 ml Äthanol *R* und 5 ml Schwefelsäure *R* besprüht und etwa 10 bis 15 Minuten lang auf 115 bis 120 °C erhitzt. Nach dem Erkalten wird im Tageslicht ausgewertet.

Das Chromatogramm der Vergleichslösung zeigt in der Mitte des mittleren Drittels des Rf-Bereiches den rosafarbenen Fleck der Lactose, am Übergang zum oberen Drittel den rosavioletten Fleck der Fructose und im oberen Drittel den orangeroten bis rosafarbenen Fleck der Rhamnose.

Das Chromatogramm der Untersuchungslösung zeigt in Höhe der Vergleichssubstanzen Lactose und Fructose je einen rosafarbenen Fleck, einen violetten Fleck zwischen den Vergleichssubstanzen Fructose und Rhamnose und einen orangeroten bis rosafarbenen Fleck in Höhe der Vergleichssubstanz Rhamnose.

PRÜFUNG AUF REINHEIT

Relative Dichte (Ph. Eur.): 1,001 bis 1,022

Trockenrückstand (DAB): Mindestens 2,0 und höchstens 3,0 Prozent.

***p*H-Wert** (Ph. Eur.): Der *p*H-Wert der Urtinktur muß zwischen 3,0 und 4,0 liegen.

LAGERUNG

Vor Licht geschützt.

BELLIS PERENNIS

Verwendet wird die ganze, frische, blühende Pflanze von *Bellis perennis* L.

BESCHREIBUNG

Die Pflanze ist geruchlos und hat schwach bitterlichen Geschmack.

Die ausdauernde Pflanze besitzt einen meist kurzen, kriechenden, außen weißlichen, kurze Ausläufer treibenden Wurzelstock, der mit zahlreichen dünnen, weißlichen Wurzeln besetzt ist. Die in einer lockeren, grundständigen Rosette angeordneten Laubblätter sind spatelförmig bis länglich verkehrt-eiförmig, 10 bis 60 mm lang, 4 bis 25 mm breit, stumpf, fast ganzrandig bis häufig fein unregelmäßig gesägt-gezähnt, kahl oder wenigstens die jüngeren abstehend kurz flaumig behaart. Ihre oberseits dunkelgrüne, unterseits etwas hellere, einnervige Spreite ist gewöhnlich plötzlich in den breiten, etwa gleichlangen Blattstiel verschmälert. Die schaftartigen, einfachen, blattlosen, einköpfigen Blütenstandsstiele sind 5 bis 15, selten bis 20 cm lang, dünn, nur unterhalb des Blütenstandes etwas verbreitert, im unteren Teil abstehend, im oberen angedrückt behaart. Die Blütenstände sind 10 bis 30, häufig etwa 20 mm breit. Der halbkugelige bis flach schüsselförmige, unregelmäßig zwei- oder einreihige Hüllkelch ist aus schmal-elliptischen oder länglichen, meist stumpfen, häufig dunkelgrünen, 3 bis 5, selten bis 7 mm langen, außen behaarten Blättchen zusammengesetzt. Der kegelförmige, innen hohle Blütenstandsboden ist 3 bis 5 mm breit. Die randständigen, 5 bis 8, selten bis 15 mm langen, weiblichen Blüten besitzen über einem etwa 1 mm langen, röhrigen, grünlichen, außen behaarten Teil eine zungenförmig ausgezogene, abgerundet zugespitzte oder schwach ausgerandete, 0,5 bis 1,5 mm breite, weiße, häufig an der Spitze oder oft auch unterseits rötlich bis purpurn gefärbte Spreite. Der unterständige, einfächerige, etwa 1 mm lange Fruchtknoten ist etwas zusammengedrückt, verkehrt-eiförmig bis fast verkehrt-herzförmig und fein behaart. Er trägt einen fadenförmigen, den röhrigen Teil der Krone weit überragenden Griffel mit zwei schmalen, auseinander spreizenden Griffelästen. Die scheibenständigen, zwittrigen, etwa 2 mm langen Blüten besitzen über einem kurzen, röhrenförmigen, grünlichen Teil eine schmal glockenförmige, im unteren Teil außen behaarte, grünliche bis gelbliche Krone mit fünf breit dreieckigen, etwas nach außen gebogenen, goldgelben Zipfeln. Die fünf Staubblätter sind mit ihren Filamenten am oberen Ende des röhrigen Teiles der Krone angeheftet. Ihre am Grunde stumpfen, durch die Pollen goldgelb erscheinenden Antheren sind zu einer

Röhre verklebt. Der Fruchtknoten entspricht dem der Randblüten. Der die Krone überragende Griffel trägt zwei kurze, halb spitz-eiförmige, kaum auseinander spreizende Griffeläste.

ARZNEIFORMEN

HERSTELLUNG

Urtinktur und flüssige Verdünnungen nach Vorschrift 2a.

EIGENSCHAFTEN

Die Urtinktur ist eine gelbgrüne bis gelblichbraune Flüssigkeit mit etwas scharfem Geschmack und angenehmem Geruch.

PRÜFUNG AUF IDENTITÄT

A. Die Mischung von 1 ml Urtinktur und 1 ml Wasser gibt eine deutliche Opaleszenz.
B. Wird 1 ml Urtinktur mit 10 ml Wasser und mit 0,1 ml verdünnter Natriumhydroxid-Lösung R versetzt, färbt sich die Mischung gelb und gibt bei kräftigem, eine Minute langem Schütteln einen mindestens 5 Minuten lang beständigen Schaum.
C. Wird 1 ml Blutkörperchensuspension RH mit 5 ml Urtinktur versetzt, entsteht eine klare, rote Lösung ohne Bodensatz.
D. Chromatographie: Die Prüfung erfolgt dünnschichtchromatographisch auf einer Schicht von Kieselgel H R.

Untersuchungslösung: Urtinktur.

Vergleichslösung: 20 mg Aescin RN und 30 mg Gallussäure RN werden in 10 ml Methanol gelöst.

Aufgetragen werden getrennt je 10 µl Untersuchungs- und Vergleichslösung. Die Chromatographie erfolgt über eine Laufstrecke von 10 cm mit der Oberphase des Systems aus 50 Volumteilen Wasser, 40 Volumteilen n-Butanol R und 10 Volumteilen Essigsäure 98% R. Nach Verdunsten der mobilen Phase werden die Chromatogramme mit Anisaldehyd-Lösung R besprüht, 10 Minuten lang auf 105 bis 110 °C erhitzt und innerhalb von 10 Minuten im Tageslicht ausgewertet.

Das Chromatogramm der Vergleichslösung zeigt im unteren Teil des mittleren Drittels des Rf-Bereichs den blauen Fleck des Aescins und im oberen Drittel den rotvioletten Fleck der Gallussäure.

Das Chromatogramm der Untersuchungslösung zeigt etwa auf Höhe der Vergleichssubstanz Aescin einen braunen Fleck und knapp darüber einen breiten grünen Fleck. In Höhe des Flecks der Gallussäure erscheint ein rötlichvioletter Fleck.

PRÜFUNG AUF REINHEIT

Relative Dichte (Ph. Eur.): 0,930 bis 0,950

Trockenrückstand (DAB): Mindestens 1,5 Prozent.

LAGERUNG

Vor Licht geschützt.

BERBERIS VULGARIS

Berberis

Verwendet wird die getrocknete Rinde ober- und unterirdischer Teile von *Berberis vulgaris* L. Sie enthält mindestens 2,0 Prozent Alkaloide, berechnet als Berberin ($C_{20}H_{19}NO_5$; MG 353,4).

BESCHREIBUNG

Die Rinde hat eigenartig herben Geruch.

Die Wurzelrinde ist außen graubraun, glatt oder runzelig, innen braungelb bis grünlichgelb, längsgestreift, nicht sehr hart und oft blättrig zerfallen. Die Rinde junger Äste ist außen rinnig, hellgraubraun, oft schwarz punktiert, innen gelbgrün. Die Rinde älterer Stämme ist außen unregelmäßig wulstig längsstreifig, graubraun bis schwarzbraun, innen braungelb und oft in Borke und Innenrinde zerfallen.

Mikroskopische Merkmale: Die Wurzelrinde hat einen braunen, lockeren, unregelmäßig gebauten, dünnwandigen, vielreihigen Kork und ein primäres Rindenparenchymgewebe aus meist tangential gestrecktem, dünnwandigem, von Interzellularen durchsetztem Parenchym. In der sekundären Rinde wechseln tangential angeordnete Bänder von dünnwandigen, zylindrischen Parenchymzellen mit wandartig angeordneten, oft kollabierten, keratenchymatischen Siebröhrengruppen ab. Zuweilen liegen im Rindengewebe einzeln oder in kleinen Gruppen vorkommende, stark verdickte und getüpfelte, knorrige, relativ kurze Fasern mit gelben Wänden. Gelegentlich finden sich tangential angeordnete einfache Reihen längerer Fasern. Alle Fasern sind verholzt. Die nach außen hin sich leicht erweiternden Markstrahlen sind an der breitesten Stelle meist 10 bis 15 Zellen breit und etwa doppelt so hoch. Die Markstrahlzellen sind mehr oder weniger radial gestreckt, in der Regel dünnwandig, zuweilen stellenweise aber auch verdickt und verholzt. Sie enthalten häufig rhomboedrische Einzelkristalle von Calciumoxalat.

Das Abschlußgewebe der Rinde junger Zweige besteht aus einer dickwandigen Epidermis, unter der einige Lagen zum Teil deutlich knotig verdickten Parenchyms und große Bündel von langgestreckten, verholzten, wenig verdickten und gekammerten Fasern liegen. Innerhalb eines mehrere Lagen hohen Korkgewebes liegt das interzellularenreiche, aus rundlichen Zellen bestehende Gewebe der primären Rinde. Ältere Stammrinde wird von einer vielschichtigen Borke bedeckt, die aus einem vielreihigen äußeren Kork und nach außen abgedrängtem, von wenigen Zellagen hohen Kork durchsetztem Rindengewebe besteht. In der sekundären Rinde wechseln regelmäßig tangential angeordnete Bänder von zylindrischen Parenchymzellen, oft kollabierten, keratenchymatischen Siebröhrengruppen und 1 bis 2 Lagen dicken Schichten kurzer, derber Fasern mit gelblicher, verholzter, stark verdickter und deutlich getüpfelter Wand miteinander ab. Die Markstrahlen sind meist 5 bis 8, gelegentlich über 10 Zellen breit und 50 bis über 100 Zellagen hoch. Die vielfach rhomboedrische Einzelkristalle von Calciumoxalat enthaltenden Markstrahlzellen sind wenig radial gestreckt und meist dünnwandig. Stellenweise sind einzelne Zellen oder größere Gruppen von Markstrahlzellen verdickt und verholzt. Auf und in den äußeren Teilen der Abschlußgewebe finden sich häufig Ketten oder Haufen von rundlichen bis länglichen braunen Pilzzellen.

In ober- und unterirdischen Rindenteilen können 2 bis 7 µm große, runde Stärkekörner und gelbbrauner Zellinhalt vorkommen.

PRÜFUNG AUF IDENTITÄT

Prüflösung: 1,0 g gepulverte Droge (180) wird mit 10 ml Äthanol 60 % *RN* 20 Minuten lang unter häufigem Umschütteln stehen gelassen und danach abfiltriert.

A. Etwas gepulverte Droge (180) wird auf einem Objektträger mit 1prozentiger Salpetersäure (V/V) befeuchtet. Nach dem Eintrocknen zeigen sich zahlreiche, teilweise in Büscheln angeordnete Kristallnadeln von Berberinnitrat.
B. Werden 0,5 ml Prüflösung mit 1 ml verdünnter Natriumhydroxid-Lösung *R* versetzt, färbt sich die Mischung rotbraun bis blaßbraun und fluoresziert im ultravioletten Licht bei 365 nm blaugrau. Nach Zusatz von 2 ml verdünnter Salzsäure *R* fluoresziert die Mischung im ultravioletten Licht bei 365 nm olivgrün bis gelbgrün.
C. Werden 0,5 ml Prüflösung mit 5 ml Wasser, 1 ml Salzsäure *R* und 1 ml Chloramin-T-Lösung *R* versetzt, färbt sich die Mischung rot.
D. Chromatographie: Die Prüfung erfolgt dünnschichtchromatographisch auf einer Schicht von Kieselgel G *R*.

Untersuchungslösung: Prüflösung

Vergleichslösung: 10 mg Chininhydrochlorid *RN* und 20 mg Noscapinhydrochlorid *RN* werden in 10 ml Chloroform *R* gelöst.

Aufgetragen werden getrennt je 20 µl Untersuchungs- und Vergleichslösung. Die Chromatographie erfolgt über eine Laufstrecke von 15 cm mit einer Mischung von 80 Volumteilen Äthylacetat *R*, 10 Volumteilen wasserfreier Ameisensäure *R* und 10 Volumteilen Wasser. Die Chromatogramme werden in noch feuchtem Zustand im ultravioletten Licht bei 254 nm ausgewertet.

Das Chromatogramm der Vergleichslösung zeigt im unteren Drittel des Rf-Bereiches den leuchtend hellblauen Fleck des Chininhydrochlorids und im unteren Teil des mittleren Drittels den schwach blauen Fleck des Noscapinhydrochlorids. Der Noscapinhydrochloridfleck ist bei der nachfolgenden Detektion mit Dragendorffs-Reagenz *R* besser zu erkennen.

Das Chromatogramm der Untersuchungslösung zeigt in der Nähe der Startlinie einen gelbgrünen Fleck. Etwa in der Höhe des Chininhydrochloridflecks der Vergleichslösung erscheint ein blauer Fleck. Im Bereich, der von den Flecken der Vergleichslösung begrenzt wird, liegt ein blaugrüner Fleck. Etwa in der Höhe des Noscapinhydrochloridflecks liegt ein gelbbrauner Fleck, wenig darüber folgen, eben voneinander getrennt, ein brauner und ein intensiv gelber Fleck. Im oberen Drittel des Rf-Bereiches liegen zwei schwache, blauviolette Flecke.

Die Chromatogramme werden anschließend mit einer Mischung von 1 Volumteil Dragendorffs-Reagenz *R*, 2 Volumteilen Essigsäure 98 % *R* und 10 Volumteilen Wasser besprüht und sofort ausgewertet.

Das Chromatogramm der Untersuchungslösung zeigt im Tageslicht folgende orangegelbe Flecke: In der Nähe der Startlinie einen Fleck, etwa in der Höhe des Chininhydrochlorids einen Fleck, etwa in der Höhe des Noscapinhydrochlorids einen Fleck und wenig darüber ein eben getrenntes Paar.

PRÜFUNG AUF REINHEIT

Fremde Bestandteile (Ph. Eur.): Höchstens 2 Prozent.

Asche (DAB): Höchstens 8,0 Prozent.

GEHALTSBESTIMMUNG

Etwa 2,00 g gepulverte Droge (180), genau gewogen, werden mit 50,0 ml Äthanol 60 % *RN* 30 Minuten lang geschüttelt und danach abfiltriert. 1,0 ml des Filtrats wird mit methanolischer 0,1 N-Schwefelsäure zu 100,0 ml aufgefüllt. Die Extinktion (E) dieser Lösung wird bei 425 nm in einer Schichtdicke von 1 cm gegen methanolische 0,1 N-Schwefelsäure gemessen.

Der Berechnung des Gehalts an Alkaloiden, berechnet als Berberin, wird eine spezifische Extinktion $E_{1cm}^{1\%} = 163$ zugrunde gelegt. Der Prozentgehalt x_{proz} wird nach folgender Formel berechnet:

$$x_{proz} = \frac{E \cdot 30,6}{e}$$

e = Einwaage an Droge in Gramm

ARZNEIFORMEN

Die Urtinktur enthält mindestens 0,18 und höchstens 0,60 Prozent Alkaloide, berechnet als Berberin ($C_{20}H_{19}NO_5$; MG 353,4).

HERSTELLUNG

Urtinktur aus der grob gepulverten Droge (710) und flüssige Verdünnungen nach Vorschrift 4a mit Äthanol 62 Prozent.

EIGENSCHAFTEN

Die Urtinktur ist eine dunkelgelbe bis rötlichbraune Flüssigkeit mit herbwürzigem Geruch.

PRÜFUNG AUF IDENTITÄT

Die Urtinktur gibt die bei der Droge beschriebenen Identitätsreaktionen B, C und D. Prüflösung ist die Urtinktur.

PRÜFUNG AUF REINHEIT

Relative Dichte (Ph. Eur.): 0,890 bis 0,910

Trockenrückstand (DAB): Mindestens 1,8 Prozent.

GEHALTSBESTIMMUNG

Etwa 2,00 g Urtinktur, genau gewogen, werden mit methanolischer 0,1 N-Schwefelsäure zu 100,0 ml aufgefüllt. 5,0 ml dieser Lösung werden mit methanolischer 0,1 N-Schwefelsäure zu 25,0 ml aufgefüllt. Die Extinktion (E) dieser Lösung wird bei 425 nm in einer Schichtdicke von 1 cm gegen methanolische 0,1 N-Schwefelsäure gemessen.

Der Berechnung des Gehalts an Alkaloiden, berechnet als Berberin, wird eine spezifische Extinktion $E_{1cm}^{1\%} = 163$ zugrunde gelegt. Der Prozentgehalt x_{proz} wird nach folgender Formel berechnet:

$$x_{proz} = \frac{E \cdot 3{,}06}{e}$$

e = Einwaage an Urtinktur in Gramm

LAGERUNG

Vor Licht geschützt.

Vorsichtig zu lagern!

BETULA PENDULA FERM 34e

Betula e foliis ferm 34e

Verwendet werden die frischen, jungen Blätter von *Betula pendula* ROTH.

BESCHREIBUNG

Die Blätter haben einen 2 bis 3 cm langen, kahlen Stiel und eine rautenförmig dreieckige Spreite mit lang ausgezogener Spitze. Die Spreite ist bis 7 cm lang und 2,5 bis 4 cm breit. Sie wird durch den Mittelnerv geteilt und hat in jeder Hälfte 5 bis 7 Seitennerven. Der Blattrand ist scharf doppelt gesägt, der keilförmige Blattgrund ganzrandig. Junge Blätter sind dünn behaart und klebrig. Die Blätter sind oberseits lebhaft grün und leicht glänzend, unterseits graugrün.

ARZNEIFORMEN

HERSTELLUNG

Urtinktur und flüssige Verdünnungen nach Vorschrift 34e.

EIGENSCHAFTEN

Die Urtinktur ist eine gelb-bräunliche Flüssigkeit mit säuerlich herbem, leicht stechendem Geruch.

PRÜFUNG AUF IDENTITÄT

A. Wird 1 ml Urtinktur mit 0,1 ml Eisen(III)-chlorid-Lösung *R* 1 versetzt, entsteht eine hell-olivgrüne Farbe.
B. Werden 2 ml Urtinktur mit 1 ml Aluminiumchlorid-Reagenz *RN* versetzt, tritt gelbe Färbung auf.
C. Chromatographie: Die Prüfung erfolgt dünnschichtchromatographisch auf einer Schicht von Kieselgel H *R*.

Untersuchungslösung: Urtinktur

Vergleichslösung: 10 mg Rutin *R*, 10 mg Quercetin *R* und 10 mg Scopoletin *RN* werden in 10 ml Methanol *R* gelöst.

Aufgetragen werden getrennt 60 µl Untersuchungslösung und 10 µl Vergleichslösung. Die Chromatographie erfolgt über eine Laufstrecke von 15 cm mit einer Mischung aus 50 Volumteilen Chloroform R, 42 Volumteilen Essigsäure 98 % R und 8 Volumteilen Wasser. Nach Verdunsten der mobilen Phase werden die Chromatogramme mit einer 1prozentigen Lösung (G/V) von Diphenylboryloxyäthylamin R in Methanol R und danach mit einer 5prozentigen Lösung (G/V) von Polyäthylenglykol 400 R in Methanol R besprüht und im ultravioletten Licht bei 365 nm ausgewertet.

Das Chromatogramm der Vergleichslösung zeigt im unteren Drittel des Rf-Bereiches den orangeroten Fleck des Rutins, im mittleren Drittel den orangeroten Fleck des Quercetins und im oberen Drittel den blauen Fleck des Scopoletins.

Das Chromatogramm der Untersuchungslösung zeigt zwischen dem Start und der Vergleichssubstanz Rutin 1 oder 2 orangegelbe Flecke. Wenig über dem Rutin liegt ein gelber Fleck; darüber können 1 oder 2 weitere, schwach gelbe Flecke auftreten. Wenig über der Vergleichssubstanz Quercetin liegen dicht übereinander zwei blaue Flecke.

PRÜFUNG AUF REINHEIT

Relative Dichte (Ph. Eur.): 1,005 bis 1,026

Trockenrückstand (DAB): Mindestens 2,0 und höchstens 4,5 Prozent.

pH-Wert (Ph. Eur.): Der pH-Wert der Urtinktur muß zwischen 3,0 und 4,0 liegen.

LAGERUNG

Vor Licht geschützt.

BRASSICA OLERACEA E PLANTA NON FLORESCENTE

Verwendet werden die frischen Kohlköpfe von *Brassica oleracea* L. *convar. capitata* (L.) Alef. *var. capitata*.

BESCHREIBUNG

Der frisch ovale bis runde Kohlkopf mißt etwa 15 bis 25 cm im Durchmesser. Er entspricht einer sehr großen Knospe, die aus einer gestauchten Sproßachse besteht, deren — durch die kurzen Internodien — sehr dicht stehende, schraubig angeordnete Blätter sich mit ihren stark entwickelten Spreiten — von außen nach innen fortschreitend — weit überdecken. Die fleischigen Blätter sind außen grünlichweiß oder rötlichweiß, innen gelblich. Ihre fiederartigen Nerven treten weiß hervor.

ARZNEIFORMEN

HERSTELLUNG

Urtinktur und flüssige Verdünnungen nach Vorschrift 1.

EIGENSCHAFTEN

Die Urtinktur ist eine bräunlich-gelbe Flüssigkeit mit aromatischem, typischem Kohlgeruch und -geschmack.

PRÜFUNG AUF IDENTITÄT

A. Wird die Mischung aus 1 ml Urtinktur, 0,1 ml Natriumnitrit-Lösung *R* und 0,1 ml verdünnter Salzsäure *R* mit 0,1 ml 2-Naphthol-Lösung *R* versetzt, tritt intensive Rotbraunfärbung auf.
B. Werden 0,5 ml Urtinktur mit 0,1 ml Ninhydrin-Lösung *RH* gemischt und auf dem Wasserbad etwa 1 bis 2 Minuten lang erhitzt, tritt Violettfärbung auf.
C. Werden 0,5 ml Urtinktur mit 0,2 ml Eisen(III)-chlorid-Lösung *R* 3 versetzt, tritt Ockerfärbung auf.
D. Chromatographie: Die Prüfung erfolgt dünnschichtchromatographisch auf einer Schicht von Kieselgel GF_{254} *R*.

Untersuchungslösung: Urtinktur

Vergleichslösung: 5 mg L-Serin *R* und 5 mg L-Tyrosin *R* werden in einer Mischung aus 10 ml Wasser und 0,2 ml verdünnter Salpetersäure *R* gelöst; die Lösung wird mit Methanol *R* auf 25 ml ergänzt.

Aufgetragen werden getrennt je 10 µl Untersuchungs- und Vergleichslösung. Die Chromatographie erfolgt über eine Laufstrecke von 10 cm mit einer Mischung von 35 Volumteilen n-Butanol *R*, 35 Volumteilen Aceton *R*, 10 Volumteilen Essigsäure 98 % *R* und 20 Volumteilen Wasser. Nach Verdunsten der mobilen Phase werden die Chromatogramme mit Ninhydrin-Lösung *RH* besprüht, 10 Minuten lang auf 110 bis 120 °C erhitzt und innerhalb von 10 Minuten im Tageslicht ausgewertet.

Das Chromatogramm der Vergleichslösung zeigt im oberen Teil des unteren Drittels des Rf-Bereiches den rotvioletten Fleck des L-Serins und im oberen Teil des mittleren Drittels den hellroten Fleck des L-Tyrosins.

Das Chromatogramm der Untersuchungslösung zeigt folgende Flecke: Dicht über dem Start einen orangefarbenen Fleck, wenig unterhalb der Vergleichssubstanz L-Serin einen orangebraunen und auf Höhe des L-Serins einen rotvioletten Fleck, zwischen den Vergleichssubstanzen L-Serin und L-Tyrosin etwas näher bei L-Serin zwei nahe beieinanderliegende rotviolette Flecke sowie etwa auf Höhe des L-Tyrosins einen hellroten Fleck. Im Rf-Bereich über dem L-Tyrosin treten keine weiteren Flecke auf.

PRÜFUNG AUF REINHEIT

Relative Dichte (Ph. Eur.): 0,930 bis 0,950.

Trockenrückstand (DAB): Mindestens 2,0 Prozent.

LAGERUNG

Vor Licht geschützt.

BROMUM

Br$_2$ MG 159,8

Verwendet wird Brom, das mindestens 99,2 und höchstens 100,5 Prozent Br enthält.

EIGENSCHAFTEN

Braunrote, rauchende Flüssigkeit mit reizendem Geruch; schwer löslich in Wasser, löslich in Äthanol, Äther und Chloroform; diese Lösungen zersetzen sich allmählich; relative Dichte etwa 3,1.

PRÜFUNG AUF IDENTITÄT

Prüflösung: 0,5 ml Substanz werden mit 2 ml verdünnter Natriumhydroxid-Lösung R versetzt. Die Mischung wird mit Wasser auf 20 ml aufgefüllt und bis zur Lösung geschüttelt.

A. Wird 1 ml Prüflösung mit 0,2 ml Salpetersäure R und 0,5 ml Silbernitrat-Lösung R 1 versetzt, entsteht ein weißlichgelber, sich zusammenballender Niederschlag.
B. Wird 1 ml Prüflösung mit 0,5 ml Äthanol R versetzt und erwärmt, tritt der charakteristische Geruch nach Bromoform auf.
C. Wird 0,1 ml Prüflösung mit 2 ml Kaliumjodid-Lösung R und 2 ml Chloroform R versetzt, färbt sich die organische Phase violett.

PRÜFUNG AUF REINHEIT

Verdampfungsrückstand: Höchstens 0,07 Prozent (G/V); 5,0 ml Substanz werden auf dem Wasserbad eingeengt. Der Rückstand wird bei 100 bis 105 °C getrocknet.

Organische Bromverbindungen: 1,0 ml Substanz muß sich in 30,0 ml verdünnter Natriumhydroxid-Lösung R klar lösen. Innerhalb von 6 Stunden dürfen sich keine öligen Tropfen abscheiden.

Chlorid (Ph. Eur.): 0,20 ml Substanz werden mit 10,0 ml verdünnter Salpetersäure R und 5,0 ml konzentrierter Wasserstoffperoxid-Lösung R versetzt und auf dem Wasserbad bis auf etwa 5 ml eingeengt. Nach Abspülen der Kolbenwand mit wenig Wasser und erneutem Zusatz von 3 ml konzentrierter Wasserstoffperoxid-Lösung R wird bis zur Entfärbung auf dem Wasserbad erhitzt. Die erkaltete Lösung wird auf

25,0 ml aufgefüllt. Eine Mischung aus 1,0 ml dieser Lösung und 14,0 ml Wasser muß der Grenzprüfung auf Chlorid entsprechen (0,2 Prozent).

Jod: 1,0 ml Substanz wird mit 50 ml Wasser und 3,0 g Zinkstaub R so lange geschüttelt, bis die überstehende Lösung völlig farblos ist. Nach dem Filtrieren werden 1,0 ml Eisen(III)-chlorid-Lösung R 1 und 5,0 ml Chloroform R zugesetzt. Nach Schütteln darf die Chloroformschicht nicht violett gefärbt sein.

Arsen (Ph. Eur.): Eine Mischung von 0,40 ml Substanz, 50 mg wasserfreiem Natriumcarbonat R und 1,0 ml Wasser wird auf dem Wasserbad eingeengt. Der Rückstand wird in 25 ml Wasser aufgenommen und zu 250 ml verdünnt. 20 ml dieser Lösung müssen der Grenzprüfung A auf Arsen entsprechen (10 ppm), wobei solange Zinn(II)-chlorid-Lösung R zugegeben wird, bis die Mischung entfärbt ist.

Sulfat (Ph. Eur.): 0,50 ml Substanz werden vorsichtig tropfenweise mit 20 ml Ammoniaklösung R 1 versetzt und danach auf dem Wasserbad eingeengt. Der Rückstand wird in 15 ml Wasser aufgenommen. Die Lösung muß der Grenzprüfung auf Sulfat entsprechen (100 ppm).

Schwermetalle (Ph. Eur.): 0,50 ml Substanz werden auf dem Wasserbad eingeengt. Der bei 105 °C getrocknete Rückstand wird in 3,0 ml verdünnter Salpetersäure R aufgenommen und erneut auf dem Wasserbad eingeengt. Der Rückstand wird unter Erwärmen in 15 ml Wasser gelöst. 12 ml dieser Lösung müssen der Grenzprüfung auf Schwermetalle entsprechen (20 ppm). Zur Herstellung der Vergleichslösung wird die Blei-Standard-Lösung (2 ppm Pb) R verwendet.

GEHALTSBESTIMMUNG

In einem 25-ml-Meßkolben mit Glasstopfen werden etwa 10 ml einer 12,5prozentigen Lösung (G/V) von Kaliumbromid R vorgelegt; das Gesamtgewicht wird genau ermittelt. Nach Zugabe von etwa 0,20 ml Substanz wird erneut genau gewogen und anschließend auf 25,0 ml aufgefüllt. 10,0 ml dieser Lösung werden zu einer Lösung von 1 g Kaliumjodid R in 10 ml Wasser gegeben. Die Mischung wird mit 0,1 N-Natriumthiosulfat-Lösung titriert, bis die Gelbfärbung fast verschwunden ist. Gegen Ende der Titration wird 1 ml Stärke-Lösung R zugesetzt und die Titration bis zum Verschwinden der Blaufärbung fortgesetzt.

1 ml 0,1 N-Natriumthiosulfat-Lösung entspricht 7,99 mg Br.

ARZNEIFORMEN

HERSTELLUNG

0,40 Volumteile Substanz werden in 100 Teilen Wasser gelöst. Etwa 20,0 g dieser Lösung, genau gewogen, werden mit 1 g Kaliumjodid R versetzt; das ausgeschiedene Jod wird wie unter „Gehaltsbestimmung" der Substanz angegeben mit 0,1 N-Natriumthiosulfat-Lösung titriert. Die für die Titration nicht verwendete Lösung wird so weit mit Wasser verdünnt, daß in 100 Teilen der Lösung 1,0 Teil Substanz enthalten ist. Diese Lösung stellt die 2. Dezimalverdünnung dar. Die 3. und 4. Dezimalverdünnung werden mit Wasser, die folgenden Verdünnungen mit Äthanol 43 Prozent entsprechend Vorschrift 5a hergestellt.

PRÜFUNG AUF IDENTITÄT

A. 1 ml Lösung (D 2) wird mit 0,5 ml verdünnter Natriumhydroxid-Lösung *R* versetzt. Nach Zugabe von 0,2 ml konzentrierter Salpetersäure *R* und 0,5 ml Silbernitrat-Lösung *R* 1 entsteht ein weißlichgelber, sich zusammenballender Niederschlag.
B. Wird 1 ml Lösung (D 2) mit 0,5 ml verdünnter Natriumhydroxid-Lösung *R* und 0,5 ml Äthanol *R* versetzt und erwärmt, tritt der charakteristische Geruch nach Bromoform auf.
C. Wird 1 ml Lösung (D 2) mit 1 ml Kaliumjodid-Lösung *R* und 2 ml Chloroform *R* versetzt, färbt sich die Chloroformphase violett.

PRÜFUNG AUF REINHEIT

Aussehen der Lösung: Die Lösung (D 2) muß klar (Ph. Eur., Methode B) sein.

Relative Dichte (Ph. Eur.): 0,999 bis 1,005.

Trockenrückstand (DAB): Höchstens 0,02 Prozent, bestimmt mit 5,0 g der Lösung (D 2).

LAGERUNG

Die Lösung (D 2) und die 3. Dezimalverdünnung in Glasstöpselflaschen oder anderen geeigneten Behältnissen.

Vorsichtig zu lagern!

BRYONIA CRETICA FERM 33b

Bryonia e radice ferm 33b

Verwendet wird die frische, vor dem Austreiben geerntete Wurzeln von *Bryonia cretica* L. ssp. *dioica* (Jacq) Tutin.

BESCHREIBUNG

Die Wurzel hat unangenehmen Geruch und stark bitteren, kratzenden Geschmack.

Sie ist rübenförmig, fleischig, oft sehr groß und dick und meist nur in den unteren Teilen mehr oder weniger stark verzweigt. Sie trägt am oberen Ende wenige bis zahlreiche, knotenförmige, verschieden lange, bis 1 cm breite Reste der abgestorbenen oberirdischen Triebe. Sie ist außen gelblichweiß bis hell gräulichbraun und durch hellere, fast schmutzig-weißliche Querrunzeln, besonders im oberen Teil, dicht geringelt.

Der Querschnitt ist gelblichweiß und zeigt eine sehr schmale, durch eine glasige, nach außen gezähnt erscheinende Linie begrenzte Rinde und einen sehr breiten, unterbrochen konzentrisch zonierten Holzkörper.

ARZNEIFORMEN

HERSTELLUNG

Urtinktur und flüssige Verdünnungen nach Vorschrift 33b.

EIGENSCHAFTEN

Die Urtinktur ist eine schwach gelbliche Flüssigkeit mit arteigenem, dumpfem und säuerlichem Geruch und nachhaltig bitterem Geschmack.

PRÜFUNG AUF IDENTITÄT

A. 5 ml Urtinktur werden mit 5 ml Äther *R* ausgeschüttelt. Wird die ätherische Phase eingeengt und der Rückstand mit 1 ml einer Lösung von 2 g Dimethylaminobenzaldehyd *R* in 6 g Schwefelsäure *R* versetzt, tritt innerhalb von 5 bis 10 Minuten Rotfärbung auf.

B. Chromatographie: Die Prüfung erfolgt dünnschichtchromatographisch auf einer Schicht von Kieselgel HF$_{254}$ R.

Untersuchungslösung: 5 ml Urtinktur werden mit 5 ml Wasser verdünnt und 2mal mit je 10 ml Chloroform R ausgeschüttelt. Die vereinigten organischen Phasen werden unter vermindertem Druck eingeengt; der Rückstand wird in 1 ml einer Mischung aus gleichen Volumteilen Chloroform R und Methanol R aufgenommen.

Vergleichslösung: 10 mg Resorcin R, 10 mg Pyrogallol R und 10 mg Scopoletin RN werden in 10 ml Methanol gelöst.

Aufgetragen werden getrennt 20 µl Untersuchungslösung und 10 µl Vergleichslösung. Die Chromatographie erfolgt über eine Laufstrecke von 15 cm mit einer Mischung von 90 Volumteilen Chloroform R und 10 Volumteilen Äthanol R. Nach Verdunsten der mobilen Phase werden die Chromatogramme im ultravioletten Licht bei 254 nm ausgewertet.

Das Chromatogramm der Vergleichslösung zeigt im obersten Teil des unteren Drittels des Rf-Bereiches den dunklen Fleck des Pyrogallols und am Übergang vom mittleren zum oberen Drittel den blau fluoreszierenden Fleck des Scopoletins.

Das Chromatogramm der Untersuchungslösung zeigt wenig über der Vergleichssubstanz Pyrogallol, etwa in der Mitte zwischen den beiden Vergleichssubstanzen und wenig unterhalb des Scopoletins je einen dunklen Fleck.

Anschließend werden die Chromatogramme mit Vanillin-Phosphorsäure RN besprüht, 10 bis 15 Minuten lang auf 105 bis 110 °C erhitzt und sofort im Tageslicht ausgewertet.

Das Chromatogramm der Vergleichslösung zeigt den jetzt rotviolett gefärbten Fleck des Pyrogallols und wenig darüber den roten Fleck des Resorcins.

Das Chromatogramm der Untersuchungslösung zeigt kurz über dem Start einen violetten Fleck, etwa auf der Höhe des Pyrogallols einen violetten Fleck, etwa auf der Höhe des Resorcins zwei violette Flecke, zwischen Resorcin und Scopoletin einen violetten und einen braunen Fleck sowie etwa in Höhe des Scopoletins einen oder zwei braune Flecke.

PRÜFUNG AUF REINHEIT

Relative Dichte (Ph. Eur.): 1,005 bis 1,025

Trockenrückstand (DAB): Mindestens 1,8 und höchstens 4,5 Prozent.

*p*H-Wert (Ph. Eur.): Der *p*H-Wert der Urtinktur muß zwischen 3,0 und 4,2 liegen.

Bryonia cretica ferm 33b

LAGERUNG

Vor Licht geschützt.

Vorsichtig zu lagern!

CALENDULA OFFICINALIS

Calendula

Verwendet werden die frischen, zur Blütezeit gesammelten oberirdischen Teile von *Calendula officinalis* L.

BESCHREIBUNG

Die Pflanze hat balsamisch-harzigen Geruch.

Sie hat einen kantigen, aufrechten und meist 30 bis 40 cm langen, schwach behaarten Stengel. Die Blätter sind wechselständig, sitzend, etwas fleischig, ganzrandig oder schwach gezähnt und ebenfalls schwach behaart. Die unteren Blätter sind länglich-spatelig, die oberen länglich-lanzettlich und mit ihrem abgerundeten Grund stengelumfassend. Die Blütenköpfchen stehen einzeln am Ende des Stengels und haben meist einen Durchmesser von 3 bis 5 cm. Die Hülle ist halbkugelig, die Hüllblättchen sind zweireihig und dreizähnig, zungenförmig mit vier Hauptnerven und etwa 2,5 cm lang; die röhrenförmigen Scheibenblüten sind dunkelgelb bis bräunlich.

ARZNEIFORMEN

HERSTELLUNG

Urtinktur und flüssige Verdünnungen nach Vorschrift 3a.

EIGENSCHAFTEN

Die Urtinktur ist eine gelbgrüne bis braungrüne Flüssigkeit mit leicht aromatischem Geruch und mild würzigem Geschmack.

PRÜFUNG AUF IDENTITÄT

A. 1 ml Urtinktur gibt nach Zusatz von 1 ml Fehlingscher Lösung *R* beim Erhitzen einen ziegelroten Niederschlag.
B. Wird 1 ml Urtinktur mit 10 ml Wasser im Reagenzglas kräftig geschüttelt, entsteht ein starker, etwa eine Stunde lang beständiger Schaum.
C. Chromatographie: Die Prüfung erfolgt dünnschichtchromatographisch auf einer Schicht von Kieselgel HF_{254} *R*.

Untersuchungslösung: Urtinktur

Vergleichslösung: 10 mg Aescin *RN* und 2 mg Gallussäure *RN* werden in 2 ml Methanol *R* gelöst.

Aufgetragen werden getrennt je 20 µl Untersuchungs- und Vergleichslösung. Die Chromatographie erfolgt über eine Laufstrecke von 10 cm mit der Oberphase des Systems aus 50 Volumteilen n-Butanol *R*, 10 Volumteilen Essigsäure 98 % *R* und 40 Volumteilen Wasser. Nach Verdunsten der mobilen Phase werden die Chromatogramme im ultravioletten Licht bei 254 nm ausgewertet.

Das Chromatogramm der Vergleichslösung zeigt im unteren Teil des mittleren Drittels des Rf-Bereiches den Fleck des Aescins und im oberen Drittel den Fleck der Gallussäure.

Das Chromatogramm der Untersuchungslösung zeigt über der Vergleichssubstanz Aescin und etwa auf Höhe der Gallussäure je einen Fleck. Wenig über dem Start und etwa in der Mitte zwischen den Vergleichssubstanzen kann je ein Fleck auftreten.

Die Chromatogramme werden anschließend mit Anisaldehyd-Lösung *R* besprüht, 10 Minuten lang auf 105 bis 110 °C erhitzt und innerhalb von 10 Minuten im Tageslicht ausgewertet.

Das Chromatogramm der Untersuchungslösung zeigt knapp unterhalb der Vergleichssubstanz Aescin einen orangefarbenen Fleck sowie in der Mitte zwischen den beiden Vergleichssubstanzen, etwas unterhalb und etwas oberhalb der Vergleichssubstanz Gallussäure je einen blauvioletten Fleck.

PRÜFUNG AUF REINHEIT

Relative Dichte (Ph. Eur.): 0,895 bis 0,915

Trockenrückstand (DAB): Mindestens 1,0 Prozent.

LAGERUNG

Vor Licht geschützt.

CALLUNA VULGARIS

Erica

Verwendet werden die frischen, oberirdischen Teile blühender Pflanzen von *Calluna vulgaris* (L.) Hull.

BESCHREIBUNG

Der 20 bis 100 cm hohe Zwergstrauch trägt auf einem dünnen, niederliegenden Stämmchen zahlreiche aufrechte, dichtstehende Zweige. Die 1,0 bis 3,5 mm langen, lineal-lanzettlichen, immergrünen, dreikantigen Laubblätter sitzen vierzeilig angeordnet, sich dachziegelartig deckend an den Zweigen. Die Blattränder sind zur Oberseite hin eingerollt, das untere Blattende läuft in zwei langen Spitzen aus.

Die nickenden, gestielten Blüten stehen in dichtblütigen, einseitswendigen Trauben. Die Blüte ist von vier braunen, häutigen Hochblättern umgeben. Ihre rosafarbenen oder rot- bis lilafarbenen, stumpf-eiförmigen, 4 mm großen Kelchblätter überragen die vier 2 bis 3 mm langen, spitzen, verwachsenen, gleichfarbigen Blumenblätter. Der aus der Blüte herausragende Griffel mit der dicken, kopfigen, vierhöckerigen Narbe ist von acht Staubblättern umgeben, von denen jedes am Grunde eine dunkle, rundliche Drüse trägt. An der Basis jedes Staubbeutels sitzen zwei hornartige Anhängsel. Der oberständige Fruchtknoten ist vierfächerig.

ARZNEIFORMEN

HERSTELLUNG

Urtinktur und flüssige Verdünnungen nach Vorschrift 3a.

EIGENSCHAFTEN

Die Urtinktur ist eine rotbraune bis braune Flüssigkeit ohne besonderen Geruch und mit adstringierendem Geschmack.

PRÜFUNG AUF IDENTITÄT

A. Wird 1 ml Urtinktur mit 10 ml Wasser und 0,1 ml Eisen(III)-chlorid-Lösung R 1 versetzt, entsteht eine schmutzig-grüne Färbung.

B. Wird 1 ml Urtinktur mit 1 ml Salzsäure *R* 1 und 50 mg Resorcin *R* im Wasserbad 5 Minuten lang erhitzt, entsteht eine dunkelrote Färbung.

C. Chromatographie: Die Prüfung erfolgt dünnschichtchromatographisch auf einer Schicht von Kieselgel H *R*.

Untersuchungslösung: Urtinktur

Vergleichslösung: 10 mg Arbutin *RN*, 10 mg Hydrochinon *R* und 10 mg Chlorogensäure *RN* werden in 10 ml Methanol *R* gelöst.

Aufgetragen werden getrennt 40 µl Untersuchungslösung und 20 µl Vergleichslösung. Die Chromatographie erfolgt über eine Laufstrecke von 15 cm mit einer Mischung von 64 Volumteilen Äthylacetat *R*, 20 Volumteilen Methanol *R* und 16 Volumteilen Wasser. Die Chromatogramme werden 10 Minuten lang bei 105 bis 110 °C getrocknet, nach dem Abkühlen mit einer 1prozentigen Lösung (G/V) von Dichlorchinonchlorimid *R* in Methanol *R* besprüht und kurze Zeit in eine Chromatographie-Kammer gestellt, in der sich eine Schale mit Ammoniaklösung *R* befindet. Die Auswertung erfolgt sofort anschließend im Tageslicht.

Das Chromatogramm der Vergleichslösung zeigt im oberen Teil des unteren Drittels des Rf-Bereiches den braunen Fleck der Chlorogensäure, im mittleren Drittel den blauen Fleck des Arbutins und im oberen Drittel den graubraunen Fleck des Hydrochinons.

Das Chromatogramm der Untersuchungslösung zeigt unterhalb und etwa auf der Höhe der Vergleichssubstanz Chlorogensäure je einen braungrünen Fleck. Etwa auf der Höhe der Vergleichssubstanz Arbutin liegt ein graublauer Fleck, knapp darüber liegen ein blauer und ein blauvioletter Fleck. Zwischen den Vergleichssubstanzen Arbutin und Hydrochinon befinden sich ein braungrüner und ein oder zwei blaue bis blaugraue Flecke. Knapp oberhalb der Vergleichssubstanz Hydrochinon tritt ein braungrüner Fleck auf.

PRÜFUNG AUF REINHEIT

Relative Dichte (Ph. Eur.): 0,895 bis 0,915

Trockenrückstand (DAB): Mindestens 2,8 Prozent.

LAGERUNG

Vor Licht geschützt.

CAPSICUM ANNUUM

Capsicum

Verwendet werden die reifen, getrockneten Früchte von *Capsicum annuum* L.

BESCHREIBUNG

Die Droge hat schwach würzigen Geruch und brennend scharfen Geschmack.

Die kegelförmige, orange- bis braunrote Frucht ist etwa 6 bis 12 cm lang und am Grunde bis 4 cm breit, wo sie einem flach ausgebreiteten, graugrünen Kelch mit meist 5 Zähnen aufsitzt. Häufig ist noch ein Rest des gebogenen, hohlen Fruchtstieles vorhanden. Die etwa 0,3 mm dicke, brüchige Fruchtwand ist außen glänzend, glatt oder zart querstreifig, innen heller und mit kleinen, punktförmigen oder axial gestreckten, blasigen Aufwölbungen versehen. Die aus meist 3, seltener 2 Fruchtblättern gebildete Frucht ist im oberen Teil ungefächert, im unteren Teil 2- oder 3fächerig. Die Samen sitzen im unteren Teil der Frucht zentralwinkelständig, im oberen Teil an den leistenförmig angeordneten Plazenten. Die Samen sind hellgelb, scheibenförmig, fast kreisrund, haben einen Durchmesser von 3 bis 5 mm und sind etwa 0,6 mm dick. Ihre Oberfläche ist feingrubig. In das Endosperm ist der gebogene Embryo eingebettet.

Mikroskopische Merkmale: Die in Aufsicht polygonalen, dickwandigen, getüpfelten Epidermiszellen der Frucht sind im Querschnitt schmal, tangential gestreckt; ihre helle Außenwand ist stark verdickt und von einer Kutikula bedeckt, die häufig parallel verlaufende Streifen aufweist. Die äußeren Zellagen des Mesokarps sind stark kollenchymatisch verdickt; sie enthalten zahlreiche, rotgelbe Öltröpfchen und rote Körnchen; nach innen zu gehen sie allmählich in dünnwandige, große, dicht gelagerte, die gleichen Einlagerungen führende Parenchymzellen über, in deren inneren Schichten sich zarte Leitbündel finden; die innerste Lage bilden Großzellen, die von dünnwandigen, teils kollabierten Zellreihen gestützt werden, und denen die Endokarpzellen aufliegen. Über den Großzellen haben diese perlschnurartig verdickte und verholzte Wände, im Querschnitt sind sie quadratisch oder flach rechteckig, in Aufsicht meist axial gestreckt, wellig bis buchtig. Die Zellen über den Stützzellreihen sind meist schwach gewellt, dünnwandig und wenig auffallend.

Die Epidermiszellen des Samens sind im Querschnitt quadratisch bis tangential gestreckt, an den Kanten mehr radial verlängert. Ihre Außenwände und die oberen Teile der Seitenwände sind relativ dünn; die unteren Teile der Seitenwände und die

Innenwand zeigen gelbliche, unregelmäßige, dicke, geschichtete, gelegentlich mit kleinen Warzen versehene, verholzte Auflagerungen; in Aufsicht erscheinen die Zellwände daher unregelmäßig wulstig („Gekrösezellen"). Es folgen mehrere Lagen dünnwandiger, teilweise zusammengedrückter Zellen. Die derbwandigen Zellen des Endosperms und die zartwandigen Gewebe des Embryos führen fettes Öl und Aleuronkörner. Die obere Epidermis des Kelches besteht aus polygonalen Zellen, die häufig etwa 100 μm lange Drüsenhaare mit ein- bis dreizelligem Stiel und vielzelligem, schmalem Köpfchen tragen; das interzellularenreiche Mesophyll besitzt rundliche Parenchymzellen, die teilweise Calciumoxalatsand enthalten. Die Zellen der unbehaarten, unteren Epidermis sind meist langgestreckt und geradwandig. Die in der Epidermisebene liegenden, rundlichen bis ovalen, anomocytischen Spaltöffnungen sind etwa 45 μm lang und 35 μm breit. Der Stiel zeigt unregelmäßig isodiametrische oder gestreckte Epidermiszellen, häufig Spaltöffnungen, spärlich Drüsenhaare, zartwandiges Grundgewebe mit vereinzelten Calciumoxalatsandzellen, einen Ring bikollateraler Leitbündel mit schraubig oder netzförmig verdickten Gefäßen, behöft-getüpfelten, verholzten Markstrahlzellen und dünnwandige Zellen des Markes.

PRÜFUNG AUF IDENTITÄT

Prüflösung: 2,5 g grob gepulverte Droge (710) werden mit 25 ml Äthanol 90 % *RN* 2 Stunden lang geschüttelt und danach abfiltriert.

A. 2 ml Prüflösung werden in einer Porzellanschale auf dem Wasserbad eingeengt. Der Rückstand wird in 3 ml Aceton *R* aufgenommen und mit 0,05 g Ammoniumvanadat *R* und 0,3 ml Salzsäure *R* versetzt. Dabei färbt sich die Lösung intensiv grün und das ungelöste Ammoniumvanadat wird rotbraun.
B. Wird 1 ml Prüflösung mit 0,1 ml verdünnter Natriumhydroxid-Lösung *R* versetzt, entsteht eine gelbe Fällung.
C. Werden 2 ml Prüflösung mit 2 ml Wasser versetzt und mit 5 ml Äther *R* ausgeschüttelt, färbt sich die Ätherschicht dunkelgelb.
D. Der bei Identitätsprüfung C erhaltene Ätherauszug wird eingeengt. Wird der Rückstand mit 0,5 ml Schwefelsäure *R* versetzt, färbt er sich dunkelblau bis schwarz; nach etwa 1 Minute beginnt die Farbe nach Dunkelviolett umzuschlagen.,
E. Chromatographie: Die Prüfung erfolgt dünnschichtchromatographisch auf einer Schicht von Kieselgel GF$_{254}$ *R*.

Untersuchungslösung: 5 ml Prüflösung werden in einem Schütteltrichter mit 5,0 ml Chloroform *R* und 5 ml Wasser versetzt und geschüttelt. Die Chloroformphase wird abgetrennt und eingeengt und der Rückstand in 0,5 ml Chloroform *R* aufgenommen.

Vergleichslösung: 10 mg Capsaicin *RN* werden in 10 ml Chloroform *R* gelöst.

Capsicum annuum

Aufgetragen werden getrennt 20 µl Untersuchungslösung und 10 µl Vergleichslösung. Die Chromatographie erfolgt über eine Laufstrecke von 10 cm mit Äther R. Nach Verdunsten der mobilen Phase werden die Chromatogramme mit einer 0,5prozentigen Lösung (G/V) von Dichlorchinonchlorimid R in Methanol R besprüht und nach Verdunsten des Methanols bis zur deutlichen Färbung der Flecke in eine Chromatographiekammer gestellt, die eine Schale mit Ammoniaklösung R enthält. Danach werden die Chromatogramme im Tageslicht ausgewertet.

Das Chromatogramm der Vergleichslösung zeigt am Übergang vom unteren zum mittleren Drittel des Rf-Bereiches den blauen Fleck des Capsaicins.

Das Chromatogramm der Untersuchungslösung zeigt auf gleicher Höhe einen sehr deutlich ausgeprägten blauen Fleck und im oberen Drittel des Rf-Bereiches eine große, schwach gelbe, diffuse Zone. Der Startfleck ist grün.

PRÜFUNG AUF REINHEIT

Fremde Bestandteile (Ph. Eur.): Höchstens 2 Prozent. Früchte von *Capsicum frutescens* L. sind 0,5 bis 2 cm lang; ihre Epidermiszellen sind kleiner, annähernd quadratisch, reihenförmig angeordnet und zart getüpfelt; die übrigen Zellelemente von Frucht und Samen sind bei etwa gleicher Form ebenfalls kleiner als bei der Droge.

Sulfatasche (Ph. Eur.): Höchstens 10,0 Prozent, mit 1,00 g grob gepulverter Droge (710) bestimmt.

Asche (DAB): Höchstens 7,0 Prozent.

ARZNEIFORMEN

HERSTELLUNG

Urtinktur aus der grob gepulverten Droge (710) und flüssige Verdünnungen nach Vorschrift 4a mit Äthanol 86 Prozent.

EIGENSCHAFTEN

Die Urtinktur ist ein orangefarbene Flüssigkeit mit eigenartigem Geruch und brennend scharfem Geschmack.

PRÜFUNG AUF IDENTITÄT

Die Urtinktur gibt die bei der Droge beschriebenen Identitätsreaktionen A bis E. Prüflösung ist die Urtinktur.

PRÜFUNG AUF REINHEIT

Relative Dichte (Ph. Eur.): 0,830 bis 0,845.

Trockenrückstand (DAB): Mindestens 1,2 Prozent.

LAGERUNG

Vor Licht geschützt.

CARDIOSPERMUM HALICACABUM

Cardiospermum

Verwendet werden die frischen, oberirdischen Teile blühender Pflanzen von *Cardiospermum halicacabum* L.

BESCHREIBUNG

Der Stengel der einjährigen, kletternden Pflanze ist einfach oder vom Grunde her geteilt durch fünf oder sechs strohfarbene, kraus behaarte Rippen mit dazwischen liegenden grünen, fast kahlen Furchen. Er ist 50 bis 100, gelegentlich bis 200 cm lang, am Grunde 2 bis 3 mm dick, mit meist bis zu 5, selten bis 10 cm langen Internodien.

Die wechselständigen Laubblätter sind doppelt dreizählig, kahl oder flaumig behaart. Der Blattstiel ist 2 bis 5 cm, die Blattspindel 1 bis 2 cm lang. Die seitlichen Spindeln sind deutlich kürzer. Die 1 bis 2 mm lang gestielten Teilblättchen sind ovalrhomboidisch, fiederteilig mit spitzen Lappen. Die Endblättchen sind rhomboidisch-lanzettlich, am Grunde mehr oder weniger keilförmig verschmälert, am Ende meist stark zugespitzt, etwa 3 bis 5 cm lang und 1,5 bis 2,5 cm breit. Die seitlichen Blättchen sind kleiner. Die Nebenblätter sind pfriemlich und rasch abfallend.

Die Blüten stehen in seitlichen, einfachen, wenigblütigen Trugdolden oder in einem endständigen, aus Trugdolden zusammengesetzten Blütenstand. Die Trugdolden haben einen dünnen, 5 bis 10 cm langen Stiel, an dem 1 cm unterhalb der Blütenstiele meist paarweise ungefähr 2 cm lange Ranken ausgebildet sind. Die weißen, eingeschlechtigen, zygomorphen Blüten der monözischen Pflanze stehen auf einem feinen, etwa 5 mm langen Stiel. Die vier Kelchblätter sind mehr oder weniger oval und sehr ungleich. Das größte ist etwa 3,5 mm lang, kahl oder besonders am Rand locker behaart. Die vier weißen Kronblätter sind verkehrt eiförmig und genagelt, etwa 4 mm lang und besitzen am Grunde eine kapuzenförmige, kronblattartige Schuppe. Diese ist an den oberen Kronblättern jeweils mit einem zurückgebogenen, kurzen Anhängsel und einem kleinen, dorsalen, oft behaarten Kamm versehen. Die Schuppen der unteren Kronblätter überragen diese und tragen jeweils einen längeren, fast flügelartigen Kamm. Der Diskus ist einseitig und besitzt drüsige Ausstülpungen, aber keine kronförmigen Anhängsel. Die sieben oder acht Staubblätter der männlichen Blüten sind etwa 3 mm lang; ihre Filamente sind behaart. Der etwa 2,5 mm lange Fruchtknoten der weiblichen Blüten ist dreifächrig, mit je einer Samenanlage und kurz behaart. Er trägt einen 1 mm langen Griffel mit dreiteiliger Narbe.

ARZNEIFORMEN

HERSTELLUNG

Urtinktur und flüssige Verdünnungen nach Vorschrift 3a.

EIGENSCHAFTEN

Die Urtinktur ist eine grünbraune Flüssigkeit mit frischem Geruch und ohne besonderen Geschmack.

PRÜFUNG AUF IDENTITÄT

A. Wird 1 ml Urtinktur mit 10 ml Wasser und 0,5 ml Eisen(III)-chlorid-Lösung R 1 versetzt, färbt sich die Mischung dunkelolivgrün.
B. Werden 2 ml Urtinktur mit 50 mg Magnesium R als Späne und 1 ml Salzsäure R 1 versetzt, färbt sich die Flüssigkeit kräftig dunkelrot.
C. Chromatographie: Die Prüfung erfolgt dünnschichtchromatographisch auf einer Schicht von Kieselgel H R.

Untersuchungslösung: Urtinktur

Vergleichslösung: 5 mg Chlorogensäure RN, 5 mg Kaffeesäure R und 5 mg Rutin RN werden in 10 ml Methanol R gelöst.

Aufgetragen werden getrennt 20 µl Untersuchungslösung und 10 µl Vergleichslösung. Die Chromatographie erfolgt über eine Laufstrecke von 15 cm mit einer Mischung von 80 Volumteilen Äthylacetat R, 10 Volumteilen wasserfreier Ameisensäure R und 10 Volumteilen Wasser. Die Chromatogramme werden 30 Minuten lang bei 105 bis 110 °C getrocknet, nach dem Abkühlen zuerst mit einer 1prozentigen Lösung (G/V) von Diphenylboryloxyäthylamin R in Methanol R, danach mit einer 5prozentigen Lösung (G/V) von Polyäthylenglykol 400 R in Methanol R besprüht und nach 15 Minuten im ultravioletten Licht bei 365 nm ausgewertet.

Das Chromatogramm der Vergleichslösung zeigt im unteren Drittel des Rf-Bereiches den orange fluoreszierenden Fleck des Rutins, im unteren Teil des mittleren Drittels den blaugrün fluoreszierenden Fleck der Chlorogensäure und im oberen Drittel den blaugrün fluoreszierenden Fleck der Kaffeesäure.

Das Chromatogramm der Untersuchungslösung zeigt unterhalb der Vergleichssubstanz Rutin einen gelben Fleck. Knapp unterhalb der Vergleichssubstanz Chlorogensäure liegt ein blauer und über dieser ein gelber Fleck. Etwa in der Mitte zwischen den Vergleichssubstanzen Chlorogensäure und Kaffeesäure liegt ein orangefarbener Fleck. Knapp unterhalb der Vergleichssubstanz Kaffeesäure liegt ein violetter Fleck; die beiden gelben bis orangefarbenen Flecke knapp oberhalb der Kaffeesäure sind nicht immer klar getrennt.

PRÜFUNG AUF REINHEIT

Relative Dichte (Ph. Eur.): 0,900 bis 0,915

Trockenrückstand (DAB): Mindestens 1,8 Prozent.

LAGERUNG

Vor Licht geschützt.

CENTELLA ASIATICA

Hydrocotyle asiatica

Verwendet werden die getrockneten, oberirdischen Teile von *Centella asiatica* (L.) Urb.

BESCHREIBUNG

Das braungrüne bis graugrüne Kraut hat einen etwas an Tabakblätter erinnernden Geruch und leicht bitteren Geschmack.

Es besteht aus den lang gestielten, an der Basis rosettig verbundenen Blättern und den schnurartig dünnen, oberirdischen Ausläufern, welche die Blattrosetten miteinander verbinden. Gelegentlich befinden sich an der Unterseite der Rosetten noch Büschel von faserförmigen Wurzeln. Die Blattspreite ist dünn und weich, handnervig, kahl oder zerstreut behaart und hat einen Durchmesser von etwa 2 bis 5 cm. Der Blattgrund ist weit und stumpf ausgeschnitten, der Blattrand ist seicht und entfernt gekerbt bis kerbig gezähnt. Die Blattstiele sind 5 bis 15 cm lang, dünn und weich, oberseits flachrinnig, voll bis enghohl, kahl oder mit einigen zerstreuten Haaren besetzt. Die einfache Dolde mit 2 bis 5 Früchtchen entspringt blattachselständig. Ihr Stiel ist mit 0,5 bis 2,5 cm Länge um ein Vielfaches kürzer als der Blattstiel. Die Hülle besteht aus zwei etwa 1 bis 2 mm großen, elliptischen Blättchen. Die beiden Teilfrüchtchen haften mit schmaler Fugenfläche fest aneinander. Ihre Oberfläche ist deutlich netzaderig.

Mikroskopische Merkmale: Die Epidermiszellen der Blattoberseite sind unregelmäßig länglich, mit geraden oder wenig gebogenen Wänden; die der Unterseite sind wesentlich unregelmäßiger, mit wellig ineinander verzahnten Wänden. Die Cuticula ist fein und dicht gestreift. Spaltöffnungen sind auf der Unterseite des Blattes zahlreicher zu finden als auf der Oberseite. Sie sind etwa 25 bis 28 μm lang und 17 bis 21 μm breit und werden von 3 Nebenzellen begleitet. Das Palisadenparenchym ist nur in einer Reihe typisch ausgebildet. Seine Zellen sind breit und kurz, höchstens zweimal so lang wie breit. Die Länge der daran anschließenden Zellreihe nimmt weiter ab, so daß ein gleitender Übergang zu den 3 bis 4 Zellreihen des Schwammparenchyms stattfindet. Dessen Zellen sind unregelmäßig rundlich, länglich bis gestreckt und gebogen bis länglich geformt. Größere Leitbündel führen ober- und unterhalb des Leitbündels je eine Kollenchymleiste. Einzelne Mesophyllzellen enthalten große Drusen und Einzelkristalle aus Calciumoxalat. Auf der Blattoberseite finden sich verstreut, bisweilen fast fehlend, auf der Unterseite, insbesondere auf den Adern, etwas häufiger einfache, mehrgliedrige, farblose Haare. Diese sind schlaff, schlangenartig gewunden, an den Querwänden gelenkartig verdickt und englumig; die allmählich zugespitzte Endzelle ist fast ohne Lumen.

Der Blattstiel führt 7 bis 9 Leitbündel, von denen 5 bis 7 im Querschnitt einen Kreis bilden; zwei weitere, in der Zahl der Zellelemente stark reduzierte, liegen in den Kanten beiderseits der Stielrinne. Der Siebteil wird von etwa zwei Reihen Sklerenchymfasern sichelförmig eingefaßt. Diese sind zunächst dünnwandig und unverholzt, beim älteren Blattstiel mehr oder weniger verholzt. Sie fehlen in der Blattspreite oder treten nur noch mit wenigen, unverholzten Fasern in die Blattadern ein. Unter der Epidermis liegen ein oder zwei Reihen von Kollenchymzellen. Das innerhalb des Leitbündelringes liegende farblose Markparenchym ist reich an kleinen Interzellularen. Die Zellen sind großlumig und kurz zylindrisch, oft kollabiert. Die Haare des Blattstiels entsprechen denen auf der Blattspreite. Der Blütenstiel zeigt einen ähnlichen Bau. 6 bis 10 Leitbündel liegen kreisförmig angeordnet. Die mechanischen Elemente sind gegenüber dem Blattstiel vermehrt. Das Markparenchym kollabiert nicht oder nur kleinflächig.

Das Endokarp der ölstriemenfreien Früchte ist stark entwickelt und verholzt. Es umschließt als Steinzellmantel den kleinen, linsenförmigen Samen.

PRÜFUNG AUF IDENTITÄT

Prüflösung: 0,5 g grob gepulverte Droge (710) werden mit 5 ml Äthanol 70 % *RN* 2 Stunden lang gerührt und danach abfiltriert.

A. Die Mischung von 1 ml Prüflösung und 9 ml Wasser ist trüb und ergibt nach kräftigem Schütteln einen mindestens 30 Minuten lang anhaltenden Schaum.
B. Wird 1 ml Prüflösung mit 10 ml Wasser und 0,5 ml Eisen(III)-chlorid-Lösung *R* 1 versetzt, entsteht braungrüne Färbung.
C. Chromatographie: Die Prüfung erfolgt dünnschichtchromatographisch auf einer Schicht von Kieselgel HF_{254} *R*.

Untersuchungslösung: Prüflösung.

Vergleichslösung: 10 mg Aescin *RN*, 10 mg Phenazon *R* und 10 mg Sennosid B *R* werden in 10 ml Methanol *R* gelöst.

Aufgetragen werden getrennt 20 µl Untersuchungslösung und 10 µl Vergleichslösung. Die Chromatographie erfolgt über eine Laufstrecke von 10 cm mit einer Mischung von 52 Volumteilen Chloroform *R*, 40 Volumteilen Methanol *R* und 8 Volumteilen Wasser. Nach Verdunsten der mobilen Phase werden die Chromatogramme im ultravioletten Licht bei 254 nm betrachtet. Der im oberen Drittel des Rf-Bereiches im Chromatogramm der Vergleichslösung liegende fluoreszenzmindernde Fleck des Phenazons wird markiert. Die Chromatogramme werden

Centella asiatica

mit Acetanhydrid-Schwefelsäure-Reagenz *RN* besprüht, 5 bis 10 Minuten lang auf 105 bis 110 °C erhitzt und im Tageslicht ausgewertet.

Das Chromatogramm der Vergleichslösung zeigt im unteren Teil des unteren Drittels des Rf-Bereiches den braunen Fleck des Sennosids B und am Übergang vom unteren zum mittleren Drittel den braunvioletten Fleck des Aescins.

Das Chromatogramm der Untersuchungslösung zeigt zwischen Start und der Vergleichssubstanz Sennosid B einen grünbraunen und oberhalb derselben einen oder zwei grünbraune Flecke. Etwa in Höhe der Vergleichssubstanz Aescin befindet sich ein violettbrauner und knapp darüber ein grünbrauner Fleck. Unterhalb der Vergleichssubstanz Phenazon liegt ein violetter Fleck.

PRÜFUNG AUF REINHEIT

Fremde Bestandteile (Ph. Eur.): Höchstens 2 Prozent.

Asche (DAB): Höchstens 20,0 Prozent.

ARZNEIFORMEN

HERSTELLUNG

Urtinktur aus der grob gepulverten Droge (710) und flüssige Verdünnungen nach Vorschrift 4a mit Äthanol 62 Prozent.

EIGENSCHAFTEN

Die Urtinktur ist ein gelbgrüne bis braungrüne Flüssigkeit mit schwach bitterem Geschmack.

PRÜFUNG AUF IDENTITÄT

Die Urtinktur gibt die bei der Droge beschriebenen Identitätsreaktionen A, B und C. Prüflösung ist die Urtinktur.

PRÜFUNG AUF REINHEIT

Relative Dichte (Ph. Eur.): 0,890 bis 0,910.

Trockenrückstand (DAB): Mindestens 2,3 Prozent.

LAGERUNG

Vor Licht geschützt.

CHAMOMILLA RECUTITA

Chamomilla

Verwendet werden die ganzen, frischen, zur Blütezeit gesammelten Pflanzen von *Chamomilla recutita* (L.) Rauschert.

BESCHREIBUNG

Die oberirdischen Pflanzenteile, insbesondere die Blüten, entwickeln beim Zerreiben einen starken, angenehm aromatischen, arttypischen Geruch.

Die Pflanze hat dünne, wenig verzweigte, spindelförmige Wurzeln, auf denen sich ein 10 bis 60 cm hoher, runder, kahler, aufrechter, mehrfach verzweigter Stengel erhebt. Die sitzenden, wechselständig angeordneten Laubblätter sind 2- bis 3fach fiederspaltig mit schmal-linealen, kaum 0,5 mm breiten, stachelspitzigen Abschnitten. Die einzeln stehenden Blütenköpfchen messen 10 bis 25 mm im Durchmesser. Sie werden von einer halbkugeligen Hülle mit 20 bis 30 in 1 bis 3 Reihen angeordneten, länglichen, stumpfen, grünen Hüllblättern mit schmalem, trockenhäutigem Rand umgeben. Der anfangs flachere, später spitz kegelförmig gewölbte, innen hohle Blütenstandsboden trägt 12 bis 20 randständige, weiße, weibliche Zungenblüten. Die dreizähnige, 6 bis 9 mm lange, 3 mm breite Zunge überragt die Hülle, ist oft zurückgebogen und geht basal in eine kurze Röhre über. Die scheibenständigen, goldgelben, zwittrigen Röhrenblüten haben eine 5zipflige, nach oben trichterförmig erweiterte Blumenkrone, in deren unterem Teil die Filamente der 5 Staubgefäße inseriert sind. Die länglichen Antheren sind verklebt und bilden eine Röhre, durch die der von 2 später nach außen gekrümmten Narbenschenkeln gekrönte Griffel wächst. Der unterständige Fruchtknoten beider Blütenarten ist leicht hornartig gekrümmt und entwickelt sich zu einer 0,8 bis 2 mm langen, rundlichen, an den Seiten zusammengedrückten Frucht. Die Frucht ist am Grunde verschmälert, oben schief abgestutzt und auf der konkaven Seite 4- bis 5streifig, auf der Außenseite abgerundet, rippenlos und spärlich drüsig punktiert.

Fremde Beimengungen: Nicht verwendet werden dürfen Pflanzen mit flachkegelförmigem, mit lockerem Gewebe gefülltem Blütenstandsboden *(Matricaria perforata* Mérat), Pflanzen mit Blütenköpfchen ohne Zungenblüten und mit vierzähnigen Röhrenblüten *(Chamomilla suaveolens* [Pursh] Rydb.) und Pflanzen mit lineallanzettlichen, spitzen oder stachelspitzigen Spreublättern auf dem Blütenstandsboden *(Anthemis-*Arten).

ARZNEIFORMEN

HERSTELLUNG

Urtinktur und flüssige Verdünnungen nach Vorschrift 3a.

EIGENSCHAFTEN

Die Urtinktur ist eine goldgelbe bis gelbgrüne Flüssigkeit mit arteigenem, aromatischem Geruch und Geschmack.

PRÜFUNG AUF IDENTITÄT

A. 5 ml Urtinktur werden mit 10 ml Petroläther *R* ausgeschüttelt. Der Petroläther-Auszug wird auf dem Wasserbad vorsichtig eingeengt. Wird der Rückstand mit 0,1 ml konzentrierter Salzsäure *R* versetzt, färbt sich die Mischung intensiver grün.
B. Werden 0,5 ml Urtinktur mit 8 ml Wasser und 1 ml Ammoniaklösung *R* versetzt, fluoresziert die Mischung im ultravioletten Licht bei 365 nm leuchtend hellblau.
C. Chromatographie: Die Prüfung erfolgt dünnschichtchromatographisch auf einer Schicht von Kieselgel HF_{254} *R*.

Untersuchungslösung: 30 g Urtinktur werden unter vermindertem Druck auf etwa 5 ml eingeengt. Der Rückstand wird mit 400 ml Wasser in einen 1-l-Kolben überführt und in der Apparatur zur Bestimmung des ätherischen Ölgehaltes in Drogen (Ph. Eur.) 2 Stunden lang bei 2 bis 3 ml in der Minute destilliert. Als Vorlage dient 1 ml Toluol *R*. Nach 2 Stunden wird die Kühlwasserzufuhr so lange unterbrochen, bis die Kondensation erst in der unteren Kugel des Kühlers erfolgt. Darauf wird die Heizung abgestellt und wieder Kühlwasser zugeführt. Nach mindestens 10 Minuten wird die Toluolphase vorsichtig in ein Reagenzglas mit 0,5 g wasserfreiem Natriumsulfat *R* überführt und die Apparatur über den Ansatzstutzen dreimal mit je 1 ml Hexan *R* nachgewaschen. Die organische Phase wird filtriert; die Gerätschaften werden mit wenig Hexan *R* nachgewaschen. Die vereinigten organischen Phasen werden vorsichtig auf dem Wasserbad eingeengt. Der Rückstand wird 2 Stunden lang im Exsikkator über Blaugel *R* getrocknet und danach in 0,5 ml Hexan *R* aufgenommen.

Vergleichslösung: 10 mg Guajazulen *R*, 10 mg Menthylacetat *R*, 10 mg Anisaldehyd *R* und 10 mg Borneol *R* werden in 10 ml Methanol *R* gelöst.

Aufgetragen werden getrennt 50 μl Untersuchungslösung und 10 μl Vergleichslösung. Die Chromatographie erfolgt über eine Laufstrecke von 10 cm mit einer Mischung aus 98 Volumteilen Methylenchlorid *R* und 2 Volumteilen Äthylacetat *R*. Nach Verdunsten der mobilen Phase wird mit Hexan nochmals über eine Laufstrecke von 15 cm entwickelt. Die Chromatogramme werden zunächst im ultravioletten Licht bei 365 und 254 nm ausgewertet und danach mit Anisaldehyd-

Lösung *R* besprüht, 5 Minuten lang auf 100 bis 105 °C erhitzt und innerhalb von 10 Minuten im Tageslicht ausgewertet.

Das Chromatogramm der Vergleichslösung zeigt im Tageslicht im unteren Drittel des Rf-Bereiches den grünlichen Fleck des Borneols, im unteren Teil des mittleren Drittels den vor dem Besprühen im ultravioletten Licht bei 254 nm fluoreszenzmindernden Fleck des Anisaldehyds und darüber den nach dem Besprühen blauen Fleck des Menthylacetats sowie wenig über der Grenze vom mittleren zum oberen Drittel den roten Fleck des Guajazulens.

Das Chromatogramm der Untersuchungslösung zeigt auf Höhe des Borneols einen grünlichen und darunter einen violetten Fleck. Kurz oberhalb des Borneols liegt ein schmaler violetter Fleck, deutlich davon abgesetzt ein kräftig violetter Fleck, der zum Teil von einem im ultravioletten Licht bei 365 nm violettblau fluoreszierenden Fleck überdeckt wird. Kurz unterhalb, auf der Höhe und kurz oberhalb des Anisaldehyds liegen ein braunvioletter, zwei oder drei rotviolette und ein oder zwei blauviolette Flecke. Kurz unterhalb des Menthylacetats befindet sich ein intensiv gelbbrauner und oberhalb ein violettbrauner, allmählich in blaugrün übergehender Fleck. Zwischen Guajazulen und Mitte des oberen Drittels des Rf-Bereiches liegen ein oder zwei, selten drei rosaviolette Flecke.

PRÜFUNG AUF REINHEIT

Relative Dichte (Ph. Eur.): 0,890 bis 0,910

Trockenrückstand (DAB): Mindestens 1,3 Prozent.

LAGERUNG

Vor Licht geschützt.

CHININUM SULFURICUM

$C_{40}H_{50}N_4O_8S \cdot 2\ H_2O$ MG 783

Verwendet wird Chininsulfat, das mindestens 99,0 und höchstens 101,0 Prozent (8S, 9R)-6'-Methoxy-9-cinchonanol-sulfat, berechnet als $C_{40}H_{50}N_4O_8S$ und bezogen auf die getrocknete Substanz, enthält.

EIGENSCHAFTEN

Feine, farblose, nadelförmige Kristalle oder weißes, kristallines Pulver; geruchlos, mit stark bitterem Geschmack; schwer löslich in Wasser, wenig löslich in siedendem Wasser, schwer löslich in Äthanol, sehr schwer löslich in Chloroform, praktisch unlöslich in Aceton und Äther.

PRÜFUNG AUF IDENTITÄT

A. 5 mg Substanz werden in 5 ml Wasser gelöst. Die Lösung färbt sich nach Zusatz von 0,2 ml Bromwasser *R* und 1 ml verdünnter Ammoniaklösung *R* 2 smaragdgrün.

B. 50 mg Substanz werden unter Erwärmen in 50 ml Wasser gelöst. Die abgekühlte Lösung fluoresziert im Tageslicht nicht. Nach Zusatz von 50 ml Wasser und 1 ml verdünnter Schwefelsäure *R* tritt eine intensive, blaue Fluoreszenz auf.

C. 0,5 g Substanz werden in 100 ml siedendem Wasser gelöst. Beim Erkalten der Lösung bildet sich ein weißer Niederschlag.

D. 50 mg Substanz werden in 5 ml verdünnter Salzsäure *R* gelöst. Die Lösung gibt die Identitätsreaktion auf Sulfat (Ph. Eur.).

PRÜFUNG AUF REINHEIT

Aussehen der Lösung: 0,500 g Substanz, genau gewogen, werden mit 0,1 N-Salzsäure zu 25,0 ml gelöst. Die Lösung muß klar (Ph. Eur., Methode B) und darf nicht stärker gefärbt sein als die Farbvergleichslösung GG_6 (Ph. Eur., Methode II).

Spezifische Drehung (Ph. Eur.): —233° bis —245°, an der unter „Aussehen der Lösung" hergestellten Lösung bestimmt und berechnet auf die getrocknete Substanz.

Sauer oder alkalisch reagierende Verunreinigungen: 0,1 g Substanz werden 1 Minute lang mit 5,0 ml kohlendioxidfreiem Wasser R geschüttelt. Das Filtrat darf nach Zusatz von 0,05 ml Methylrot-Lösung R nicht rot gefärbt sein und höchstens 0,10 ml 0,02 N-Salzsäure bis zum Umschlag nach Rot verbrauchen.

Chlorid (Ph. Eur.): 0,25 g Substanz werden in einer Mischung aus 10 ml Wasser und 2 ml verdünnter Schwefelsäure R unter Erwärmen gelöst. Die abgekühlte Lösung, mit Wasser zu 15 ml verdünnt, muß der Grenzprüfung auf Chlorid entsprechen (200 ppm).

Andere Cinchona-Alkaloide: 0,50 g Substanz werden unter Erwärmen in 20 ml Wasser gelöst. Die Lösung wird unter Schütteln rasch auf 20 °C abgekühlt und nach Zusatz von 2,5 g Kaliumsulfat R 30 Minuten lang unter häufigem Schütteln bei 19 bis 21 °C gehalten. Anschließend wird filtriert. 10 ml des klaren Filtrats müssen nach Zusatz von 8 ml Wasser und 0,15 ml 1 N-Natriumhydroxid-Lösung mindestens 10 Minuten lang unverändert bleiben.

Hydrochininsulfat: Höchstens 10,0 Prozent $C_{40}H_{54}N_4O_8S$ (MG 751), berechnet auf die getrocknete Substanz. Etwa 0,500 g Substanz, genau gewogen, werden in einem 250-ml-Jodzahlkolben in 5 ml 1 N-Salzsäure gelöst, mit 10 ml Methanol R und 30,0 ml 0,1 N-Brom-Lösung R versetzt und gut verschlossen unter Lichtausschluß und gelegentlichem leichtem Schütteln 10 Minuten lang aufbewahrt.

Nach schnellem Zusatz von 20 ml Methanol R, 6 ml Kaliumjodid-Lösung R und 3 ml Stärke-Lösung R wird die Mischung rasch mit 0,1 N-Natriumthiosulfat-Lösung titriert. Unter gleichen Bedingungen wird ein Blindversuch durchgeführt und der Gehalt an Hydrochininsulfat (x_{proz}) nach folgender Formel berechnet:

$$x_{proz.} = 100 - \frac{1{,}867\,(a_2-a_1)}{e}$$

a_1 = Anzahl Milliliter 0,1 N-Natriumthiosulfat-Lösung im Hauptversuch
a_2 = Anzahl Milliliter 0,1 N-Natriumthiosulfat-Lösung im Blindversuch
e = Einwaage in Gramm, berechnet auf die getrocknete Substanz.

Anorganische Verbindungen: 1 g Substanz muß sich in 10 ml einer Mischung aus 2 Volumteilen Chloroform R und 1 Volumteil wasserfreiem Äthanol R beim Erwärmen auf 50 °C vollständig lösen. Auch nach dem Abkühlen muß die Lösung klar sein.

Verhalten gegen Schwefelsäure: 0,1 g Substanz werden in 2 ml Schwefelsäure R gelöst. Nach 5 Minuten darf die Lösung nicht stärker gefärbt sein als die Vergleichslösung GG_1 (Ph. Eur., Methode II).

Trocknungsverlust (Ph. Eur.): 3,0 bis 5,0 Prozent, mit 1,000 g Substanz durch Trocknen im Trockenschrank bei 100 bis 105 °C bestimmt.

Sulfatasche (Ph. Eur.): Höchstens 0,1 Prozent, mit 1,00 g Substanz bestimmt.

GEHALTSBESTIMMUNG

Eine Mischung aus 30 ml wasserfreier Essigsäure R und 20 ml Acetanhydrid R wird nach Zusatz von 0,2 ml Naphtholbenzein-Lösung R solange mit 0,1 N-Perchlorsäure versetzt, bis die Farbe des Indikators nach Blaugrün umschlägt. In dieser Mischung werden etwa 0,400 g Substanz, genau gewogen, gelöst und mit 0,1 N-Perchlorsäure bis zum erneuten Farbumschlag nach Blaugrün titriert.

1 ml 0,1 N-Perchlorsäure entspricht 24,90 mg $C_{40}H_{50}N_4O_8S$.

ARZNEIFORMEN

Die Lösung (D 2) muß mindestens 0,95 und darf höchstens 1,05 Prozent $C_{40}H_{50}N_4O_8S \cdot 2\ H_2O$ enthalten.

Die 1. Dezimalverreibung muß mindestens 9,5 und darf höchstens 10,5 Prozent $C_{40}H_{50}N_4O_8S \cdot 2\ H_2O$ enthalten.

HERSTELLUNG

Lösung (D 2) nach Vorschrift 5a mit Äthanol 86 Prozent durch Erhitzen unter Rückfluß. Die 3. und 4. Dezimalverdünnung werden mit Äthanol 62 Prozent, die folgenden Verdünnungen mit Äthanol 43 Prozent hergestellt.

Verreibungen nach Vorschrift 6.

EIGENSCHAFTEN

Die Lösung (D 2) ist eine klare und farblose Flüssigkeit.

Die 1. Dezimalverreibung ist ein weißes Pulver.

PRÜFUNG AUF IDENTITÄT

Prüflösung: 5 g der 1. Dezimalverreibung werden 5 Minuten lang mit 50 ml Äthanol R auf dem Wasserbad unter Rückfluß erhitzt. Die noch heiße Mischung wird filtriert.

A. 1 ml der Lösung (D 2) oder 1 ml Prüflösung werden mit 5 ml Wasser verdünnt. Die Mischung färbt sich nach Zusatz von 0,2 ml Bromwasser R und 1 ml verdünnter Ammoniaklösung R 2 smaragdgrün.

B. 5 ml der Lösung (D 2) oder 5 ml Prüflösung werden mit 50 ml Wasser verdünnt. Die Mischung fluoresziert im Tageslicht nicht. Nach Zusatz von 50 ml Wasser und 1 ml verdünnter Schwefelsäure R tritt eine intensive, blaue Fluoreszenz auf.

C. 5 ml der Lösung (D 2) oder 5 ml Prüflösung werden mit 5 ml Wasser und 1 ml verdünnter Salzsäure R versetzt. Die Mischung gibt die Identitätsreaktion auf Sulfat (Ph. Eur.).

PRÜFUNG AUF REINHEIT

Aussehen der Lösung: Die Lösung (D 2) muß klar (Ph. Eur., Methode B) und farblos (Ph. Eur., Methode II) sein.

Relative Dichte (Ph. Eur.): 0,832 bis 0,836.

GEHALTSBESTIMMUNG

Etwa 20,0 g der Lösung (D 2), genau gewogen, werden mit 10 ml Chloroform R versetzt und 5 Minuten lang auf dem Wasserbad unter Rückfluß erhitzt. Die abgekühlte Mischung wird nach Zugabe von 1,0 ml Phenolphthalein-Lösung R mit 0,1 N-Natriumhydroxid-Lösung bis zum Farbumschlag nach Rot titriert (Feinbürette).

Etwa 2,00 g der 1. Dezimalverreibung, genau gewogen, werden mit 20 ml Äthanol 90 % RN und 10 ml Chloroform R versetzt und 5 Minuten lang auf dem Wasserbad unter Rückfluß erhitzt. Die abgekühlte Mischung wird nach Zusatz von 1,0 ml Phenolphthalein-Lösung R mit 0,1 N-Natriumhydroxid-Lösung bis zum Farbumschlag nach Rot titriert (Feinbürette).

1 ml 0,1 N-Natriumhydroxid-Lösung entspricht 39,15 mg $C_{40}H_{50}N_4O_8S \cdot 2\,H_2O$.

LAGERUNG

Vor Licht geschützt.

CHIONANTHUS VIRGINICUS

Verwendet wird die frische Wurzelrinde mit anhängenden Seitenwurzeln von *Chionanthus virginicus* L.

BESCHREIBUNG

Die Wurzel hat stark bitteren Geschmack.

Die 2 bis 7 mm dicke Rinde ist außen hell- bis gelbbraun und zeigt vereinzelt Korkwarzen. Unter einem dünnen Korkgewebe liegt ein dickes, weißes Rindenparenchym. An der Wurzelrinde hängen Seitenwurzeln. Sie sind bis etwa 15 cm lang, etwa 1 mm dick, etwas heller gelbbraun und ihrerseits stark verzweigt.

ARZNEIFORMEN

HERSTELLUNG

Urtinktur und flüssige Verdünnungen nach Vorschrift 3a.

EIGENSCHAFTEN

Die Urtinktur ist eine rotbraune Flüssigkeit mit würzigem Geruch und bitterem Geschmack.

PRÜFUNG AUF IDENTITÄT

A. 5 ml Urtinktur werden mit 5 ml Wasser versetzt und mit 10 ml Petroläther *R* ausgeschüttelt. Wird die abgetrennte Petrolätherphase mit 2 ml Schwefelsäure *R* unterschichtet, entsteht an der Grenzfläche ein brauner Ring. Nach leichtem Schütteln färbt sich die Schwefelsäure rot.

B. Wird 1 ml Urtinktur mit 10 ml Wasser 1 Minute lang kräftig geschüttelt, entsteht ein Schaum, der mindestens 15 Minuten lang bestehen bleibt.

C. Chromatographie: Die Prüfung erfolgt dünnschichtchromatographisch auf einer Schicht von Kieselgel H *R*.

   Untersuchungslösung: Urtinktur.

Vergleichslösung: 5 mg Aesculin *RH* und 5 mg Cholesterin *R* werden in 10 ml Methanol *R* gelöst.

Aufgetragen werden getrennt je 10 µl Untersuchungs- und Vergleichslösung. Die Chromatographie erfolgt über eine Laufstrecke von 15 cm mit einer Mischung von 75 Volumteilen Äthylacetat *R*, 24 Volumteilen Dioxan *R* und 1 Volumteil Wasser. Nach Verdunsten der mobilen Phase werden die Chromatogramme mit einer 10prozentigen Lösung (G/V) von Schwefelsäure *R* in Äthanol *R* besprüht, 10 Minuten lang auf 105 bis 110 °C erhitzt und innerhalb von 10 Minuten im ultravioletten Licht bei 365 nm ausgewertet.

Das Chromatogramm der Vergleichslösung zeigt im unteren Drittel des Rf-Bereiches den blauen Fleck des Aesculins und im oberen Drittel den rosafarbenen Fleck des Cholesterins.

Das Chromatogramm der Untersuchungslösung zeigt am Start und etwa in Höhe der Vergleichssubstanz Aesculin je einen braunen Fleck. Dicht darüber bis etwa zur Grenze des unteren Drittels des Rf-Bereiches liegen ein grauer und ein braungelber Fleck. Unterhalb der Vergleichssubstanz Cholesterin liegen am oberen Ende des mittleren Drittels ein braungelber Fleck und am Übergang vom mittleren zum oberen Drittel ein brauner Fleck. Etwa auf Höhe des Cholesterins ist ein weißer Fleck zu sehen.

PRÜFUNG AUF REINHEIT

Relative Dichte (Ph. Eur.): 0,895 bis 0,915.

Trockenrückstand (DAB): Mindestens 6,5 Prozent.

LAGERUNG

Vor Licht geschützt.

CHOLESTERINUM

$C_{27}H_{46}O$ MG 386,6

Verwendet wird Cholesterin, das mindestens 97,0 und höchstens 103,0 Prozent Cholestenole, berechnet als 3β-Hydroxy-5-cholesten enthält.

EIGENSCHAFTEN

Weißes, sich fettig anfühlendes Pulver oder Plättchen; sehr schwer löslich in Wasser, wenig löslich in Äthanol, löslich in Chloroform.

PRÜFUNG AUF IDENTITÄT

Prüflösung: 10 mg Substanz werden in Chloroform R zu 10 ml gelöst.

A. Schmelzpunkt (Ph. Eur., Kapillar-Methode): 146 bis 150 °C.
B. Werden 3 ml Prüflösung mit 3 ml Schwefelsäure R versetzt, färbt sich die Chloroformschicht nach leichtem Schütteln rot und die Schwefelsäure zeigt eine grüne Fluoreszenz.
C. Wird die Mischung aus 3 ml Prüflösung und 0,5 ml Acetanhydrid R vorsichtig mit Schwefelsäure R unterschichtet, entsteht an der Phasengrenze ein blauer bis grüner Ring.

PRÜFUNG AUF REINHEIT

Äthanolunlösliche Stoffe: Eine unter Erwärmen bereitete Lösung von 0,10 g Substanz in 10 ml Äthanol R muß klar (Ph. Eur., Methode B) und farblos (Ph. Eur., Methode II) sein und darf sich nach dem Abkühlen innerhalb von 2 Stunden nicht trüben.

Freie Säure: Eine Mischung von je 10 ml Äthanol R und Chloroform R wird nach Zusatz von 0,1 ml Phenolphthalein-Lösung RN mit 0,1 N-Natriumhydroxid-Lösung neutralisiert. Wird die Lösung von 1,0 g Substanz in dieser Mischung mit 0,1 N-Natriumhydroxid-Lösung titriert, dürfen bis zum Farbumschlag nicht mehr als 0,2 ml 0,1 N-Natriumhydroxid-Lösung verbraucht werden.

Spezifische Drehung (Ph. Eur.): 0,500 g getrocknete Substanz werden in Chloroform R zu 25,0 ml gelöst. Die spezifische Drehung muß zwischen —35° und —39° liegen.

Trocknungsverlust (Ph. Eur.): Höchstens 0,3 Prozent, mit 1,000 g Substanz durch 3 Stunden langes Trocknen im Trockenschrank bei 100 bis 105 °C bestimmt.

Sulfatasche (Ph. Eur.): Höchstens 0,3 Prozent, mit 0,50 g Substanz bestimmt.

Chromatographie: Die Prüfung erfolgt dünnschichtchromatographisch auf einer Schicht von Kieselgel H R.

Untersuchungslösung A: 0,250 g Substanz werden in Chloroform R zu 50,0 ml gelöst.

Untersuchungslösung B: 1,0 ml Untersuchungslösung A wird mit Chloroform R zu 100,0 ml verdünnt.

Aufgetragen werden getrennt je 20 µl Untersuchungslösung A und B. Die Chromatographie erfolgt über eine Laufstrecke von 10 cm mit einer Mischung von 60 Volumteilen Cyclohexan R und 40 Volumteilen Äthylacetat R. Nach Verdunsten der mobilen Phase werden die Chromatogramme mit einer Mischung von 50 ml Methanol R und 10 ml Schwefelsäure R besprüht, 5 Minuten lang im Trockenschrank auf etwa 140 °C erhitzt und innerhalb von 10 Minuten im Tageslicht ausgewertet.

Die Chromatogramme zeigen im mittleren Drittel des Rf-Bereiches den grauvioletten Fleck des Cholesterins. Im Chromatogramm der Untersuchungslösung A dürfen keine Nebenflecke auftreten, deren Färbung und Intensität stärker ist als diejenige des Cholesterinfleckes im Chromatogramm der Untersuchungslösung B.

GEHALTSBESTIMMUNG

Etwa 10,0 mg Substanz, genau gewogen, werden in Essigsäure 98 % R zu 25,0 ml gelöst. 1,0 ml der Lösung wird mit 2,0 ml einer im Eisbad frisch bereiteten Mischung von 1,9 ml eiskaltem Acetanhydrid R und 0,1 ml Schwefelsäure R versetzt und umgeschüttelt. Die Extinktion wird nach 15 Minuten langem Stehen bei 30 °C unter Lichtausschluß bei 619 nm in einer Schichtdicke von 1 cm gegen eine gleichbehandelte Mischung aus den Reagenzien gemessen.

Der Berechnung des Gehaltes wird eine spezifische Extinktion $E_{1\,cm}^{1\,\%} = 46$ zugrundegelegt.

Die Berechnung des Prozentgehaltes (x_{proz}) erfolgt nach der Formel

$$x_{proz} = \frac{E_{619}}{e} \times 1630,4$$

e = Einwaage an Substanz in mg.

ARZNEIFORMEN

Die Lösung (D 2) enthält mindestens 0,92 und höchstens 1,08 Prozent Cholestenole, berechnet als 3β-Hydroxy-5-cholesten. Die 1. Dezimalverreibung enthält mindestens

Cholesterinum

9,2 und höchstens 10,8 Prozent Cholestenole, berechnet als 3β-Hydroxy-5-cholesten.

HERSTELLUNG

Lösung (D 2) nach Vorschrift 5 a mit absolutem Äthanol. Die 3. Dezimalverdünnung wird mit Äthanol, die 4. Dezimalverdünnung mit Äthanol 62 Prozent, die folgenden Verdünnungen werden mit Äthanol 43 Prozent hergestellt.
Verreibungen nach Vorschrift 6.

EIGENSCHAFTEN

Die Lösung (D 2) ist ein klare, farblose Flüssigkeit.
Die 1. Dezimalverreibung ist ein weißes Pulver.

PRÜFUNG AUF IDENTITÄT

1 ml Lösung (D 2) wird auf dem Wasserbad eingeengt. Der Rückstand wird mit 10 ml Chloroform R aufgenommen. 0,1 g der 1. Dezimalverreibung werden mit 10 ml Chloroform R ausgeschüttelt und abfiltriert. 3 ml Chloroformlösung geben die Indentitätsreaktionen A und B der Substanz.

PRÜFUNG AUF REINHEIT

Aussehen der Lösung: Die Lösung (D 2) muß klar (Ph. Eur., Methode B) und farblos (Ph. Eur., Methode II) sein.

Relative Dichte (Ph. Eur.): 0,791 bis 0,795

GEHALTSBESTIMMUNG

Etwa 1,0 g der Lösung (D 2), genau gewogen, wird mit Essigsäure 98% R zu 25,0 ml verdünnt.

Etwa 0,10 g der 1. Dezimalverreibung, genau gewogen, werden mit Hilfe von 10 ml Wasser in einen 50-ml-Scheidetrichter überführt und dreimal mit je 10 ml Chloroform R ausgeschüttelt. Die vereinigten Chloroformphasen werden unter vermindertem Druck im Wasserbad bei etwa 40 °C eingeengt. Der Rückstand wird mit Essigsäure 98% R in einen 25-ml-Meßkolben überführt und damit zu 25,0 ml verdünnt.

Die Bestimmung und Berechnung erfolgt wie bei der Substanz unter „Gehaltsbestimmung" angegeben mit je 1,0 ml der erhaltenen Lösung.

LAGERUNG

Dicht verschlossen, vor Licht geschützt.

CNICUS BENEDICTUS

Carduus benedictus

Verwendet werden die frischen, oberirdischen Teile blühender Pflanzen von *Cnicus benedictus* L.

BESCHREIBUNG

Die oberirdischen Teile haben schwach aromatischen Geruch und schon beim Abschmecken der Außenseiten wahrnehmbaren bitteren Geschmack.

Die distelartige Pflanze ist bis 60 cm hoch und hat einen stark verästelten, bis 1 cm dicken, durch meist 8 oft rotviolett überlaufene Rippen kantigen, borstigzottig bis spinnwebig behaarten Stengel, der innen markig ist und unten manchmal eine Zentralhöhle hat. Die grundständigen Laubblätter sind bis 30 cm lang, mit kurzem, dreikantigem, bisweilen etwas geflügeltem Stiel und breit lanzettlicher, fiederspaltiger oder schrotsägeförmiger Spreite mit abstehenden, dornig gezähnten Abschnitten. Die oberen, bis 10 cm langen, etwas klebrigen Blätter sind stengelumfassend und kurz herablaufend. Kurz unter den einzeln endständigen Blütenköpfchen stehen dicht gedrängt etwa 10 eiförmig-lanzettliche bis lanzettliche Blätter. Alle Blätter sind beiderseits dunkelgrün, mehr oder weniger borstig bis spinnwebig behaart, von unebener Oberfläche und mit einem ausgeprägten, auf der Unterseite vorspringenden Mittelnerv.

Die Blütenköpfchen sind 2,5 bis 4 cm lang, 2 bis 3 cm breit mit breiteiförmigem, mehrreihigem Hüllkelch, dessen Hüllblätter derb, grün, später gelblich-bräunlich und auf der Innenseite stark glänzend sind. Die äußersten sind eiförmig-lanzettlich, in einen einfachen, anliegenden Stachel ausgezogen. Die inneren, längeren, spinnwebig behaarten tragen einen langen, fiederförmigen, nach außen umgebogenen, violett-braunen Stachel. Der flache, markige Blütenstandsboden ist mit zahlreichen, langen, seidig glänzenden Spreuhaaren besetzt. Die etwa 1 cm aus dem Blütenkörbchen herausragenden Blüten sind gelb. Außen können 4 bis 6 oben dreizipflige, sterile Röhrenblüten stehen. Die zahlreichen inneren, zwittrigen Röhrenblüten haben eine bis 20 mm lange, schlanke, farblose Blumenkronröhre, die in einen schmal trichterförmig erweiterten, mit 5 langen Zipfeln versehenen, gelben oberen Teil ausläuft. Der fast zylindrische, etwas gekrümmte, zwanzigrippige Fruchtknoten trägt auf einem zehnzähnigen Wulst einen zehnzähligen äußeren Kreis von bis zu 10 mm langen und einen zehnzähligen inneren von nur bis zu 3 mm langen, weißen Pappusborsten. Die am trichterförmig erweiterten Teil der Korolle inserierten Staubblätter sind dunkel überlaufen und zu einer griffelumfassenden Röhre verwachsen.

ARZNEIFORMEN

HERSTELLUNG

Urtinktur und flüssige Verdünnungen nach Vorschrift 2a.

EIGENSCHAFTEN

Die Urtinktur ist eine goldgelbe bis braungelbe Flüssigkeit mit bitterem Geschmack.

PRÜFUNG AUF IDENTITÄT

A. 1 ml Urtinktur wird mit 5 ml Äthanol *R* und 1 ml Aluminiumchlorid-Reagenz *RN* versetzt. Die Mischung ist gelb und fluoresziert im ultravioletten Licht bei 365 nm stärker grün als eine Mischung aus 1 ml Urtinktur und 5 ml Äthanol *R*.

B. 1 ml Urtinktur wird mit 1 ml Äthanol *R* und 2 ml verdünnter Natriumhydroxid-Lösung *R* versetzt. Die Mischung ist stärker gelb gefärbt als eine Vergleichsmischung aus 1 ml Urtinktur und 3 ml Äthanol *R*.

C. Chromatographie: Die Prüfung erfolgt dünnschichtchromatographisch auf einer Schicht von Kieselgel HF_{254} *R*.

Untersuchungslösung: Urtinktur

Vergleichslösung: 10 mg Resorcin *R* und 10 mg p-Aminoacetophenon *RN* werden in 10 ml Methanol *R* gelöst.

Aufgetragen werden getrennt 50 µl Untersuchungslösung und 10 µl Vergleichslösung. Die Chromatographie erfolgt über eine Laufstrecke von 15 cm mit einer Mischung von 90 Volumteilen Chloroform *R* und 10 Volumteilen Methanol *R*. Nach Verdunsten der mobilen Phase werden die Chromatogramme mit einer frisch bereiteten Anisaldehyd-Lösung *R* besprüht, etwa 10 Minuten lang auf 105 bis 110 °C erhitzt und innerhalb von 10 Minuten im Tageslicht ausgewertet.

Das Chromatogramm der Vergleichslösung zeigt am Übergang vom unteren zum mittleren Drittel des Rf-Bereiches den roten Fleck des Resorcins und wenig unter dem Übergang vom mittleren zum oberen Drittel den roten Fleck des p-Aminoacetophenons.

Das Chromatogramm der Untersuchungslösung zeigt etwa in der Mitte zwischen Start und Resorcin-Fleck einen schwachen, gelblich-braunen Fleck. Etwa auf der Höhe des Resorcins liegt ein rötlicher und wenig darüber ein blauvioletter Fleck; etwa eine Fleckdicke höher liegt ein schmutzig rot-violetter Fleck. Etwa eine Fleckdicke unter der oberen Vergleichssubstanz kann ein grau- bis blau-violetter Fleck auftreten.

PRÜFUNG AUF REINHEIT

Relative Dichte (Ph. Eur.): 0,931 bis 0,951

Trockenrückstand (DAB): Mindestens 1,3 Prozent.

LAGERUNG

Vor Licht geschützt.

CNICUS BENEDICTUS, ÄTHANOL. DECOCTUM

Carduus benedictus, äthanol. Decoctum

Verwendet werden die frischen, oberirdischen Teile blühender Pflanzen von *Cnicus benedictus* L.

BESCHREIBUNG

Die oberirdischen Teile haben schwach aromatischen Geruch und schon beim Abschmecken der Außenseiten wahrnehmbaren bitteren Geschmack.

Die distelartige Pflanze ist bis 60 cm hoch und hat einen stark verästelten, bis 1 cm dicken, durch meist 8 oft rotviolett überlaufene Rippen kantigen, borstigzottig bis spinnwebig behaarten Stengel, der innen markig ist und unten manchmal eine Zentralhöhle hat. Die grundständigen Laubblätter sind bis 30 cm lang, mit kurzem, dreikantigem, bisweilen etwas geflügeltem Stiel und breit lanzettlicher, fiederspaltiger oder schrotsägeförmiger Spreite mit abstehenden, dornig gezähnten Abschnitten. Die oberen, bis 10 cm langen, etwas klebrigen Blätter sind stengelumfassend und kurz herablaufend. Unter den einzeln endständigen Blütenköpfchen stehen dicht gedrängt etwa 10 eiförmig-lanzettliche bis lanzettliche Blätter. Alle Blätter sind beiderseits dunkelgrün, mehr oder weniger borstig bis spinnwebig behaart, von unebener Oberfläche und mit einem ausgeprägten, auf der Unterseite vorspringenden Mittelnerv.

Die Blütenköpfchen sind 2,5 bis 4 cm lang, 2 bis 3 cm breit mit breiteiförmigem, mehrreihigem Hüllkelch, dessen Hüllblätter derb, grün, später gelblich-bräunlich und auf der Innenseite stark glänzend sind. Die äußersten sind eiförmig-lanzettlich, in einen einfachen, anliegenden Stachel ausgezogen. Die inneren, längeren, spinnwebig behaarten tragen einen langen, fiederförmigen, nach außen umgebogenen, violettbraunen Stachel. Der flache, markige Blütenstandsboden ist mit zahlreichen langen, seidig glänzenden Spreuhaaren besetzt. Die etwa 1 cm aus dem Blütenkörbchen herausragenden Blüten sind gelb. Außen können 4 bis 6 oben dreizipflige, sterile Röhrenblüten stehen. Die zahlreichen inneren, zwittrigen Röhrenblüten haben eine bis 20 mm lange, schlanke, farblose Blumenkronröhre, die in einen schmal trichterförmig erweiterten, mit 5 langen Zipfeln versehenen, gelben oberen Teil ausläuft. Der fast zylindrische, etwas gekrümmte, zwanzigrippige Fruchtknoten trägt auf einem zehnzähnigen Wulst einen zehnzähligen äußeren Kreis von bis zu 10 mm langen und einen zehnzähligen inneren von nur bis zu 3 mm langen, weißen Pappusborsten. Die am trichterförmig erweiterten Teil der Korolle inserierten Staubblätter sind dunkel überlaufen und zu einer griffelumfassenden Röhre verwachsen.

ARZNEIFORMEN
HERSTELLUNG
Urtinktur und flüssige Verdünnungen nach Vorschrift 19e.

EIGENSCHAFTEN
Die Urtinktur ist eine goldgelbe bis braungelbe Flüssigkeit mit bitterem Geschmack.

PRÜFUNG AUF IDENTITÄT
A. 1 ml Urtinktur wird mit 5 ml Äthanol R und 1 ml Aluminiumchlorid-Reagenz RN versetzt. Die Mischung ist gelb und fluoresziert im ultravioletten Licht bei 365 nm grün.
B. 1 ml Urtinktur wird mit 1 ml Äthanol R und 2 ml verdünnter Natriumhydroxid-Lösung R versetzt. Die Mischung ist gelb gefärbt.
C. Chromatographie: Die Prüfung erfolgt dünnschichtchromatographisch auf einer Schicht von Kieselgel HF_{254} R.

Untersuchungslösung: Urtinktur

Vergleichslösung: 10 mg Resorcin R und 10 mg p-Aminoacetophenon RN werden in 10 ml Methanol R gelöst.

Aufgetragen werden getrennt 50 μl Untersuchungslösung und 10 μl Vergleichslösung. Die Chromatographie erfolgt über eine Laufstrecke von 15 cm mit einer Mischung von 90 Volumteilen Chloroform R und 10 Volumteilen Methanol R. Nach Verdunsten der mobilen Phase werden die Chromatogramme mit einer frisch bereiteten Anisaldehyd-Lösung R besprüht, etwa 10 Minuten lang auf 105 bis 110 °C erhitzt und innerhalb von 10 Minuten im Tageslicht ausgewertet.

Das Chromatogramm der Vergleichslösung zeigt am Übergang vom unteren zum mittleren Drittel des Rf-Bereiches den roten Fleck des Resorcins und in der Mitte des Rf-Bereiches den roten Fleck des p-Aminoacetophenons.

Das Chromatogramm der Untersuchungslösung zeigt wenig oberhalb der Vergleichssubstanz Resorcin einen rötlichen Fleck und darüber einen blauen Fleck. Etwa in der Mitte zwischen den beiden Vergleichssubstanzen liegt ein blaugrauer Fleck; etwa auf Höhe des p-Aminoacetophenons liegt ebenfalls ein blaugrauer Fleck.

PRÜFUNG AUF REINHEIT
Relative Dichte (Ph. Eur.): 0,953 bis 0,968

Trockenrückstand (DAB): Mindestens 1,3 Prozent.

LAGERUNG
Vor Licht geschützt.

COCHLEARIA OFFICINALIS

Verwendet werden die frischen, zu Beginn der Blütezeit gesammelten oberirdischen Teile von *Cochlearia officinalis* L.

BESCHREIBUNG

Die Pflanze hat würzigen Geruch und bitteren, etwas salzigen Geschmack.

Die grundständigen, eine lockere Rosette bildenden Laubblätter der zweijährigen bis ausdauernden, wintergrünen, kahlen Pflanze sind lang geteilt und besitzen eine rundlich herzförmige, meist aber nierenförmige, ganzrandige oder geschweifte, leuchtend grüne bis gelbgrüne, etwas fleischige Spreite.

Der aufsteigende bis fast aufrechte, kantig gefurchte, einfache oder verzweigte, 15 bis 30, gelegentlich bis 50 cm hohe Stengel trägt mehr oder weniger zahlreiche, eiförmige, selten rundliche, grob und entfernt gezähnte, manchmal fast ganzrandige, im oberen Teil mit kurz pfeilförmigem Grunde stengelumfassende Blätter. Die zahlreichen, mehr oder weniger lang gestielten Blüten sind in einer anfangs gedrängten, etwas überhängenden, später verlängerten, großen Traube angeordnet. Die vier aufrecht abstehenden Kelchblätter sind schmal elliptisch, weiß hautrandig und etwa 1,5 bis 2 mm lang. Die vier weißen, länglich verkehrteiförmigen, ausgebreiteten, kurz genagelten Kronblätter sind 3 bis 8 mm lang. Die sechs Staubblätter mit den meist geraden Filamenten besitzen gelbe Antheren. Der oberständige, zweifächrige Fruchtknoten ist kugelig, eiförmig bis eiförmig-ellipsoidisch, beidendig abgerundet oder verschmälert. Er wird bis 7 mm lang und trägt einen bis 1 mm langen Griffel.

ARZNEIFORMEN

HERSTELLUNG

Urtinktur und flüssige Verdünnungen nach Vorschrift 3a.

EIGENSCHAFTEN

Die Urtinktur ist eine grünlichbraune Flüssigkeit mit würzig-scharfem Geruch und bitterem, brennendem Geschmack.

PRÜFUNG AUF IDENTITÄT

A. Werden 2 ml Urtinktur mit 0,2 ml ammoniakalischer Silbernitrat-Lösung *R* versetzt und erwärmt, entsteht eine schwarzbraune Fällung.
B. Werden 2 ml Urtinktur mit 0,5 ml verdünnter Natriumhydroxid-Lösung *R* versetzt, färbt sich die Mischung intensiv gelb; nach wenigen Minuten entsteht eine braune Fällung.
C. Werden 2 ml Urtinktur mit 2 ml Quecksilber(II)-chlorid-Lösung *R* und 1 ml Wasser versetzt und 2 Minuten lang erhitzt, entsteht nach dem Abkühlen eine braungraue Fällung.
D. Werden 2 ml Urtinktur mit 0,5 ml verdünnter Salzsäure *R* und 1 ml Bariumchlorid-Lösung *R* 1 versetzt und erhitzt, entsteht nach dem Abkühlen eine hellgraue Fällung.
E. Chromatographie: Die Prüfung erfolgt dünnschichtchromatographisch auf einer Schicht von Kieselgel HF_{254} *R*.

Untersuchungslösung: 10 ml Urtinktur werden unter vermindertem Druck bei einer Wasserbadtemperatur von höchstens 50 °C eingeengt. Der Rückstand wird in 1 ml Äthanol 90 % *RN* gelöst.

Vergleichslösung: 25 mg Emetindihydrochlorid *R*, 10 mg Quercetin *RN* und 10 mg Chininhydrochlorid *R* werden in 10 ml Äthanol *R* gelöst.

Aufgetragen werden getrennt 20 µl Untersuchungslösung und 10 µl Vergleichslösung. Die Chromatographie erfolgt über eine Laufstrecke von 10 cm mit einer Mischung von 55 Volumteilen n-Butanol *R*, 15 Volumteilen n-Propanol *R*, 15 Volumteilen Essigsäure 98 % *R* und 15 Volumteilen Wasser. Nach Verdunsten der mobilen Phase werden die Chromatogramme im ultravioletten Licht bei 365 nm ausgewertet.

Das Chromatogramm der Vergleichslösung zeigt im unteren Drittel des Rf-Bereiches den blauen Fleck des Emetindihydrochlorids, im unteren Teil des mittleren Drittels den hellblauen Fleck des Chininhydrochlorids und im oberen Drittel den braunen Fleck des Quercetins.

Das Chromatogramm der Untersuchungslösung zeigt dicht über der Startlinie einen braunen Fleck, knapp unterhalb der Vergleichssubstanz Emetindihydrochlorid einen hellblauen und knapp darüber einen blauen Fleck, knapp unterhalb der Vergleichssubstanz Chininhydrochlorid einen grüngelben Fleck, zwischen den Vergleichssubstanzen Chininhydrochlorid und Quercetin zwei dunkelbraune Flecke und oberhalb der Vergleichssubstanz Quercetin einen roten und einen orangefarbenen Fleck.

PRÜFUNG AUF REINHEIT

Relative Dichte (Ph. Eur.): 0,895 bis 0,915

Trockenrückstand (DAB): Mindestens 1,2 Prozent.

LAGERUNG

Vor Licht geschützt.

COCHLEARIA OFFICINALIS SPAG. KRAUSS

Verwendet werden die frischen, zu Beginn der Blütezeit gesammelten oberirdischen Teile von *Cochlearia officinalis* L.

BESCHREIBUNG

Die Pflanze hat würzigen Geruch und bitteren, etwas salzigen Geschmack.

Die grundständigen, eine lockere Rosette bildenden Laubblätter der zweijährigen bis ausdauernden, wintergrünen, kahlen Pflanze sind lang gestielt und besitzen eine rundlich herzförmige, meist aber nierenförmige, ganzrandige oder geschweifte, leuchtend grüne bis gelbgrüne, etwas fleischige Spreite.

Der aufsteigende bis fast aufrechte, kantig gefurchte, einfache oder verzweigte, 15 bis 30, gelegentlich bis 50 cm hohe Stengel trägt mehr oder weniger zahlreiche, eiförmige, selten rundliche, grob und entfernt gezähnte, manchmal fast ganzrandige, im oberen Teil mit kurz pfeilförmigem Grunde stengelumfassende Blätter. Die zahlreichen mehr oder weniger lang gestielten Blüten sind in einer anfangs gedrängten, etwas überhängenden, später verlängerten, großen Traube angeordnet. Die vier aufrecht abstehenden Kelchblätter sind schmal elliptisch, weiß hautrandig und etwa 1,5 bis 2 mm lang. Die vier weißen, länglich verkehrteiförmigen, ausgebreiteten, kurz genagelten Kronblätter sind 3 bis 8 mm lang. Die sechs Staubblätter mit den meist geraden Filamenten besitzen gelbe Antheren. Der oberständige, zweifächerige Fruchtknoten ist kugelig, eiförmig bis eiförmig-ellipsoidisch, beidendig abgerundet oder verschmälert. Er wird bis 7 mm lang und trägt einen bis 1 mm langen Griffel.

ARZNEIFORMEN

HERSTELLUNG

Urtinktur und flüssige Verdünnungen nach Vorschrift 27.

EIGENSCHAFTEN

Die Urtinktur ist eine braune Flüssigkeit mit würzig-herbem Geruch und etwas brennendem, würzigem Geschmack.

PRÜFUNG AUF IDENTITÄT

A. Der pH-Wert (Ph. Eur.) der Urtinktur muß zwischen 3,5 und 4,5 liegen.
B. Werden 2 ml Urtinktur mit 0,2 ml ammoniakalischer Silbernitrat-Lösung *R* versetzt und etwa 3 Minuten lang erwärmt, entsteht beim Abkühlen eine schwarzbraune Fällung.
C. Werden 2 ml Urtinktur mit 0,5 ml verdünnter Natriumhydroxid-Lösung *R* versetzt, färbt sich die Mischung intensiv gelb; nach wenigen Minuten entsteht eine braune Fällung.
D. Werden 2 ml Urtinktur mit 2 ml Quecksilber(II)-chlorid-Lösung *R* und 1 ml Wasser versetzt und 2 Minuten lang erhitzt, entsteht nach dem Abkühlen eine braungraue Fällung.
E. Werden 2 ml Urtinktur mit 0,5 ml verdünnter Salzsäure *R* und 1 ml Bariumchlorid-Lösung *R* versetzt und erhitzt, entsteht nach dem Abkühlen eine hellgraue Fällung.
F. Chromatographie: Die Prüfung erfolgt dünnschichtchromatographisch auf einer Schicht von Kieselgel HF_{254} *R*.

Untersuchungslösung: 20 ml Urtinktur werden unter vermindertem Druck bei einer Wasserbadtemperatur von 50 °C eingeengt. Der Rückstand wird in 2 ml Äthanol 50% RN gelöst.

Vergleichslösung: 25 mg Emetindihydrochlorid *R*, 10 mg Quercetin *RN* und 10 mg Chininhydrochlorid *R* werden in 10 ml Äthanol *R* gelöst.

Aufgetragen werden getrennt 20 µl Untersuchungslösung und 10 µl Vergleichslösung. Die Chromatographie erfolgt über eine Laufstrecke von 10 cm mit einer Mischung von 55 Volumteilen n-Butanol *R*, 15 Volumteilen n-Propanol *R*, 15 Volumteilen Essigsäure 98% *R* und 15 Volumteilen Wasser. Nach Verdunsten der mobilen Phase werden die Chromatogramme im ultravioletten Licht bei 365 nm ausgewertet.

Das Chromatogramm der Vergleichslösung zeigt im unteren Drittel des Rf-Bereiches den blauen Fleck des Emetindiyhdrochlorids, im unteren Teil des mittleren Drittels den hellblauen Fleck des Chininhydrochlorids und im oberen Drittel den braunen Fleck des Quercetins.

Das Chromatogramm der Untersuchungslösung zeigt dicht über der Startlinie einen braunen Fleck, in Höhe der Vergleichssubstanz Emetindihydrochlorid einen hellblauen Fleck, dicht unterhalb der Vergleichssubstanz Chininhydrochlorid einen grüngelben, in Höhe dieser Vergleichssubstanz einen blauen und wenig darüber einen weiteren blauen Fleck, zwischen den Vergleichssubstanzen Chininhydrochlorid und Quercetin einen braunen Fleck und wenig unterhalb der Frontlinie einen hellgelben Fleck.

PRÜFUNG AUF REINHEIT

Relative Dichte (Ph. Eur.): 0,955 bis 0,965

Trockenrückstand (DAB): Mindestens 1,3 Prozent.

LAGERUNG

Vor Licht geschützt.

COLLINSONIA CANADENSIS

Verwendet werden die frischen, unterirdischen Teile von *Collinsonia canadensis* L.

BESCHREIBUNG

Die Pflanzenteile haben widerlich kratzenden Geschmack.

Der Wurzelstock ist sehr hart, unregelmäßig gebogen, oberseits unregelmäßig knotig durch die Reste der Zweige und die von den Stengeln gebliebenen Narben. Unterseits ist er mit einigen langen, dünnen, braunen, etwa 1 bis 2 mm dicken Wurzeln besetzt. Im jüngeren Stadium ist er außen weißlich bis hellbraun, mit dunklerer, schuppiger Außenseite, später dunkelbraun bis fast schwarz. Das Innere ist weiß und wird nach wenigen Minuten Lufteinwirkung braun.

ARZNEIFORMEN

HERSTELLUNG

Urtinktur und flüssige Verdünnungen nach Vorschrift 3a.

EIGENSCHAFTEN

Die Urtinktur ist eine braune Flüssigkeit mit schwach aromatischem Geruch und ohne besonderen Geschmack.

PRÜFUNG AUF IDENTITÄT

A. Werden 0,5 ml Urtinktur mit 15 ml Wasser und 0,5 ml Eisen(III)-chlorid-Lösung *R* 1 versetzt und kräftig geschüttelt, entsteht ein über 2 Stunden lang beständiger Schaum.

B. Werden 0,5 ml Urtinktur mit 15 ml Wasser und 0,05 ml verdünnter Natriumhydroxid-Lösung *R* versetzt, färbt sich die Mischung deutlich gelb.

C. 2 ml Urtinktur färben sich durch Zusatz von 0,1 ml Eisen(III)-chlorid-Lösung *R* 1 grün.

D. Wird 1 ml Urtinktur mit 1 ml Wasser versetzt, tritt eine schwache Trübung auf, die sich innerhalb von 10 bis 20 Minuten deutlich verstärkt.

E. Chromatographie: Die Prüfung erfolgt dünnschichtchromatographisch auf einer Schicht von Kieselgel GF_{254} R.

Untersuchungslösung: 5 ml Urtinktur werden unter vermindertem Druck auf etwa 2 ml eingeengt, mit Hilfe von etwa 5 ml Wasser in einen Scheidetrichter überführt und zweimal mit je 10 ml Chloroform R ausgeschüttelt. Die vereinigten Chloroformphasen werden eingeengt. Der Rückstand wird in 1 ml Methanol R aufgenommen.

Vergleichslösung: 10 mg Coffein *RH*, 10 mg Kaffeesäure R und 10 mg Noscapinhydrochlorid *RN* werden in 10 ml Methanol R gelöst.

Aufgetragen werden getrennt 30 µl Untersuchungslösung und 10 µl Vergleichslösung. Die Chromatographie erfolgt über eine Laufstrecke von 15 cm mit einer Mischung von 93 Volumteilen Chloroform R und 7 Volumteilen Äthanol R. Nach Verdunsten der mobilen Phase werden die Chromatogramme 5 Minuten lang auf 105 bis 110 °C erhitzt, etwa 2 Stunden lang bei Raumtemperatur im Licht liegengelassen und zunächst im ultravioletten Licht bei 254 nm ausgewertet.

Das Chromatogramm der Vergleichslösung zeigt wenig über dem Start den Fleck der Kaffeesäure, im mittleren Drittel des Rf-Bereiches den Fleck des Coffeins und am Übergang vom mittleren zum oberen Drittel den Fleck des Noscapinhydrochlorides.

Im ultravioletten Licht bei 365 nm zeigt das Chromatogramm der Untersuchungslösung direkt über dem Start und wenig oberhalb der Vergleichssubstanz Kaffeesäure je einen gelblichen Fleck. Etwa in Höhe der Vergleichssubstanz Coffein liegt ein starker, gelber Fleck. Zwischen den Vergleichssubstanzen Coffein und Noscapinhydrochlorid liegen zwei hellblaue Flecke und über der Vergleichssubstanz Noscapinhydrochlorid zwei weitere hellblaue Flecke.

Die Chromatogramme werden mit Silbernitrat-Lösung R 1 besprüht. Der im ultravioletten Licht bei 365 nm starke gelbe Fleck im Chromatogramm der Untersuchungslösung färbt sich dunkelgrau.

PRÜFUNG AUF REINHEIT

Relative Dichte (Ph. Eur.): 0,895 bis 0,915.

Trockenrückstand (DAB): Mindestens 1,3 Prozent.

LAGERUNG

Vor Licht geschützt.

CONYZA CANADENSIS

Erigeron canadensis

Verwendet werden die frischen, oberirdischen Teile blühender Pflanzen von *Conyza canadensis* (L.) Cronq.

BESCHREIBUNG

Die meist 20 bis 75 cm, selten bis 1 m hohe Pflanze hat einen steifen, aufrechten, rundlichen, schwach gerippten, zerstreut abstehend steifhaarigen, dicht beblätterten Stengel, der meist erst im Köpfchenstand verzweigt ist. Die Blätter sind wechselständig, auf der Fläche zerstreut behaart, am Rande regelmäßig abstehend borstlich bewimpert, wobei die Länge der Haare zum Blattgrund hin zunimmt. Die unteren, zur Blütezeit zum Teil schon vertrockneten Blätter sind schmal-lanzettlich, bis etwa 10 mm breit, in einen Stiel verschmälert und am Rand meist mit wenigen, entfernt stehenden, vorwärts gerichteten Zähnen versehen. Die mittleren und oberen Blätter sind lineal-lanzettlich, mit verschmälertem Grund sitzend. Die Tragblätter der Köpfchen sind pfriemlich. Die sehr zahlreichen, kurz gestielten Blütenköpfchen sind zu einem endständigen, reich verzweigten, rispenartigen Blütenstand von zylindrischer bis schmal pyramidaler Form zusammengedrängt. Die Hülle ist 3 bis 4 mm lang und undeutlich 2- oder 3reihig. Die Hüllblätter sind lineal-lanzettlich, spitzlich, grün, kahl oder fast kahl. Sie haben einen häutigen, helleren Rand und sind nach dem Verblühen zurückgeschlagen. Die reichblütigen Köpfchen tragen weiße oder rötliche, weibliche, zungenförmige Randblüten, deren Zunge kaum länger als die Hülle oder die röhrigen, zwittrigen Scheibenblüten ist.

Die Blüten haben einen Pappus, der aus einer Reihe weißlicher bis gelblicher, etwa 2,5 mm langer, dünner, feinrauher Borsten besteht. Die miteinander verbundenen Staubbeutel sind am Grund abgerundet. Die 2 Griffeläste haben lanzettliche, ziemlich kurze Anhängsel.

ARZNEIFORMEN

HERSTELLUNG

Urtinktur und flüssige Verdünnungen nach Vorschrift 3a.

EIGENSCHAFTEN

Die Urtinktur ist eine gelbgrüne bis grünbraune Flüssigkeit ohne besonderen Geruch und Geschmack.

Conyza canadensis

PRÜFUNG AUF IDENTITÄT

A. 3 ml Urtinktur werden mit 5 ml Pentan *R* ausgeschüttelt. Wird die abgetrennte organische Phase mit 1 ml einer Lösung von 1 g Dimethylaminobenzaldehyd *R* in 10 ml Schwefelsäure *R* vorsichtig umgeschüttelt, färbt sich die schwefelsaure Schicht rot.

B. Chromatographie: Die Prüfung erfolgt dünnschichtchromatographisch auf einer Schicht von Kieselgel H *R*.

Untersuchungslösung: 5 ml Urtinktur werden unter vermindertem Druck im Wasserbad bei etwa 40 °C eingeengt. Der Rückstand wird in 1 ml Äthanol 50% *RN* aufgenommen.

Vergleichslösung: 10 mg Aescin *RN,* 20 mg Arbutin *RN* und 20 mg Hydrochinon *R* werden in 10 ml Methanol *R* gelöst.

Aufgetragen werden getrennt je 10 µl Untersuchungs- und Vergleichslösung. Die Chromatographie erfolgt über eine Laufstrecke von 10 cm mit einer Mischung von 68 Volumteilen n-Butanol *R*, 16 Volumteilen Essigsäure 98% *R* und 16 Volumteilen Wasser. Die Chromatogramme werden 10 Minuten lang bei 105 bis 110 °C getrocknet, zuerst mit einer 5prozentigen Lösung (V/V) von Schwefelsäure *R* in Äthanol *R* und danach mit Vanillin-Lösung *RN* besprüht und nochmals 5 bis 10 Minuten lang auf 105 bis 110 °C erhitzt. Die Auswertung erfolgt innerhalb von 10 Minuten im Tageslicht.

Das Chromatogramm der Vergleichslösung zeigt im oberen Teil des unteren Drittels des Rf-Bereiches den violetten Fleck des Aescins, im oberen Teil des mittleren Drittels den braunen Fleck des Arbutins und im oberen Teil des oberen Drittels den gelbbraunen Fleck des Hydrochinons.

Das Chromatogramm der Untersuchungslösung zeigt etwa in der Mitte zwischen Start und der Vergleichssubstanz Aescin einen rotvioletten Fleck und knapp unterhalb der Vergleichssubstanz Aescin einen graugrünen Fleck. Zwischen den Vergleichssubstanzen Aescin und Arbutin liegt in gleichmäßigem Abstand voneinander eine Gruppe aus zwei oder drei gelbbraunen bis graugrünen Flecken von untereinander unterschiedlicher Intensität. Knapp oberhalb der Vergleichssubstanz Arbutin liegt ein graugrüner Fleck und etwas oberhalb der Vergleichssubstanz Hydrochinon ein grünvioletter Fleck.

PRÜFUNG AUF REINHEIT

Relative Dichte (Ph. Eur.): 0,898 bis 0,918

Trockenrückstand (DAB): Mindestens 1,4 Prozent.

LAGERUNG

Vor Licht geschützt.

CORALLIUM RUBRUM

Verwendet werden die Bruchstücke des Kalkskelettes von *Corallium rubrum* L. mit einem Gehalt von mindestens 82 Prozent $CaCO_3$.

BESCHREIBUNG

Die harten Bruchstücke sind zylindrisch oder abgeflacht und meist 1 bis 4 cm lang. Sie sind gerade oder gebogen und zum Teil ästig. Die Außenseite weist Längsstreifen und kleine, grubige Vertiefungen auf. Der Querschnitt zeigt konzentrische Schichtung und feine radiale Streifung. Die Stücke sind innen weiß und nach außen hin hell- bis dunkelrot.

PRÜFUNG AUF IDENTITÄT

Prüflösung I: 0,7 g gepulverte Substanz (90) werden mit 7 ml Salzsäure *R* 1 versetzt. Nach Beendigung der Gasentwicklung wird die Lösung bis fast zum Sieden erhitzt und nach dem Erkalten filtriert.

A. 1 ml Prüflösung I wird mit verdünnter Ammoniaklösung *R* 1 auf einen *p*H-Wert von 9 eingestellt. Nach Zusatz von 3 ml Ammoniumcarbonat-Lösung *R* wird 5 Minuten lang auf dem Wasserbad erwärmt und abfiltriert. Filter und Rückstand werden mit 2 ml Wasser gewaschen. Das Filtrat wird für die Identitätsprüfung B verwendet. Der Niederschlag wird in 1 ml Essigsäure *R* gelöst. Die filtrierte Lösung gibt die Identitätsreaktion b) auf Calcium (Ph. Eur.).
B. Wird die Häfte des Filtrats der Identitätsprüfung A mit 0,3 ml Titangelb-Lösung *R* und bis zur alkalischen Reaktion mit Natriumhydroxid-Lösung *R* versetzt, entsteht ein himbeerroter Niederschlag. Die andere Hälfte des Filtrats gibt die Identitätsreaktion auf Magnesium (Ph. Eur.).
C. 0,5 g gepulverte Substanz (90) werden mit 5 ml Salzsäure *R* 1 versetzt. Nach Beendigung der Gasentwicklung und Zugabe von 0,5 ml konzentrierter Wasserstoffperoxid-Lösung *R* wird 5 Minuten lang zum Sieden erhitzt. Die abgekühlte Lösung gibt die Identitätsreaktion c) auf Eisen (Ph. Eur.).
D. Die Substanz gibt die Identitätsreaktion auf Carbonat (Ph. Eur.).
E. 5 ml Prüflösung I geben die Identitätsreaktion auf Sulfat (Ph. Eur.).

PRÜFUNG AUF REINHEIT

Prüflösung II: 2,5 g gepulverte Substanz (90) werden mit 40 ml verdünnter Essigsäure *R* versetzt. Nach Beendigung der Gasentwicklung wird die Lösung 10 Minuten lang zum Sieden erhitzt, nach dem Erkalten mit verdünnter Essigsäure *R* zu 50 ml aufgefüllt und durch einen tarierten Glassintertiegel Nr. 16 (Ph. Eur.) filtriert.

In Essigsäure unlösliche Stoffe: Höchstens 2,0 Prozent; der bei der Herstellung der Prüflösung II verbliebene Rückstand wird viermal mit je 5 ml heißem Wasser ausgewaschen und anschließend 1 Stunde lang bei 100 bis 105 °C getrocknet.

Schwermetalle: 20 ml Prüflösung II werden mit 15 ml Salzsäure *R* 1 versetzt und 3 Minuten lang mit 25 ml frisch destilliertem Isobutylmethylketon *R* ausgeschüttelt. Die wäßrige Phase wird in einer Porzellanschale auf dem Wasserbad eingeengt. Der Rückstand wird 10 Minuten lang bei 600 °C geglüht. Nach dem Abkühlen wird mit 1,0 ml Essigsäure *R* durchfeuchtet, mit 10 ml Wasser aufgeschlämmt und abfiltriert. Das Filtrat wird mit Wasser zu 20 ml verdünnt. 12 ml dieser Lösung müssen der Grenzprüfung auf Schwermetalle (Ph. Eur.) entsprechen (20 ppm). Zur Herstellung der Vergleichslösung wird die Blei-Standardlösung (1 ppm Pb) *R* verwendet.

Trocknungsverlust (Ph. Eur.): Höchstens 1,0 Prozent, bestimmt mit 1,00 g Substanz durch Trocknen im Trockenschrank bei 100 bis 105 °C.

GEHALTSBESTIMMUNG

Etwa 0,100 g gepulverte Substanz (90), genau gewogen, werden in einem 200-ml-Erlenmeyerkolben in einer Mischung von 3 ml verdünnter Salzsäure *R* und 10 ml Wasser gelöst. Die Lösung wird 2 Minuten lang zum Sieden erhitzt und nach dem Abkühlen mit Wasser zu 50 ml verdünnt. Die Lösung wird mit der um einige Milliliter verminderten theoretisch errechneten Menge 0,05 M-Natrium-ÄDTA-Lösung versetzt. Nach Zusatz von 4 ml konzentrierter Natriumhydroxid-Lösung *R* und 0,1 g Calcon-Indikator *R* wird bis zum Farbumschlag von Rosa nach Tiefblau titriert.

1 ml 0,05 M-Natrium-ÄDTA-Lösung entspricht 5,005 mg $CaCO_3$.

ARZNEIFORMEN

Die 1. Dezimalverreibung muß mindestens 7,8 und darf höchstens 9,5 Prozent $CaCO_3$ enthalten.

HERSTELLUNG

Verreibungen nach Vorschrift 6.

EIGENSCHAFTEN

Die 1. Dezimalverreibung ist ein schwach rosafarbenes Pulver.

PRÜFUNG AUF IDENTITÄT

2,0 g der 1. Dezimalverreibung werden 2mal mit je 10 ml kohlendioxidfreiem Wasser R gewaschen. Der Rückstand gibt die Identitätsreaktionen A bis E der Substanz.

GEHALTSBESTIMMUNG

Die Gehaltsbestimmung wird mit etwa 1,00 g der 1. Dezimalverreibung, genau gewogen, entsprechend der Gehaltsbestimmung der Substanz durchgeführt.

CRATAEGUS

Verwendet werden die frischen, reifen Früchte von *Crataegus laevigata* (Poir.) DC., *Crataegus monogyna* Jacq. emend. Lindm. und ihren Bastarden.

BESCHREIBUNG

Die Früchte haben süßlichen bis schleimigen Geschmack.

Die Früchte von *Crataegus laevigata* sind gestielte, kugelige oder ellipsoidische, häufig undeutlich kantige, tiefrote, 8 bis 12 mm lange Scheinfrüchte. Ihre Oberfläche ist glatt und glänzend sowie kahl. Das obere Ende der Scheinfrucht schließt mit einer kleinen Scheibe ab, in deren Mitte die Reste von zwei oder drei Griffeln zu erkennen sind. Die Scheibe ist von den fünf häufig fast waagerecht abstehenden Kelchzipfeln umgeben. Der fleischige, krugförmige Blütenboden umgibt zwei oder drei zur Mitte hin abgeflachte, hier mit je zwei tiefen, zackenrandigen, länglichen Gruben versehene Steinkerne, die am Scheitel dicht kurzhaarig, an den Seiten, nach unten hin abnehmend, spärlich behaart sind. In jedem Steinkern befindet sich ein länglicher, etwas zusammengedrückter, hell braungelber, bis 5 mm langer Same.

Die Früchte von *Crataegus monogyna* sind gestielte, eiförmige bis meist kugelige, bräunlich- bis dunkelrote, 6 bis 10 mm lange und 4 bis 8 mm breite Scheinfrüchte. Ihre Oberfläche ist hart, glatt und glänzend, je nach Herkunft sind sie bisweilen, besonders am Grunde, borstig bis fast wollig behaart. Das obere Ende der Scheinfrucht schließt mit einer kleinen, eingesenkten, von einem mehr oder weniger erhöhten Wulst umgrenzten Scheibe ab, in deren Mitte häufig der behaarte Griffelrest erkennbar ist. Die Scheibe ist umgeben von den fünf zurückgeschlagenen Kelchzipfeln, die gewöhnlich länger als breit sind. Der zimtbraune, fleischige, kugelförmige Blütenboden ist von krümeliger bis klebrig zäher Konsistenz und umschließt den rundlichen, hartschaligen Steinkern, in dem sich der fast mandelförmige, hellbraune, etwa 4 mm lange Same befindet.

ARZNEIFORMEN

HERSTELLUNG

Urtinktur und flüssige Verdünnungen nach Vorschrift 2a.

EIGENSCHAFTEN

Die Urtinktur ist eine braune bis rotbraune Flüssigkeit mit etwas kratzendem Geschmack.

PRÜFUNG AUF IDENTITÄT

A. 2 ml Urtinktur werden durch 0,1 ml Eisen(III)-chlorid-Lösung R 1 dunkelolivgrün gefärbt.
B. 1 ml Urtinktur gibt nach Zusatz von 1 ml Fehlingscher Lösung R beim Erhitzen einen ziegelroten Niederschlag.
C. Werden 2 ml Urtinktur mit 50 mg Resorcin R und 0,5 ml verdünnter Salzsäure R im siedenden Wasserbad erhitzt, färbt sich die Mischung rot.
D. Chromatographie: Die Prüfung erfolgt dünnschichtchromatographisch auf einer Schicht von Kieselgel HF_{254} R.

Untersuchungslösung: 20 ml Urtinktur werden unter vermindertem Druck auf etwa 5 ml eingeengt. Der Rückstand wird zweimal mit je 30 ml Äthylacetat R ausgeschüttelt. Die vereinigten Äthylacetatphasen werden über wasserfreiem Natriumsulfat R getrocknet, filtriert und anschließend eingeengt. Der Rückstand wird in 2 ml Methanol R gelöst.

Vergleichslösung: 50 mg Chlorogensäure RN, 25 mg Hyperosid RN und 10 mg Quercetin RN werden in 10 ml Methanol R gelöst.

Aufgetragen werden getrennt je 10 µl Untersuchungs- und Vergleichslösung. Die Chromatographie erfolgt über eine Laufstrecke von 15 cm mit einer Mischung aus 90 Volumteilen Äthylacetat R, 5 Volumteilen Methanol R und 5 Volumteilen wasserfreier Ameisensäure R. Nach Verdunsten der mobilen Phase zeigt das Chromatogramm der Vergleichslösung im ultravioletten Licht bei 254 nm am Übergang vom unteren zur mittleren Drittel des Rf-Bereiches den Fleck des Hyperosids, im mittleren Drittel den Fleck der Chlorogensäure und im oberen Drittel den Fleck des Quercetins.

Anschließend werden die Chromatogramme mit Vanillin-Phosphorsäure RN besprüht, 15 Minuten lang auf 100 bis 105 °C erhitzt und sofort im Tageslicht ausgewertet.

Im Chromatogramm der Vergleichslösung erscheinen die Flecke des Hyperosids und des Quercetins gelb.

Das Chromatogramm der Untersuchungslösung zeigt knapp unterhalb der Vergleichssubstanz Hyperosid und knapp unterhalb der Vergleichssubstanz Chlorogensäure je einen schwachen, gelben Fleck. Ein roter Fleck ist knapp unterhalb, ein gelblicher Fleck in Höhe und ein violetter Fleck knapp oberhalb der Vergleichssubstanz Quercetin sichtbar; direkt darüber liegt ein rotvioletter Fleck.

PRÜFUNG AUF REINHEIT

Relative Dichte (Ph. Eur.): 0,945 bis 0,965

Trockenrückstand (DAB): Mindestens 5,5 Prozent.

LAGERUNG

Vor Licht geschützt.

CROTON TIGLIUM

Verwendet werden die reifen, getrockneten Samen von *Croton tiglium* L. Sie enthalten mindestens 20 Prozent mit Petroläther extrahierbare Substanzen.

BESCHREIBUNG

Die Samen haben eigentümlichen Geruch.

Sie sind im Umriß eiförmig, beiderseits stumpf, einseitig etwas abgeplattet, 10 bis 13 mm lang und 6 bis 9 mm breit, matt rötlichbraun oder mehr gelblich, stellenweise matt, schwärzlich, unregelmäßig gesprenkelt oder auch gänzlich dunkel. An den Flanken finden sich jederseits schwach hervortretende Kielbildungen, wodurch die Samen mehr oder weniger eckig erscheinen. An der abgeflachten Längsseite verläuft die Spur der Raphe als feiner Strang nach unten zur Chalaza. Gegenüber, längs der stumpf-konvex vortretenden Rückseite verläuft, nicht immer deutlich, im oberen Drittel eine feine Rippe, zu der sich zuweilen zwei seitliche gesellen. Im Schnittpunkt dieser Längslinien, am oberen, oft etwas dickeren Ende findet sich, allerdings selten erhalten geblieben, eine kleine, helle Warzenbildung. Die Innenbekleidung der zerbrechlichen Samenschale zeigt eine glatte, silbergraue Haut, die oft auch auf dem Samenkern haften bleibt. Der letztere erscheint als gelblicher, stumpf vierkantiger Körper mit schwachem Glanz. Quer- und Längsschnitte lassen den Embryo in dem kräftig entwickelten Endosperm erkennen, dessen muldenförmige Hälften an den seitlichen Rändern lose zusammenhängen.

Mikroskopische Merkmale: Die äußere Schicht der Samenschale besteht aus kollabierten, tafelförmigen, von der Fläche gesehen polygonalen Zellen mit braunem Inhalt. Die Außenwände sind gleichmäßig verdickt. Darunter befindet sich eine kollabierte Schicht von 4 bis 5 Reihen schwach ausgeprägtem Sternparenchymgewebe und eine Schicht rechteckiger, radial gestreckter, dünnwandiger, palisadenartiger Zellen, deren Wandungen kleinwellig gefaltet sind. Als vierte Schicht folgt eine Lage sehr langer, radialgestreckter, gekrümmter, stark verdickter, verholzter Palisadensklereiden mit braunem Inhalt. Die innerste Lage stellt ein kollabiertes Nährgewebe dar. Das Endosperm besteht aus polygonalen Zellen, die entweder Aleuronkörner oder Calciumoxalatdrusen enthalten.

PRÜFUNG AUF IDENTITÄT

Prüflösung: 1 g grob gepulverte Droge (710) wird mit 10 ml Äthanol 90% *RN* 2 Stunden lang bei Raumtemperatur gerührt und danach abfiltriert.

A. Wird 1 ml Prüflösung mit 0,5 ml verdünnter Natriumhydroxid-Lösung *R* versetzt, entsteht eine Trübung, die durch kurzes Erhitzen zum Sieden verschwindet. Wird diese Lösung mit 5 ml Wasser verdünnt, bleibt sie klar.
B. Wird 1 ml Prüflösung mit 0,4 ml Schwefelsäure *R* versetzt, entsteht dunkelrote Färbung.
C. Wird 1 ml Prüflösung mit 50 mg Resorcin *R* und 1 ml Salzsäure *R* 1 im Wasserbad erhitzt, entsteht innerhalb von 5 Minuten Rotfärbung.
D. Chromatographie: Die Prüfung erfolgt dünnschichtchromatographisch auf einer Schicht von Kieselgel H *R*.

Untersuchungslösung: Prüflösung

Vergleichslösung: 10 mg Anethol *R*, 10 mg Cineol *R* und 10 mg Cholesterin *R* werden in 10 ml Methanol *R* gelöst.

Aufgetragen werden getrennt je 10 µl Untersuchungs- und Vergleichslösung. Die Chromatographie erfolgt über eine Laufstrecke von 15 cm mit einer Mischung von 85 Volumteilen Toluol *R* und 15 Volumteilen Äthylacetat *R*. Nach Verdunsten der mobilen Phase werden die Chromatogramme mit Anisaldehyd-Lösung *R* besprüht, 5 bis 10 Minuten lang auf 100 bis 105 °C erhitzt und innerhalb von 10 Minuten im Tageslicht ausgewertet.

Das Chromatogramm der Vergleichslösung zeigt im unteren Drittel des Rf-Bereiches den blauvioletten Fleck des Cholesterins, im mittleren Drittel den rotvioletten Fleck des Cineols und am Übergang vom mittleren zum oberen Drittel den rotvioletten Fleck des Anethols.

Das Chromatogramm der Untersuchungslösung zeigt unterhalb der Vergleichssubstanz Cholesterin einen langgezogenen blauvioletten Fleck. Zwischen den Vergleichssubstanzen Cholesterin und Cineol liegen zwei violette Flecke. Etwa in Höhe der Vergleichssubstanz Cineol befindet sich ein violetter Fleck. Etwa in Höhe der Vergleichssubstanz Anethol liegt ein grauvioletter und darüber ein violetter Fleck.

PRÜFUNG AUF REINHEIT

Fremde Bestandteile (Ph. Eur.): Höchstens 1,0 Prozent.

Asche (DAB): Höchstens 3,0 Prozent.

Sulfatasche (Ph. Eur.): Höchstens 4,0 Prozent, bestimmt mit 1,00 g grob gepulverter Droge (710).

GEHALTSBESTIMMUNG

Etwa 0,50 g grob gepulverte Droge (710), genau gewogen, werden mit 20 ml Petroläther R versetzt und unter Rückfluß 15 Minuten lang im Wasserbad bei 70 °C extrahiert. Nach dem Abkühlen wird durch ein Faltenfilter filtriert. Der Vorgang wird noch dreimal wiederholt. Die vereinigten Petrolätherphasen werden mit wasserfreiem Natriumsulfat R getrocknet und in einen bei 80 °C bis zur Gewichtskonstanz getrockneten, tarierten Kolben filtriert. Filter und Rückstand werden zweimal mit je 10 ml Petroläther R gewaschen. Die Filtrate werden im Wasserbad eingeengt. Der Rückstand wird 2 Stunden lang im Trockenschrank bei 80 °C getrocknet und gewogen.

ARZNEIFORMEN

Die Urtinktur enthält mindestens 1,2 und höchstens 1,9 Prozent mit Petroläther extrahierbare Substanzen.

HERSTELLUNG

Urtinktur aus der grob gepulverten Droge (710) durch Mazeration und flüssige Verdünnungen nach Vorschrift 4a mit Äthanol 86 Prozent.

EIGENSCHAFTEN

Die Urtinktur ist eine gelbe Flüssigkeit mit leicht eigentümlichem Geruch.

PRÜFUNG AUF IDENTITÄT

Die Urtinktur gibt die bei der Droge beschriebenen Identitätsreaktionen A bis D. Prüflösung ist die Urtinktur.

PRÜFUNG AUF REINHEIT

Relative Dichte (Ph. Eur.): 0,830 bis 0,845

Trockenrückstand (DAB): Mindestens 1,5 Prozent.

GEHALTSBESTIMMUNG

Etwa 10,0 g Urtinktur, genau gewogen, werden mit 1 g Natriumchlorid R und 15 ml Wasser versetzt und dreimal mit je 20 ml Petroläther R ausgeschüttelt. Die vereinigten Petrolätherphasen werden weiter behandelt wie unter „Gehaltsbestimmung" bei der Droge beschrieben.

Grenzprüfung der D 4

Die Bestimmung erfolgt wie unter „Prüfung auf Identität D" bei der Droge angegeben. Als Untersuchungslösung werden 5,0 ml der 4. Dezimalverdünnung unter vermindertem Druck bei 30 °C eingeengt; der Rückstand wird in 1,0 ml Methanol *R* gelöst. Aufgetragen werden 10 µl dieser Lösung.

Das Chromatogramm der Untersuchungslösung darf oberhalb der Vergleichssubstanz Anethol keinen Fleck zeigen.

LAGERUNG

Vor Licht geschützt.

Vorsichtig zu lagern!

DATISCA CANNABINA

Verwendet werden die frischen, oberirdischen Teile blühender Pflanzen von *Datisca cannabina* L.

BESCHREIBUNG

Die 1,5 bis 2 m hohe Staude hat wechselständige, 15 bis 25 cm lange Blätter. Sie sind tief eingeschnitten, dreizählig oder meist unpaarig gefiedert. Die obersten Blätter sind wenigzählig gefiedert oder einfach. Die unteren, kurz gestielten Fiederabschnitte sind fast gegenständig, grob- und bisweilen doppelt gesägt oder am Grunde tief eingeschnitten. Die obersten zwei oder drei Fiederabschnitte sind einander genähert und am Grunde miteinander verwachsen.

Die männlichen Blüten der diözischen Pflanze stehen auf kurzen Stielen, büschelförmig angeordnet, in den Blattachseln. Sie haben vier bis neun ungleiche, schmal lanzettliche Kelchblätter, keine Kronblätter und acht oder mehr Staubblätter. Die Filamente sind sehr kurz, die Antheren lang und schmal. Die weiblichen Blüten stehen an achselständigen Zweigen in verlängerten Trauben. Die Tragblätter sind lanzettlich, ganzrandig. Die Kelchröhre ist lang-eiförmig mit drei bis fünf schwach ausgebildeten senkrechten Kanten, die in kleine, lang-dreieckige Zipfel auslaufen; Kronblätter fehlen. Die drei bis fünf fadenförmigen Griffel sind tief zweispaltig. Der unterständige Fruchtknoten ist einfächerig.

ARZNEIFORMEN

HERSTELLUNG

Urtinktur und flüssige Verdünnungen nach Vorschrift 3a.

EIGENSCHAFTEN

Die Urtinktur ist eine gelbgrüne bis grüne Flüssigkeit mit aromatischem Geruch und bitterem Geschmack.

PRÜFUNG AUF IDENTITÄT

A. Wird 1 ml Urtinktur mit 10 ml Wasser und 0,1 ml Blei(II)-acetat-Lösung *R* versetzt, entsteht gelbe Trübung.

B. Wird 1 ml Urtinktur mit 1 ml Salzsäure *R* 1 und 50 mg Resorcin *R* 5 Minuten lang im Wasserbad erhitzt, entsteht Rotfärbung.

C. Chromatographie: Die Prüfung erfolgt dünnschichtchromatographisch auf einer Schicht von Kieselgel H *R*.

Untersuchungslösung: Urtinktur.

Vergleichslösung: 10 mg Rutin *R*, 10 mg Pyrogallol *R* und 10 mg Rhaponticin *RN* werden in 10 ml Methanol *R* gelöst.

Aufgetragen werden getrennt 40 µl Untersuchungslösung und 10 µl Vergleichslösung. Die Chromatographie erfolgt über eine Laufstrecke von 15 cm mit einer Mischung von 80 Volumteilen Äthylacetat *R*, 10 Volumteilen wasserfreier Ameisensäure *R* und 10 Volumteilen Wasser. Nach Verdunsten der mobilen Phase werden die Chromatogramme zuerst mit einer 5prozentigen Lösung (V/V) von Schwefelsäure *R* in Äthanol *R*, danach mit Vanillin-Lösung *RN* besprüht, 10 Minuten lang auf 105 bis 110 °C erhitzt und nach etwa 10 Minuten im Tageslicht ausgewertet.

Das Chromatogramm der Vergleichslösung zeigt im unteren Drittel des Rf-Bereiches den gelbbraunen Fleck des Rutins, im mittleren Drittel den rotvioletten Fleck des Rhaponticins und im oberen Teil des oberen Drittels den rotvioletten Fleck des Pyrogallols.

Das Chromatogramm der Untersuchungslösung zeigt zwischen Start und der Vergleichssubstanz Rutin einen braunen und etwa in Höhe derselben einen bräunlichgelben Fleck. Oberhalb der Vergleichssubstanz Rhaponticin, am Übergang vom mittleren zum oberen Drittel des Rf-Bereiches, liegen ein roter und darüber ein orangefarbener Fleck. Etwa in Höhe der Vergleichssubstanz Pyrogallol liegt ein brauner Fleck; knapp darüber liegen ein gelber und ein blauvioletter Fleck.

PRÜFUNG AUF REINHEIT

Relative Dichte (Ph. Eur.): 0,898 bis 0,918

Trockenrückstand (DAB): Mindestens 1,6 Prozent.

LAGERUNG

Vor Licht geschützt.

(M) D 010/2

ECHINACEA PURPUREA

Verwendet werden die frischen, oberirdischen Teile blühender Pflanzen von *Echinacea purpurea* (L.) Moench.

BESCHREIBUNG
Der einfache oder verzweigte, aufrechte, kräftige, runde und kahle, nur im oberen Teil kantige und abstehend behaarte Stengel der ausdauernden Pflanze ist 50 bis 150, selten bis 180 cm hoch. Die grundständigen Laubblätter haben eine zugespitzte, grob gezähnte, rauh behaarte Spreite, die breit-eiförmig bis eiförmig-lanzettlich, am Grund herzförmig, bisweilen in den etwas geflügelten, bis 25 cm langen Blattstiel verschmälert und 5 bis 20 cm lang und 6 bis 10 cm breit ist. Die ähnlich gestalteten, wechselständigen, untersten Stengelblätter sind lang, die folgenden kürzer gestielt, deutlich schmäler und weniger gezähnt, die obersten fast sitzend, schmallanzettlich, häufig ganzrandig und beiderseits rauh behaart. Die meist einzeln stehenden, langgestielten, kopfigen Blütenstände sind 10 bis 15 cm breit und von zahlreichen, in drei Reihen angeordneten, lanzettlich bis linealen, teils außen fein steifhaarigen, teils kahlen, am Rande bewimperten Hüllblättern umgeben. Der anfangs flache, 1,5 bis 3,5 cm breite, später aufgewölbte, etwa 2 bis 2,5 cm hohe, nach dem Verblühen kegelförmig verlängerte Blütenstandsboden trägt zahlreiche steife, orangerote, oft glänzende Spreublätter, deren dunkelrote, gerade, fast die halbe Länge ausmachende Spitze fast grannenartig ausgebildet ist. Die 10 bis 20 randständigen, sterilen Strahlenblüten haben eine rötlich purpurfarbene bis karmesinrote Krone, die über einem kurzen röhrenförmigen Teil in eine schmal-lineale, 4 bis 6 cm lange, etwa 6 mm breite, anfangs waagerecht abstehende, später deutlich herabhängende Zunge ausgezogen ist. Die röhrenförmige Krone der zwittrigen, fertilen Scheibenblüten ist dunkelrot bis purpurbraun und wird von den Spreublättern überragt. Der unterständige, einfächerige Fruchtknoten ist scharf vierkantig. Der Kelch ist bis auf einen häutigen, fein gezähnten Saum mit vier längeren, über den Ecken stehenden Zähnen reduziert.

ARZNEIFORMEN
HERSTELLUNG
Urtinktur und flüssige Verdünnungen nach Vorschrift 3a.

EIGENSCHAFTEN
Die Urtinktur ist eine gelbgrüne Flüssigkeit mit aromatischem Geruch und süßlichem Geschmack.

PRÜFUNG AUF IDENTITÄT

A. Wird 1 ml Urtinktur mit 0,5 ml Phloroglucin-Lösung *R* und 1 ml Salzsäure *R* versetzt und etwa 1 Minute lang auf dem Wasserbad erwärmt, färbt sich die Mischung rot bis dunkelrot.

B. Wird 1 ml Urtinktur mit 0,1 ml Eisen(III)-chlorid-Lösung *R* 1 versetzt, färbt sich die Mischung olivgrün bis braun.

C. Chromatographie: Die Prüfung erfolgt dünnschichtchromatographisch auf einer Schicht von Kieselgel H *R*.

Untersuchungslösung: Urtinktur.

Vergleichslösung: 10 mg Anethol *R*, 10 mg Thymol *R* und 10 mg Brenzcatechin *R* werden in 10 ml Methanol *R* gelöst.

Aufgetragen werden getrennt 30 µl Untersuchungslösung und 10 µl Vergleichslösung. Die Chromatographie erfolgt über eine Laufstrecke von 15 cm mit einer Mischung aus 70 Volumteilen Cyclohexan *R*, 20 Volumteilen Äther *R* und 10 Volumteilen Methanol *R*. Nach Verdunsten der mobilen Phase werden die Chromatogramme mit Anisaldehyd-Lösung *R* besprüht, 5 bis 10 Minuten lang auf 105 bis 110 °C erhitzt und innerhalb von 10 Minuten im Tageslicht ausgewertet.

Das Chromatogramm der Vergleichslösung zeigt im unteren Drittel des Rf-Bereiches den roten Fleck des Brenzcatechins, im mittleren Drittel den orangeroten Fleck des Thymols und am Übergang vom mittleren zum oberen Drittel den violetten Fleck des Anethols.

Das Chromatogramm der Untersuchungslösung zeigt folgende Flecke: deutlich abgesetzt über der Vergleichssubstanz Brenzcatechin einen blauen Fleck, etwas über der Mitte zwischen den beiden Vergleichsflecken Brenzcatechin und Thymol zwei nahe beieinanderliegende Flecke, wovon der untere blau, der obere violett ist, sowie wenig über dem Fleck des Anethols einen blauen Fleck.

PRÜFUNG AUF REINHEIT

Echinacea angustifolia: Bei der „Prüfung auf Identität" C dürfen im Chromatogramm der Untersuchungslösung folgende Flecke nicht auftreten: ein gelbgrüner Fleck wenig unterhalb der Vergleichssubstanz Thymol sowie ein hellbrauner und wenig darüber ein olivgrüner Fleck zwischen den Vergleichssubstanzen Thymol und Anethol.

Relative Dichte (Ph. Eur.): 0,890 bis 0,915

Trockenrückstand (DAB): Mindestens 1,5 Prozent.

LAGERUNG

Vor Licht geschützt.

ERIODICTYON CALIFORNICUM

Yerba santa

Verwendet werden die frischen, oberirdischen Teile blühender Pflanzen von *Eriodictyon californicum* (Hook. et Arn.) Torr.

BESCHREIBUNG

Die Pflanze entwickelt beim Zerreiben aromatischen Geruch und hat süßlich-würzigen Geschmack.

Sie ist ein Strauch von 50 bis 220 cm Höhe, mit klebrigem Stamm und kahlen oder spärlich behaarten, klebrigen Zweigen. Die Laubblätter sind wechselständig, zu den Zweigspitzen hin dichter stehend angeordnet; sie sind ledrig, immergrün und besitzen eine lineal- bis eiförmig-lanzettliche, zugespitzte, in einen kurzen, bisweilen etwas geflügelten Blattstiel verschmälerte, ganzrandige oder am Rand wellige bis gesägte, 5 bis 15 cm lange und 5 bis 50 mm breite Spreite. Ihre Oberseite ist dunkelgrün, kahl und klebrig. Die Unterseite ist stark netzig geadert und durch die schwach filzige Behaarung graugrün oder silbergrau.

Die radiären Blüten stehen in achsel- und endständigen Wickeln. Der Kelch ist bis zum Grunde in fünf lineallanzettliche, spärlich flaumig behaarte oder gewimperte, 2 bis 3 mm lange, aufrechte Zipfel geteilt. Die blauviolette bis weißliche Krone ist trichterförmig, 8 bis 15 mm lang, 4 bis 10 mm breit, außen am oberen Teil spärlich flaumig behaart und besitzt fünf seicht eingeschnittene, runde, 1,5 bis 3 mm lange, mehr oder weniger flach ausgebreitete Lappen. Die fünf eingeschlossenen Staubblätter sind am Grunde der Krone inseriert, ihre Filamente verschieden weit mit der Kronröhre verwachsen. Der aus zwei Fruchtblättern gebildete Fruchtknoten ist oberständig, tief viergeteilt und trägt einen bis zum Grunde gespaltenen Griffel mit kleinen, kopfigen Narben.

ARZNEIFORMEN

HERSTELLUNG

Urtinktur und flüssige Verdünnungen nach Vorschrift 3a.

Eriodictyon californicum

EIGENSCHAFTEN

Die Urtinktur ist eine braune Flüssigkeit mit aromatischem Geruch und würzigem bis leicht bitterlichem Geschmack.

PRÜFUNG AUF IDENTITÄT

A. Wird 1 ml Urtinktur mit 2 ml Äthanol 90 % *RN*, 1 ml Salzsäure *R* 1 und 50 mg Magnesium *R* als Spänen versetzt, entwickelt sich binnen 2 Minuten eine intensive Rotfärbung.

B. Wird 1 ml Urtinktur mit 0,5 ml Wasser versetzt, fällt ein kräftiger, heller Niederschlag aus. Wird 0,1 ml verdünnte Natriumhydroxid-Lösung *R* zugesetzt, geht der Niederschlag in Lösung, und die Lösung nimmt eine kräftige Orange- bis Braunorangefärbung an.

C. Chromatographie: Die Prüfung erfolgt dünnschichtchromatographisch auf einer Schicht von Kieselgel HF_{254} *R*.

Untersuchungslösung: Urtinktur.

Vergleichslösung: 2 mg Scopoletin *RN* und 10 mg Quercetin *R* werden in 20 ml Methanol *R* gelöst.

Aufgetragen werden getrennt je 10 µl Untersuchungs- und Vergleichslösung. Die Chromatographie erfolgt über eine Laufstrecke von 15 cm mit einer Mischung aus 83 Volumteilen Chloroform *R*, 15 Volumteilen Aceton *R* und 2 Volumteilen Essigsäure 98 % *R*. Nach Verdunsten der mobilen Phase werden die Chromatogramme mit einer 1prozentigen Lösung (G/V) von Diphenylboryloxyäthylamin *R* in Methanol *R* und danach mit einer 5prozentigen Lösung (G/V) von Polyäthylenglykol 400 *R* in Methanol *R* besprüht und im ultravioletten Licht bei 365 nm ausgewertet.

Das Chromatogramm der Vergleichslösung zeigt im unteren Drittel des Rf-Bereiches den orangefarbenen Fleck des Quercetins und im unteren Teil des mittleren Drittels den leuchtend blauen Fleck des Scopoletins.

Das Chromatogramm der Untersuchungslösung zeigt etwa in Höhe der Vergleichssubstanz Quercetin einen oder zwei orangefarbene Flecke, unterhalb des Scopoletins zwei oder drei grüne Flecke, auf Höhe des Scopoletins einen grünen Fleck und oberhalb des Scopoletins im mittleren Drittel einen oder zwei blaue bis grüne Flecke.

PRÜFUNG AUF REINHEIT

Relative Dichte (Ph. Eur.): 0,902 bis 0,922

Trockenrückstand (DAB): Mindestens 4,0 Prozent.

LAGERUNG

Vor Licht geschützt.

EUPATORIUM PURPUREUM

Verwendet werden die frischen, nach dem Abblühen geernteten unterirdischen Teile von *Eupatorium purpureum* L.

BESCHREIBUNG

Die etwa 1,5 cm dicken, harten, hellbraunen, meist horizontal verlaufenden Wurzeln sind allseitig und dicht gedrängt mit zahlreichen, 1 bis 2 mm dicken, bis 50 cm langen, absteigenden Seitenwurzeln bedeckt. Diese tragen ihrerseits insbesondere im unteren Teil dünne und kurze Seitenwurzeln.

ARZNEIFORMEN

HERSTELLUNG

Urtinktur und flüssige Verdünnungen nach Vorschrift 3a.

EIGENSCHAFTEN

Die Urtinktur ist eine goldgelbe Flüssigkeit ohne besonderen Geruch und mit schwach bitterem Geschmack.

PRÜFUNG AUF IDENTITÄT

A. Werden 3 ml Urtinktur mit 0,5 ml Eisen(III)-chlorid-Lösung *R* 1 versetzt, färbt sich die Mischung grünbraun bis grünschwarz.
B. Werden 0,2 ml Urtinktur mit 1 ml einer 0,5prozentigen Lösung (G/V) von Vanillin *R* in Salzsäure *R* versetzt, entsteht sofort hellgrüne Färbung.
C. Wird 1 ml Urtinktur mit 50 mg Resorcin *R* und 1 ml Salzsäure *R* 1 versetzt und kurz zum Sieden erhitzt, entsteht dunkelrote Färbung.
D. Chromatographie: Die Prüfung erfolgt dünnschichtchromatographisch auf einer Schicht von Kieselgel H *R*.

   Untersuchungslösung: Urtinktur.

   Vergleichslösung: 5 mg Anethol *R*, 25 µl Carvon *RN* und 25 mg Menthol *R* werden in 5 ml Toluol *R* gelöst.

Aufgetragen werden getrennt 40 µl Untersuchungslösung und 10 µl Vergleichslösung. Die Chromatographie erfolgt über eine Laufstrecke von 10 cm mit Methylenchlorid R. Nach Verdunsten der mobilen Phase werden im Chromatogramm der Untersuchungslösung im ultravioletten Licht bei 365 nm die orange fluoreszierenden Flecke markiert. Anschließend werden die Chromatogramme mit Anisaldehyd-Lösung R besprüht, 5 bis 10 Minuten lang auf 105 bis 110 °C erhitzt und innerhalb von 10 Minuten im Tageslicht ausgewertet.

Das Chromatogramm der Vergleichslösung zeigt im unteren Drittel des Rf-Bereiches den violetten Fleck des Menthols, im mittleren Drittel den roten Fleck des Carvons und im oberen Drittel den violetten Fleck des Anethols.

Das Chromatogramm der Untersuchungslösung zeigt folgende blau- bis rotviolette Flecke: dicht über dem Start und etwa in Höhe der Vergleichssubstanz Menthol je einen Fleck, die beide im ultravioletten Licht bei 365 nm orangefarbene Fluoreszenz zeigten; zwei Flecke zwischen den Vergleichssubstanzen Menthol und Carvon; zwei Flecke zwischen den Vergleichssubstanzen Carvon und Anethol, von denen der untere im ultravioletten Licht bei 365 nm orangefarben fluoreszierte; oberhalb der Vergleichssubstanz Anethol kann ein weiterer Fleck liegen.

PRÜFUNG AUF REINHEIT

Relative Dichte (Ph. Eur.): 0,890 bis 0,910.

Trockenrückstand (DAB): Mindestens 1,8 Prozent.

LAGERUNG

Vor Licht geschützt.

EUPHORBIA CYPARISSIAS

Verwendet wird die ganze, frische, blühende Pflanze von *Euphorbia cyparissias* L.

BESCHREIBUNG

Die ausdauernde Pflanze besitzt einen holzigen, oft knorrigen, verzweigten Wurzelstock und dicke, kriechende Ausläufer. Die Stengel stehen am Wurzelstock büschelig, an den Ausläufern zerstreut oder in Reihen. Sie sind aufrecht, 15 bis 50 cm hoch, kahl, meist hellgrün, am Grunde oft rot überlaufen. Im unteren Teil sind sie mit Blattnarben versehen, im oberen spärlich beblättert und tragen meist erst unter dem Blütenstand bis 16 blattachselständige, nichtblühende, dicht beblätterte Seitenäste. Die spiralig aufsteigend angeordneten, meist waagerecht abstehenden Laubblätter sind ungestielt, schmal lineal, stumpf bis abgestutzt oder kurz zugespitzt, am glatten Rand etwas nach unten umgebogen, kahl, oberseits sattgrün und unterseits meergrün. Die an der Hauptachse stehenden Blätter sind 0,5 bis 4 cm lang und 2 bis 3 mm breit, die an den Seitenästen deutlich schmäler, oft fast nadelförmig. Die endständige Trugdolde ist aus meist 15, in der Achsel eines Vorblattes gebildeten, scheinbar quirlständigen Strahlen und häufig einigen feinen, blattachselständigen, blühenden Seitenästen zusammengesetzt. Die Strahlen sind schlank, ein- oder zweimal gabelig verzweigt und enden in je einem scheinblütenartigen Blütenstand (Cyathium). Die Vorblätter der Strahlen sind lineal bis länglich, den Stengelblättern ähnlich, diejenigen der gabeligen Verzweigungen beziehungsweise diejenigen unterhalb des Blütenstandes sind frei, nierenförmig, rhombisch oder fast kreisförmig, häufig deutlich bespitzt, grünlichgelb bis gelb oder auch rot. Jeder Blütenstand besteht aus fünf verschiedenzähligen Reihen männlicher Blüten mit je einem Staubblatt und einer lang gestielten, meist heraushängenden weiblichen Blüte. Er ist von einer becherförmigen Hülle umschlossen, die einen fünfspaltigen, aufrechten Saum und vier zwischen den Zipfeln ausgebildete, fleischige, halbmondförmige, deutlich zweihörnige, anfangs wachsgelbe, später braune Drüsen trägt. Der dreifächerige Fruchtknoten ist tief dreifurchig, kahl, an den abgerundeten Kielen fein runzelig bis kurz warzig. Er trägt am Scheitel drei am Grunde miteinander verwachsene Griffel mit zweispaltiger Narbe.

ARZNEIFORMEN

HERSTELLUNG

Urtinktur und flüssige Verdünnungen nach Vorschrift 3a.

EIGENSCHAFTEN

Die Urtinktur ist eine braungrüne bis braungelbe Flüssigkeit mit indifferentem Geruch und scharfem bis bitterem Geschmack.

PRÜFUNG AUF IDENTITÄT

A. Wird 1 ml Urtinktur mit 1 ml Wasser verdünnt, wird die Mischung trübe. Nach Zusatz von 0,5 ml Ammoniaklösung R 1 färbt sich die Mischung gelb.
B. Wird 1 ml Urtinktur mit 0,2 ml Salpetersäure R zum Sieden erhitzt und anschließend mit 1 ml konzentrierter Natriumhydroxid-Lösung R versetzt, färbt sich die Mischung orangerot.
C. Wird 1 ml Urtinktur mit 0,2 ml Eisen(III)-chlorid-Lösung R 1 versetzt, färbt sich die Mischung tief dunkelgrün.
D. Wird 1 ml Urtinktur mit 1 ml basischer Bleiacetat-Lösung R versetzt, entsteht ein gelber Niederschlag.
E. Chromatographie: Die Prüfung erfolgt dünnschichtchromatographisch auf einer Schicht von Kieselgel GF$_{254}$ R.

Untersuchungslösung: Urtinktur

Vergleichslösung: 10 mg Chlorogensäure RN, 10 mg Kaffeesäure R und 10 mg Hyperosid RN werden in 10 ml Methanol R gelöst.

Aufgetragen werden getrennt 20 µl Untersuchungslösung und 10 µl Vergleichslösung. Die Chromatographie erfolgt über eine Laufstrecke von 15 cm mit einer Mischung aus 67 Volumteilen Äthylacetat R, 7,5 Volumteilen wasserfreier Ameisensäure R, 7,5 Volumteilen Essigsäure 98 % R und 18 Volumteilen Wasser. Nach Trocknen bei 105 bis 110 °C bis zum Verschwinden des Geruchs der mobilen Phase werden die Chromatogramme zunächst mit einer 1prozentigen Lösung (G/V) von Diphenylboryloxyäthylamin R in Methanol R und anschließend mit einer 5prozentigen Lösung (G/V) von Polyäthylenglykol 400 R in Methanol R besprüht und im Tageslicht ausgewertet.

Das Chromatogramm der Vergleichslösung zeigt wenig über dem Übergang vom mittleren zum oberen Drittel des Rf-Bereiches den orangegelben Fleck des Hyperosids. Das Chromatogramm der Untersuchungslösung zeigt unterhalb des Hyperosids einen orangegelben Fleck und wenig oberhalb des Hyperosids sowie an der Front je einen gelbgrünen Fleck.

Danach werden die Chromatogramme im ultravioletten Licht bei 365 nm ausgewertet. Hier zeigt das Chromatogramm der Vergleichslösung im mittleren Drittel des Rf-Bereiches den blauen Fleck der Chlorogensäure, wenig über dem Übergang zum oberen Drittel den orangegelben Fleck des Hyperosids und wenig unter der Front den blauen Fleck der Kaffeesäure.

Das Chromatogramm der Untersuchungslösung zeigt zwischen den Vergleichssubstanzen Chlorogensäure und Hyperosid einen orangegelben Fleck, wenig oberhalb des Hyperosids einen gelbgrünen Fleck, etwa auf Höhe der Kaffeesäure einen blauen Fleck und direkt darüber einen gelbgrünen Fleck. Im Bereich unterhalb der Chlorogensäure können mehrere schwache, blaue Flecke auftreten.

PRÜFUNG AUF REINHEIT

Relative Dichte (Ph. Eur.): 0,895 bis 0,915

Trockenrückstand (DAB): Mindestens 1,6 und höchstens 3,4 Prozent.

LAGERUNG

Vor Licht geschützt.

Vorsichtig zu lagern!

EUPHORBIUM

Verwendet wird der erhärtete Milchsaft von *Euphorbia resinifera* Berger.

BESCHREIBUNG

Die Droge besteht aus unregelmäßigen, harten, leicht zerreiblichen, gelblichen oder bräunlichgelben, matten Stücken. Diese sind entweder hohl oder enthalten eingeschlossene Stacheln, Blütenstände oder dreiteilige Früchtchen.

PRÜFUNG AUF IDENTITÄT

Prüflösung: 2 g gepulverte Droge (500) werden mit 20 g Äthanol 90 % *RN* 2 Stunden lang geschüttelt und abfiltriert.

A. Wird 1 ml Prüflösung mit 4 ml Wasser versetzt, entsteht eine milchigweiße Trübung, die sich auch nach Stunden nicht absetzt.
B. 1 ml Prüflösung wird mit 3 ml Äthanol *R* versetzt. Die gelbe Farbe dieser Mischung wird durch Zusatz von 0,05 ml Natriumhydroxid-Lösung *R* intensiver.
C. Wird 1 ml Prüflösung in einer Porzellanschale auf dem Wasserbad eingeengt und der Rückstand mit 0,2 ml rauchender Salpetersäure *R* betupft, tritt eine intensive Orangefärbung auf, die bald in Gelb übergeht.
D. Wird 1 ml Prüflösung mit 10 mg Vanillin *R* und 1 ml Schwefelsäure *R* versetzt, entsteht eine violette Färbung.
E. Chromatographie: Die Prüfung erfolgt dünnschichtchromatographisch auf einer Schicht von Kieselgel HF_{254} *R*.

Untersuchungslösung: Prüflösung.

Vergleichslösung: 10 mg Papaverinhydrochlorid *RN*, 10 mg Menthol *R*, 100 mg Carvon *R* und 10 mg Chininhydrochlorid *RN* werden in 10 ml Methanol *R* gelöst.

Aufgetragen werden getrennt 20 μl Untersuchungslösung und 10 μl Vergleichslösung. Die Chromatographie erfolgt über eine Laufstrecke von 10 cm mit einer Mischung von 60 Volumteilen Toluol *R*, 25 Volumteilen Chloroform *R* und 15 Volumteilen Methanol *R*. Nach Verdunsten der mobilen Phase werden die Chromatogramme im ultravioletten Licht bei 254 nm ausgewertet.

Das Chromatogramm der Vergleichslösung zeigt im unteren Drittel des Rf-Bereiches den leuchtend blauen Fleck des Chininhydrochlorids, im unteren Teil des mittleren Drittels den dunklen Fleck des Papaverinhydrochlorids und im oberen Drittel den dunklen Fleck des Carvons.

Das Chromatogramm der Untersuchungslösung zeigt folgende dunkle Flecke: einen Fleck wenig oberhalb der Vergleichssubstanz Chininhydrochlorid, je einen Fleck wenig unterhalb und wenig oberhalb des Papaverinhydrochlorids, einen Fleck etwa in der Mitte zwischen dem Papaverinhydrochlorid und dem Carvon sowie einen Fleck wenig unterhalb des Carvons.

Die Chromatogramme werden anschließend mit Anisaldehyd-Lösung *R* besprüht, 5 Minuten lang auf 100 bis 105 °C erhitzt und innerhalb von 10 Minuten im Tageslicht ausgewertet.

Das Chromatogramm der Vergleichslösung zeigt im oberen Teil des mittleren Drittels den roten Fleck des Menthols und darüber den jetzt roten Fleck des Carvons. Das Chromatogramm der Untersuchungslösung zeigt einen kräftigen, roten Fleck oberhalb der Vergleichssubstanz Menthol.

PRÜFUNG AUF REINHEIT

Fremde Bestandteile (DAB): Höchstens 1,0 Prozent.

Unlösliche Bestandteile (DAB): Höchstens 50,0 Prozent; 1,00 g gepulverte Droge (500), genau gewogen, wird mit 100 ml Äthanol *R* bei 50 bis 80 Tropfen pro Minute 3 Stunden lang extrahiert.

Sulfatasche (Ph. Eur.): Höchstens 10,0 Prozent, mit 1,00 g gepulverter Droge (500) bestimmt.

Asche (DAB): Höchstens 8,0 Prozent.

ARZNEIFORMEN

HERSTELLUNG

Urtinktur aus der zerkleinerten Droge (500) und flüssige Verdünnungen nach Vorschrift 4a durch Mazeration mit Äthanol 86 Prozent. Die 4. Dezimalverdünnung wird mit Äthanol 62 Prozent, die folgenden Verdünnungen werden mit Äthanol 43 Prozent hergestellt.

EIGENSCHAFTEN

Die Urtinktur ist eine gelbe Flüssigkeit ohne besonderen Geruch und mit brennend scharfem Geschmack.

PRÜFUNG AUF IDENTITÄT

Die Urtinktur gibt die bei der Droge beschriebenen Identitätsreaktionen A bis E. Prüflösung ist die Urtinktur.

PRÜFUNG AUF REINHEIT

Relative Dichte (Ph. Eur.): 0,830 bis 0,845

Trockenrückstand (DAB): Mindestens 4,0 Prozent und höchstens 6,5 Prozent.

LAGERUNG

Dicht verschlossen, vor Licht geschützt.

Vorsichtig zu lagern!

EUPHRASIA OFFICINALIS FERM 33c

Euphrasia e planta tota ferm 33c

Verwendet werden die ganzen, frischen, blühenden Pflanzen von *Euphrasia officinalis* L. emend. Hayne.

BESCHREIBUNG

Die Pflanzen haben ein schmächtiges Wurzelwerk mit einer dünnen, verkrümmten Hauptwurzel und wenigen Seitenwurzeln. Die bis 30 cm hohen Stengel steigen aus kurzem Grunde straff auf, sind flaumig mit fast stielrunden, von rückwärts gebogenen, krausen Härchen und meist auch drüsenhaarig. Sie sind meist braun-violett gefärbt. Wenn Seitentriebe vorhanden sind, gehen diese ziemlich steil bis rechtwinklig von der Hauptachse ab und steigen bogig auf. Die 0,3 bis 1,7 cm langen Laubblätter sind steif, im Umriß breit keilförmig, rasch in den Blattgrund verschmälert, die oberen mehr eiförmig und spitzer. Die sitzenden Blätter sind unterwärts meist deutlich, oberwärts oft weniger deutlich gegenständig. Sie tragen auf der Unterseite kurze Borsten und meist auch längere, geschlängelte Drüsenhaare (Lupe).

Der Blütenstand ist vielblütig. Die Deckblätter der Blüten sind etwas kürzer und breiter als die obersten Laubblätter und tragen am Rand 3 bis 6 spitze oder kurz stachelspitzige Zähne. Die fast ungestielten Blüten haben einen vierzipfeligen, schwach dorsiventralen Kelch. Die besonders am Rande drüsenlos oder langdrüsig behaarten Kelchzipfel sind schmal dreieckig und laufen manchmal in eine kurze Stachelspitze aus. Die Krone ist 6 bis 15 mm lang und deutlich zweilippig, außen meist behaart und weiß bis blaßlila gefärbt. Die drei Zipfel der Unterlippe tragen je 3 violette Radialstreifen, die Mitte der Unterlippe einen großen, gelben Fleck. Die trichterförmige Kronröhre hat einen gelben Schlund. Die 4 Staubblätter besitzen lange, glatte, nach außen gebogene Filamente und dunkle, fest miteinander verklebte Antheren. Der dünne Griffel folgt der Krümmung der Oberlippe und ragt vorn heraus. Er ist im mittleren Teil behaart und trägt eine kleine, kopfige, ockerfarbene Narbe.

Euphrasia officinalis ist eine sehr formenreiche Sammelart, die in den meisten Merkmalen große Variabilität zeigt.

ARZNEIFORMEN

HERSTELLUNG

Urtinktur und flüssige Verdünnungen nach Vorschrift 33c.

EIGENSCHAFTEN

Die Urtinktur ist eine grünbraune bis dunkelbraune Flüssigkeit mit säuerlich-fruchtigem, heublumenartigem Geruch und Geschmack.

PRÜFUNG AUF IDENTITÄT

A. 1 ml Urtinktur wird mit 10 ml Wasser und 2 ml Dimethylaminobenzaldehyd-Lösung R 1 gemischt und 5 Minuten lang im Wasserbad erwärmt. Nach Zugabe von 2 ml Amylalkohol R werden die Phasen ohne Schütteln unter vorsichtigem Schwenken durchmischt; die obere Phase färbt sich graublau.

B. Werden 0,3 ml Urtinktur mit 2 ml einer 1prozentigen Lösung (G/V) von Vanillin R in Salzsäure R versetzt, färbt sich die Mischung rot.

C. Chromatographie: Die Prüfung erfolgt dünnschichtchromatographisch auf einer Schicht von Kieselgel H R.

Untersuchungslösung: Die Mischung aus 10 ml Urtinktur und 10 ml Wasser wird 2mal mit je 10 ml Äthylacetat R ausgeschüttelt. Die vereinigten organischen Phasen werden unter vermindertem Druck im Wasserbad eingeengt. Der Rückstand wird in 1 ml Methanol R aufgenommen.

Vergleichslösung: 10 mg Hyperosid RN, 10 mg Kaffeesäure R und 10 mg Scopoletin RN werden in 10 ml Methanol R gelöst.

Aufgetragen werden getrennt 40 µl Untersuchungslösung und 10 µl Vergleichslösung. Die Chromatographie erfolgt über eine Laufstrecke von 15 cm mit einer Mischung von 50 Volumteilen Chloroform R, 42 Volumteilen Essigsäure 98 % R und 8 Volumteilen Wasser. Nach Verdunsten der mobilen Phase werden die Chromatogramme zuerst mit einer 1prozentigen Lösung (G/V) von Diphenylboryl-oxyäthylamin R in Methanol R, danach mit einer 5prozentigen Lösung (G/V) von Polyäthylenglykol 400 R in Methanol R besprüht und im ultravioletten Licht bei 365 nm ausgewertet.

Das Chromatogramm der Vergleichslösung zeigt im oberen Teil des unteren Drittels des Rf-Bereiches den gelbroten Fleck des Hyperosids, am Übergang vom mittleren zum oberen Drittel den grünen Fleck der Kaffeesäure und im oberen Drittel den leuchtend blauen Fleck des Scopoletins.

Das Chromatogramm der Untersuchungslösung zeigt zwischen Start und der Höhe der Vergleichssubstanz Hyperosid 3 bläuliche bis gelbe Flecke, etwa in der Mitte zwischen den Vergleichssubstanzen Hyperosid und Kaffeesäure einen blauen, einen rosafarbenen und einen blauen Fleck, kurz unterhalb der Kaffeesäure einen weißen bis blauen Fleck und oberhalb des Scopoletins einen rosafarbenen Fleck.

PRÜFUNG AUF REINHEIT

Relative Dichte (Ph. Eur.): 1,006 bis 1,016

Trockenrückstand (DAB): Mindestens 1,5 und höchstens 3,5 Prozent.

pH-Wert (Ph. Eur.): Der pH-Wert der Urtinktur muß zwischen 3,5 und 4,5 liegen.

LAGERUNG

Vor Licht geschützt.

FAGOPYRUM ESCULENTUM

Fagopyrum

Verwendet werden die frischen, nach der Blüte und vor der Fruchtreife gesammelten oberirdischen Teile von *Fagopyrum esculentum* Moench.

BESCHREIBUNG

Die 15 bis 60 cm hohe Pflanze ist aufrecht und wenig verzweigt. Der Stengel ist hohl, zeigt deutlich verdickte Knoten und ist meist rötlich überlaufen. Die wechselständigen Blätter sind pfeil- bis herzförmig. Die Blattspreite ist in 2 stumpfe bis abgerundete Lappen ausgezogen und meist länger als breit. Die unteren Blätter sind langgestielt, die oberen fast sitzend. Die Nebenblätter sind zu einer kurzen, schief gestutzten, ungewimperten Nebenblattscheide verwachsen. Die an blattwinkel- und endständigen Scheintrauben einzeln stehenden Früchte sind glatte, scharf dreikantige, 5 bis 8 mm lange und 3 bis 4 mm breite Nüsse.

ARZNEIFORMEN

HERSTELLUNG

Urtinktur und flüssige Verdünnungen nach Vorschrift 3a.

EIGENSCHAFTEN

Die Urtinktur ist eine gelbbraune Flüssigkeit ohne besonderen Geruch und Geschmack.

PRÜFUNG AUF IDENTITÄT

A. Wird 1 ml Urtinktur mit 0,1 g Magnesium *R* als Späne und 1 ml Salzsäure *R* 1 versetzt, entsteht eine in Amylalkohol *R* ausschüttelbare Rotfärbung.
B. Wird 1 ml Urtinktur mit 10 ml Wasser und 0,1 ml Eisen(III)-chlorid-Lösung *R* 1 versetzt, färbt sich die Mischung olivgrün.
C. Chromatographie: Die Prüfung erfolgt dünnschichtchromatographisch auf einer Schicht von Kieselgel H *R*.

Untersuchungslösung: Urtinktur

Vergleichslösung: 10 mg Rutin *R*, 5 mg Kaffeesäure *R* und 10 mg Hyperosid *RN* werden in 10 ml Methanol *R* gelöst.

Aufgetragen werden getrennt 20 µl Untersuchungslösung und 10 µl Vergleichslösung. Die Chromatographie erfolgt über eine Laufstrecke von 15 cm mit einer Mischung von 80 Volumteilen Äthylacetat *R*, 10 Volumteilen wasserfreier Ameisensäure *R* und 10 Volumteilen Wasser. Die Chromatogramme werden 10 Minuten lang bei 105 bis 110 °C getrocknet, zuerst mit einer 1prozentigen Lösung (G/V) von Diphenylboryloxyäthylamin *R* in Methanol *R*, danach mit einer 5prozentigen Lösung (G/V) von Polyäthylenglykol 400 *R* in Methanol *R* besprüht und im ultravioletten Licht bei 365 nm ausgewertet.

Das Chromatogramm der Vergleichslösung zeigt im unteren Drittel des Rf-Bereiches den orange fluoreszierenden Fleck des Rutins, am Übergang vom unteren zum mittleren Drittel den orange fluoreszierenden Fleck des Hyperosids und im oberen Drittel den blaugrün fluoreszierenden Fleck der Kaffeesäure.

Das Chromatogramm der Untersuchungslösung zeigt folgende fluoreszierenden Flecke: in Höhe der Vergleichssubstanz Rutin einen orangefarbenen, knapp oberhalb der Vergleichssubstanz Hyperosid einen blaugrünen, etwa in Höhe der Vergleichssubstanz Kaffeesäure einen blauen und knapp darüber einen orangefarbenen Fleck. Etwa in der Mitte der Laufstrecke kann ein orangefarbener Fleck vorhanden sein.

PRÜFUNG AUF REINHEIT

Relative Dichte (Ph. Eur.): 0,895 bis 0,915

Trockenrückstand (DAB): Mindestens 1,0 Prozent.

LAGERUNG

Vor Licht geschützt.

FERRUM SESQUICHLORATUM SOLUTUM
Ferrum sesquichloratum

Verwendet wird eine wäßrige Lösung von Eisen(III)-chlorid-hexahydrat, die mindestens 47,4 und höchstens 49,8 Prozent (G/G) $FeCl_3 \cdot 6\ H_2O$ (MG 270,3) entsprechend mindestens 9,8 und höchstens 10,3 Prozent (G/G) Fe (AG 55,85) enthält.

EIGENSCHAFTEN

Klare, gelbbraune Flüssigkeit mit metallischem Geschmack und adstringierender Wirkung auf die Schleimhäute; in jedem Verhältnis mischbar mit Wasser und Äthanol.

PRÜFUNG AUF IDENTITÄT

A. Die Prüflösung I (siehe „Prüfung auf Reinheit") gibt die Identitätsreaktionen b) und c) auf Eisen (Ph. Eur.).

B. Wird die Prüflösung I (siehe „Prüfung auf Reinheit") mit Silbernitrat-Lösung *R* 1 versetzt, entsteht ein weißer, sich zusammenballender Niederschlag, der in verdünnter Salpetersäure *R* unlöslich ist. Wird der Niederschlag abfiltriert, mit verdünnter Salpetersäure *R* gewaschen und mit Ammoniaklösung *R* versetzt, löst er sich. Beim Ansäuern der ammoniakalischen Lösung mit verdünnter Salpetersäure *R* tritt erneut Niederschlag auf.

PRÜFUNG AUF REINHEIT

Prüflösung I: 20,0 g Substanz werden zu 100,0 ml verdünnt.

Prüflösung II: Die Mischung von 3,75 g Substanz mit 20 ml Salzsäure *R* 1 wird dreimal je 3 Minuten lang mit je 20 ml salzsäuregesättigtem Isobutylmethylketon *RH* ausgeschüttelt. Nach Stehenlassen wird die wäßrige Phase abgetrennt und bis auf die Hälfte des Volumens eingeengt. Nach dem Erkalten wird mit Ammoniaklösung *R* neutralisiert und mit Wasser zu 25 ml verdünnt.

Aussehen der Lösung: Die Prüflösung I muß klar (Ph. Eur., Methode A) sein.

pH-Wert (Ph. Eur.): Der *p*H-Wert der Prüflösung I muß zwischen 1,0 und 2,0 liegen.

Sauer reagierende Verunreinigungen: Die Lösung von 0,5 g Natriumfluorid *R* in 25,0 ml Wasser wird in einer geeigneten Schale aus Kunststoff nach Zugabe von 0,3 ml Phenolphthalein-Lösung *RN* neutralisiert. Zu dieser Lösung werden 2,0 ml Prüflösung I gegeben. Nach Verdünnen zu 50,0 ml wird nach 3 Stunden filtriert. 25,0 ml des Filtrates müssen sich auf Zusatz von 0,30 ml 0,1 N-Natriumhydroxid-Lösung rot färben.

Basische Salze: Die Mischung von 2,0 g Substanz, 2,5 ml Äthanol *R* und 2 ml Äther *R* muß mindestens 5 Minuten lang klar bleiben.

Freies Chlor: Die Mischung von 10 ml Prüflösung I und 15 ml Wasser wird mit 8 ml verdünnter Natriumhydroxid-Lösung *R* versetzt. 15 ml des Filtrates werden mit Essigsäure *R* angesäuert und mit 1 ml Zinkjodid-Stärke-Lösung *R* versetzt. Innerhalb von 15 Minuten darf sich die Lösung nicht blau färben.

Sulfat (Ph. Eur.): 10 ml Prüflösung II werden zu 15 ml verdünnt. Die Lösung muß der Grenzprüfung auf Sulfat entsprechen (100 ppm).

Schwermetalle (Ph. Eur.): 4 ml Prüflösung II werden mit Wasser zu 15 ml verdünnt. 12 ml dieser Lösung müssen der Grenzprüfung auf Schwermetalle entsprechen (25 ppm). Zur Herstellung der Vergleichslösung wird die Blei-Standardlösung (1 ppm Pb) *R* verwendet.

Eisen(II): Die Mischung von 1 ml Prüflösung I und 0,5 ml Salzsäure *R* 1 darf sich nach Zusatz von 0,05 ml Kaliumhexacyanoferrat(III)-Lösung *R* nicht sofort blau färben.

Relative Dichte (Ph. Eur.): 1,276 bis 1,301.

GEHALTSBESTIMMUNG

Etwa 1,00 g Substanz, genau gewogen, wird in einem Jodzahlkolben mit Wasser zu 50 ml verdünnt. Nach Zugabe von 3 ml Salzsäure *R* 1 und 2 g Kaliumjodid *R* wird 30 Minuten lang unter Lichtausschluß stehengelassen. Nach Verdünnen mit 100 ml Wasser wird unter Zusatz von Stärkelösung *R* mit 0,1 N-Natriumthiosulfat-Lösung titriert.

1 ml 0,1 N-Natriumthiosulfat-Lösung entspricht 27,03 mg $FeCl_3 \cdot 6\ H_2O$ oder 5,585 mg Fe.

ARZNEIFORMEN

Die Lösung (D 1) muß mindestens 2,85 und darf höchstens 3,15 Prozent Fe enthalten.

HERSTELLUNG

Lösung (D 1) nach Vorschrift 5a aus 3 Teilen Substanz und 7 Teilen Wasser. Die 2. Dezimalverdünnung wird mit Wasser, die folgenden Verdünnungen werden mit Äthanol 43 Prozent hergestellt.

EIGENSCHAFTEN

Die Lösung (D 1) ist eine klare, gelbbraune Flüssigkeit.

PRÜFUNG AUF IDENTITÄT

Die Lösung (D 1) gibt die Identitätsreaktionen der Substanz.

PRÜFUNG AUF REINHEIT

Aussehen der Lösung: Die Lösung (D 1) muß klar (Ph. Eur., Methode A) sein.

Relative Dichte (Ph. Eur.): 1,075 bis 1,079.

GEHALTSBESTIMMUNG

Zur Gehaltsbestimmung der Lösung (D 1) werden etwa 3,3 g, genau gewogen, verwendet.

Die Bestimmung erfolgt wie bei der Substanz unter „Gehaltsbestimmung" angegeben.

LAGERUNG

Dicht verschlossen, vor Licht geschützt, die Lösung (D 1) in Glasstöpselflaschen oder anderen geeigneten Behältnissen.

FILIPENDULA ULMARIA

Spiraea ulmaria

Verwendet werden die frischen, unterirdischen Teile von *Filipendula ulmaria* (L.) Maxim.

BESCHREIBUNG

Der Wurzelstock hat erdig aromatischen Geruch und schwach brennenden Geschmack.

Er ist außen dunkelbraun bis schwarz, 2 bis 2,5 cm dick, stark verholzt, knotig verdickt und geringelt. Von dem fast waagerecht im Boden liegenden mehrköpfigen Wurzelstock zweigen etwa 3 mm dicke Wurzeln ab, die ihrerseits faserige, etwas hellere Seitenwurzeln tragen.

Im Querschnitt ist der Wurzelstock gelbweiß bis gelb, das Mark ist schwammig.

ARZNEIFORMEN

HERSTELLUNG

Urtinktur und flüssige Verdünnungen nach Vorschrift 3a.

EIGENSCHAFTEN

Die Urtinktur ist eine rotbraune Flüssigkeit mit aromatischem Geruch und leicht brennendem Geschmack.

PRÜFUNG AUF IDENTITÄT

A. Werden 2 ml Urtinktur mit 0,1 ml Eisen(III)-chlorid-Lösung *R* 1 versetzt, entsteht ein grauschwarzer Niederschlag.

B. Werden 0,5 ml Urtinktur mit einer Lösung von 0,4 g Kaliumhydroxid *R* in 0,6 ml Wasser unterschichtet, färbt sich die untere Schicht hell gelbgrün und fluoresziert im ultravioletten Licht bei 365 nm intensiv gelbgrün.

C. Wird 1 ml Urtinktur mit 0,2 ml Blei(II)-acetat-Lösung *R* versetzt, entsteht ein voluminöser Niederschlag.

D. Chromatographie: Die Prüfung erfolgt dünnschichtchromatographisch auf einer Schicht von Kieselgel H R.

Untersuchungslösung: Urtinktur

Vergleichslösung: 5 mg Pyrogallol R und 5 mg Thymol R werden in 10 ml Methanol R gelöst.

Aufgetragen werden getrennt 20 μl Untersuchungslösung und 10 μl Vergleichslösung. Die Chromatographie erfolgt über eine Laufstrecke von 15 cm mit einer Mischung von 50 Volumteilen Chloroform R, 40 Volumteilen Äthylacetat R und 10 Volumteilen wasserfreier Ameisensäure R. Nach Verdunsten der mobilen Phase werden die Chromatogramme mit äthanolischer Molybdatophosphorsäure-Lösung RN besprüht, 5 bis 10 Minuten lang auf 105 bis 110 °C erhitzt und im Tageslicht ausgewertet.

Das Chromatogramm der Vergleichslösung zeigt im unteren Teil des mittleren Drittels des Rf-Bereiches den blauen Fleck des Pyrogallols und im unteren Teil des oberen Drittels den blauen Fleck des Thymols.

Das Chromatogramm der Untersuchungslösung zeigt folgende blaue Flecke: knapp oberhalb der Vergleichssubstanz Pyrogallol zwei dicht übereinander liegende Flecke; etwa in Höhe der Vergleichssubstanz Thymol einen Fleck, knapp darunter zwei dicht übereinander liegende Flecke und knapp darüber einen Fleck.

Im unteren Drittel des Rf-Bereiches können bis zu drei schwach ausgeprägte Flecke auftreten.

PRÜFUNG AUF REINHEIT

Relative Dichte (Ph. Eur.): 0,895 bis 0,915

Trockenrückstand (DAB): Mindestens 1,5 Prozent.

LAGERUNG

Vor Licht geschützt.

FILIPENDULA ULMARIA FERM 34c

Spiraea ulmaria ex herba ferm 34c

Verwendet werden die frischen, oberirdischen Teile blühender Pflanzen von *Filipendula ulmaria* (L.) Maxim.

BESCHREIBUNG

Die Pflanzenteile entwickeln beim Zerreiben Geruch nach Bittermandel und Methylsalicylat. Der Geschmack ist süßlich.

Die ausdauernde Pflanze besitzt einen steif aufrechten, einfachen oder meist oberwärts verzweigten, derben, kantigen, 50 bis 150, selten bis 200 cm hohen, meist kahlen, selten filzigen Stengel. Er trägt entfernt wechselständige, lang gestielte bis, im oberen Teil, fast sitzende, unterbrochen unpaarig gefiederte Laubblätter mit 1 bis 5 Paaren großer, einander gegenüberstehender Seitenfiedern. Diese sind spitz eiförmig, am Grunde abgerundet oder kurz keilförmig, am Rand meist flach, selten gekräuselt, doppelt gesägt bis gezähnt, 3 bis 10 cm lang und 1 bis 4 cm breit. Die kleineren, damit abwechselnden, nicht immer gegenständigen Fiederblättchen sind einfach, gezähnt und oft nur wenige Millimeter lang. Die viel größeren Endfiedern sind meist drei-, gelegentlich fünflappig; ihre Lappen entsprechen in Form und Größe den größeren Seitenfiedern. Bei den oberen Laubblättern sind nur diese Endfiedern ausgebildet. Die Fiederblätter sind oberseits dunkelgrün und meist kahl, unterseits dicht grau- bis weißfilzig oder grün und nur auf den hervortretenden Blattnerven behaart, selten völlig kahl. Die oft stengelumfassenden Nebenblätter sind groß, nierenförmig oder fast herzförmig und gezähnt. Die zahlreichen, radiären Blüten sind in endständigen, zusammengesetzten, mehr oder weniger lockeren Doldentrauben mit aufrechten, stark ungleichen Ästen angeordnet. Sie sind teils sitzend, teils mäßig lang gestielt. Ihre Stiele sind ebenso wie die Blütenstandsäste dünn flaumig behaart. Die meist 5 oder 6 freien Kelchblätter sind dreieckig, spitz, etwa 1 mm lang, außen flaumig behaart und am Grunde kurz mit dem fast flachen Blütenbecher verwachsen. Die 5 oder 6 freien Kronblätter sind verkehrt-eiförmig, ziemlich plötzlich in den kurzen Nagel verschmälert, gelblichweiß und 2 bis 5 mm lang. Die 20 bis 40 Staubblätter sind doppelt so lang wie die Kronblätter, tragen je eine rundliche Anthere und sind mit verschmälertem Grund der Innenseite des Blütenbechers angeheftet. Die meist 5 bis 12 freien, sitzenden, halb herzförmigen Fruchtblätter sind kahl oder flaumig behaart und besitzen einen etwas weniger als 1 mm langen, eine plötzlich verbreiterte, abgeflacht-kugelige Narbe tragenden Griffel.

ARZNEIFORMEN

HERSTELLUNG

Urtinktur und flüssige Verdünnungen nach Vorschrift 34c.

EIGENSCHAFTEN

Die Urtinktur ist eine gelbbraune Flüssigkeit mit süßlichem, fruchtigem, arteigenem Geruch.

PRÜFUNG AUF IDENTITÄT

A. Wird 1 ml Urtinktur mit 1 ml Bromwasser *R* versetzt, entsteht eine weiße, flockige Trübung.

B. Wird 1 ml Urtinktur mit 1 ml Wasser und 0,1 ml Eisen(III)-chlorid-Lösung *R* versetzt, färbt sich die Mischung schwarzviolett.

C. Chromatographie: Die Prüfung erfolgt dünnschichtchromatographisch auf einer Schicht von Kieselgel G *R*.

Untersuchungslösung: Urtinktur.

Vergleichslösung: 10 mg Gallussäure *RN*, 30 mg Tannin *R*, 10 mg Hyperosid *R* und 10 mg Rutin *R* werden in 10 ml Methanol *R* gelöst.

Aufgetragen werden getrennt 40 µl Untersuchungslösung und 20 µl Vergleichslösung. Die Chromatographie erfolgt über eine Laufstrecke von 15 cm mit einer Mischung aus 80 Volumteilen Äthylacetat *R*, 10 Volumteilen wasserfreier Ameisensäure *R* und 10 Volumteilen Wasser. Nach Verdunsten der mobilen Phase werden die Chromatogramme mit einer 1prozentigen Lösung (G/V) von Diphenylboryloxyäthylamin *R* in Methanol *R* und danach mit einer 5prozentigen Lösung (G/V) von Polyäthylenglykol 400 *R* in Methanol *R* besprüht und im ultravioletten Licht bei 365 nm ausgewertet.

Das Chromatogramm der Vergleichslösung zeigt im unteren Drittel des Rf-Bereiches den orangefarbenen Fleck des Rutins, im mittleren Drittel den orangefarbenen Fleck des Hyperosids, im oberen Drittel den grau-blauen, etwas langgezogenen Fleck des Tannins und darüber, etwa in der Mitte des oberen Drittels, den blauen Fleck der Gallussäure.

Das Chromatogramm der Untersuchungslösung zeigt wenig unterhalb der Vergleichssubstanz Rutin einen schwach blauen Fleck, über dem Rutin einen blauen Fleck, kurz oberhalb des Hyperosids einen blauen Fleck, kurz unterhalb des Tannins einen blauen Fleck sowie kurz unterhalb und kurz oberhalb der Gallussäure je einen blauen Fleck.

PRÜFUNG AUF REINHEIT

Relative Dichte (Ph. Eur.): 1,005 bis 1,025

Trockenrückstand (DAB): Mindestens 3,0 Prozent und höchstens 4,5 Prozent.

pH-Wert (Ph. Eur.): Der pH-Wert der Urtinktur muß zwischen 3,0 und 4,0 liegen.

LAGERUNG

Vor Licht geschützt.

FORMICA RUFA

Formica

Verwendet werden die lebenden, ungeflügelten Arbeiterinnen von *Formica rufa* L.

BESCHREIBUNG

Die 5 bis 11 mm langen Arbeiterinnen haben einen breiten, 3eckigen, schwarzen, teilweise roten Kopf. Der Oberrand des Kopfes ist nicht ausgedellt. Die Oberkiefer sind mächtig, schaufelförmig, an ihrem inneren, freien Rand gezähnt. Die Unterkiefer sind feiner gebaut und tragen einen Borstenkamm zum Reinigen der Fühler. Die Brust ist teilweise rot, sehr schmal und hinten stark zusammengedrückt; in ihrem Inneren finden sich mächtig entwickelte Speicheldrüsen vom Labialdrüsentyp. Der Rücken ist rot oder schwarzbraun. Die 6 Beine sind rotbraun und 5gliedrig. An den Schienen der Vorderbeine sitzt jederseits ein gut entwickelter Putzapparat aus mit Borsten besetzten Spornen. Der den Übergang zum Hinterleib bildende Stiel ist 2gliedrig und besitzt eine aufrechte, herzförmige Schuppe. Der kleine Hinterleib ist schwarzbraun, eiförmig, 5gliedrig und trägt hinten ein Bläschen mit Ameisensäure. Der Stachel fehlt, die Chitinteile des Rudiments eines Stachelapparates dienen als Stützelemente des Giftdrüsenausführungsganges. Die weiblichen Geschlechtsteile sind verkümmert.

ARZNEIFORMEN

HERSTELLUNG

1 Teil lebende Tiere wird durch Zufügen von 1 Teil Äthanol getötet; danach werden die Tiere zerkleinert. Urtinktur aus diesem Ansatz und 9 Teilen Äthanol 86 Prozent und flüssige Verdünnungen nach Vorschrift 4b.

EIGENSCHAFTEN

Die Urtinktur ist eine hellgelbe Flüssigkeit mit schwachem, eigentümlichem Geruch.

PRÜFUNG AUF IDENTITÄT

A. Wird 1 ml Urtinktur mit 10 ml Wasser versetzt, trübt sich die Mischung und fluoresziert im Tageslicht schwach weißgrau, im ultravioletten Licht bei 365 nm intensiv hellblau.

B. Werden 0,5 ml Urtinktur 2 Minuten lang mit 3 ml einer 1prozentigen Lösung (G/V) von Ninhydrin *R* in Methanol *R* im Wasserbad erhitzt, färbt sich die Mischung intensiv blau.

C. Chromatographie: Die Prüfung erfolgt dünnschichtchromatographisch auf einer Schicht von Kieselgel GF$_{254}$ *R*.

Untersuchungslösung: Urtinktur.

Vergleichslösung: 10 mg Chininhydrochlorid *RN*, 10 mg Menthol *R* und 10 mg Salicylsäure *R* werden in 10 ml Methanol *R* gelöst.

Aufgetragen werden getrennt 50 µl Untersuchungslösung und 10 µl Vergleichslösung. Die Chromatographie erfolgt über eine Laufstrecke von 10 cm mit einer Mischung von 70 Volumteilen n-Propanol und 30 Volumteilen Wasser. Nach Verdunsten der mobilen Phase werden die Chromatogramme im ultravioletten Licht bei 254 nm ausgewertet.

Das Chromatogramm der Vergleichslösung zeigt im unteren Drittel des Rf-Bereiches den leuchtend blauen Fleck des Chininhydrochlorids und am Übergang vom mittleren zum oberen Drittel den leuchtend blauen Fleck der Salicylsäure.

Das Chromatogramm der Untersuchungslösung zeigt zwischen den Flecken der Vergleichslösung einen blaugrauen Fleck.

Anschließend werden die Chromatogramme mit Anisaldehyd-Lösung *R* besprüht, etwa 10 Minuten lang auf 105 bis 110 °C erhitzt und innerhalb von 10 Minuten im Tageslicht ausgewertet.

Im Chromatogramm der Vergleichslösung erscheint im oberen Drittel des Rf-Bereiches der blaue Fleck des Menthols.

Das Chromatogramm der Untersuchungslösung zeigt dicht über dem Chininhydrochloridfleck der Vergleichslösung 3 schwach graublaue Flecke. Etwa in der Mitte zwischen dem Chininhydrochloridfleck und dem Salicylsäurefleck der Vergleichslösung erscheint ein blaugrüner Fleck. Dicht unterhalb des Flecks, der bei der Detektion im ultravioletten Licht erfaßt wird, erscheint ein kräftiger, blaugrüner Fleck, dicht darüber ein weiterer blaugrüner Fleck. Etwa in Höhe des Salicylsäureflecks liegt ein blauvioletter Fleck. Etwa in Höhe des Mentholflecks liegt ein blauvioletter Fleck und dicht darüber ein brauner Fleck.

PRÜFUNG AUF REINHEIT

Relative Dichte (Ph. Eur.): 0,844 bis 0,850.

Trockenrückstand (DAB): Mindestens 0,60 Prozent.

LAGERUNG

Vor Licht geschützt.

GELSEMIUM SEMPERVIRENS, ÄTHANOL. DECOCTUM

Gelsemium, äthanol. Decoctum

Verwendet werden die frischen, unterirdischen Teile von *Gelsemium sempervirens* (L.) JAUME-ST.-HIL.

BESCHREIBUNG

Der Wurzelstock hat betäubend aromatischen Geruch.

Er ist bisweilen verzweigt, sehr hart, holzig, bis 15, seltener bis 30 mm dick, walzlich, meist hin- und hergebogen, an einzelnen Stellen angeschwollen und trägt bis 8 mm dicke, starre Wurzeln. Wurzeln und Wurzelstock sind außen bräunlichgelb oder graugelblich mit purpurbraunen Längsstreifen, innen blaßgelblich. Der Querschnitt zeigt unter einer schmalen Rinde einen strahligen Holzkörper und beim Wurzelstock ein kleines Mark, das bei den Wurzeln fehlt. Die oberirdischen, meist purpur gefärbten Stengelreste der Pflanze, die an den gegenständigen Blattnarben und dem meist ganz oder größtenteils verschwundenen Mark zu erkennen sind, dürfen nicht verwendet werden.

ARZNEIFORMEN

Die Urtinktur enthält mindestens 0,040 und höchstens 0,10 Prozent Alkaloide, berechnet als Gelsemin ($C_{20}H_{22}N_2O_2$; MG 322,4).

HERSTELLUNG

Urtinktur und flüssige Verdünnungen nach Vorschrift 19c.

EIGENSCHAFTEN

Die Urtinktur ist eine goldgelbe bis gelbbraune Flüssigkeit ohne besonderen Geruch.

PRÜFUNG AUF IDENTITÄT

A. 1 ml Urtinktur fluoresziert im ultravioletten Licht bei 365 nm intensiv blau. Nach Zusatz von 0,1 ml verdünnter Natriumhydroxid-Lösung *R* färbt sich die

Mischung stärker gelbbraun und fluoresziert im ultravioletten Licht bei 365 nm intensiv türkis.

B. Werden 0,5 ml Urtinktur mit 0,1 ml Eisen(III)-chlorid-Lösung R 1 versetzt, färbt sich die Mischung schwarzgrün. Nach Zusatz von 15 ml Wasser wird kräftig geschüttelt; der entstehende Schaum ist mindestens 24 Stunden lang beständig.

C. Werden 0,2 ml Urtinktur mit 0,1 ml einer Mischung von 1 Volumteil Dragendorffs-Reagenz R, 2 Volumteilen Essigsäure 98 % R und 10 Volumteilen Wasser auf der Tüpfelplatte gemischt, entsteht allmählich eine orangegelbe Fällung.

D. Chromatographie: Die Prüfung erfolgt dünnschichtchromatographisch auf einer Schicht von Kieselgel GF_{254} R.

Untersuchungslösung: Urtinktur.

Vergleichslösung: 10 mg Scopoletin RN und 10 mg Procainhydrochlorid R werden in 10 ml Methanol R gelöst.

Aufgetragen werden getrennt 20 μl Untersuchungslösung und 10 μl Vergleichslösung. Die Chromatographie erfolgt über eine Laufstrecke von 10 cm mit einer Mischung von 80 Volumteilen Chloroform R, 15 Volumteilen Methanol R und 5 Volumteilen Diäthylamin R. Nach Verdunsten der mobilen Phase werden die Chromatogramme etwa 10 Minuten lang bei 105 bis 110 °C getrocknet und zunächst im ultravioletten Licht bei 365 nm ausgewertet.

Das Chromatogramm der Vergleichslösung zeigt im mittleren Drittel des Rf-Bereiches den leuchtend blau fluoreszierenden Fleck des Scopoletins und nach Detektion mit Dragendorffs-Reagenz R (siehe übernächsten Abschnitt) im oberen Drittel den orangeroten Fleck des Procains.

Das Chromatogramm der Untersuchungslösung zeigt in Höhe des Scopoletinflecks einen intensiv blau fluoreszierenden Fleck. Weitere fluoreszierende Flecke können vorhanden sein.

Nach Besprühen der Chromatogramme mit einer Mischung von 1 Volumteil Dragendorffs-Reagenz R, 2 Volumteilen Essigsäure 98 % R und 10 Volumteilen Wasser treten im Chromatogramm der Untersuchungslösung ungefähr in der Höhe des Procainflecks und dicht darunter je ein orangeroter Fleck auf. Ein weiterer orangeroter Fleck ist ungefähr in der Höhe des Scopoletinflecks zu sehen.

PRÜFUNG AUF REINHEIT

Relative Dichte (Ph. Eur.): 0,882 bis 0,910.

Trockenrückstand (DAB): Mindestens 1,0 Prozent.

GEHALTSBESTIMMUNG

Etwa 10,0 g Urtinktur, genau gewogen, werden in einer glasierten Porzellanschale von etwa 11 cm Durchmesser auf dem Wasserbad eingeengt. Der Rückstand wird mit 1,5 ml einer unter leichtem Erwärmen hergestellten und vor der Verwendung unter fließendem Wasser abgekühlten 20prozentigen Lösung (G/V) von Natriumphosphat *RN* sorgfältig angerieben. Die Anreibung wird mit Aluminiumoxid zur Chromatographie *R* verrieben, das zuvor mit einem Zehntel seines Gewichts Wasser versetzt und 24 Stunden verschlossen aufbewahrt worden war. Die Verreibung erfolgt in der Weise, daß insgesamt 14 g in 4 etwa gleich großen Anteilen zugesetzt und verrieben werden, wobei Schale und Pistill nach dem Einarbeiten jedes Anteils mit einem Kunststoff-Schaber abzuschaben sind.

Die Verreibung wird in ein Chromatographierohr von mindestens 15 cm Länge und 1,5 bis 2,0 cm innerem Durchmesser gefüllt, das mit einer Glassinterplatte der Porositätsnummer 40 (Ph. Eur.) versehen ist. Das Rohr wird während des Füllens einige Male senkrecht auf eine Holzunterlage fallengelassen.

Porzellanschale und Pistill werden 3mal mit je 5 bis 6 ml Chloroform *R* nachgespült und die Spülflüssigkeiten nacheinander auf die Säule gegeben. Danach wird mit Chloroform *R* eluiert, bis 100 ml Eluat abgetropft sind. Das Lösungsmittel wird im Wasserbad von etwa 80 °C vorsichtig abdestilliert; nach Verschwinden des Chloroformgeruchs wird der Rückstand in 5 ml Äthanol 90 % *RN* warm gelöst, die Lösung mit 45 ml kohlendioxidfreiem Wasser *R* und mit 0,1 ml Methylrot-Mischindikator *R* versetzt und mit 0,01 N-Salzsäure titriert.

1 ml 0,01 N-Salzsäure entspricht 3,224 mg Alkaloiden, berechnet als Gelsemin.

Grenzprüfung der D 4

1 ml der 4. Dezimalverdünnung wird auf dem Wasserbad bis zum Verschwinden des Äthanolgeruchs erwärmt. Der Rückstand wird nach Zusatz von 3 ml Acetat-Pufferlösung *p*H 4,4 *R* und 0,5 ml Tropäolin-00-Lösung *R* mit 5 ml Chloroform *R* ausgeschüttelt. Die abgetrennte Chloroformphase wird mit 0,5 ml eines Gemisches aus 1 Volumteil Schwefelsäure *R* und 99 Volumteilen Methanol *R* versetzt. Die Lösung darf nicht stärker violett gefärbt sein als eine gleich behandelte Blindprobe von 3 ml Acetat-Pufferlösung *p*H 4,4 *R*.

LAGERUNG

Vor Licht geschützt.

Vorsichtig zu lagern!

GENTIANA LUTEA

Verwendet werden die frischen, unterirdischen Teile von *Gentiana lutea* L.

BESCHREIBUNG

Wurzelstock und Wurzeln haben charakteristischen Geruch und starken, anhaltend bitteren Geschmack.

Der zylindrische, oft mehrköpfige, etwa 60 cm lange Wurzelstock mit gelegentlich anhaftenden Stengel- und Blattresten ist in seiner oberen Hälfte wulstig quergerillt und geht unmittelbar in die glatte, sich unterwärts in meist nur wenige, bis 4 cm dicke Stränge verzweigende Wurzel über.

Das Äußere des Wurzelstockes ist gelb bis braun, das Innere weiß bis gelblich. Rinde und Holzkörper von Wurzelstock und Wurzel sind durch eine sehr deutlich erkennbare Kambiumzone getrennt und durch eine lockere, undeutlich strahlige Struktur charakterisiert.

ARZNEIFORMEN

HERSTELLUNG

Urtinktur und flüssige Verdünnungen nach Vorschrift 3a.

EIGENSCHAFTEN

Die Urtinktur ist eine gelbe bis rotbraune Flüssigkeit ohne besonderen Geruch und mit stark bitterem Geschmack.

PRÜFUNG AUF IDENTITÄT

A. Wird 1 ml Urtinktur mit einer 1prozentigen Lösung (G/V) von Vanillin *R* in Salzsäure *R* erhitzt, tritt kräftige Rotfärbung auf.

B. 0,5 ml Urtinktur werden 30 Sekunden lang mit 0,2 ml einer 1prozentigen Lösung (G/V) von Sulfanilsäure *R* in verdünnter Salzsäure *R* und 0,2 ml einer 5prozentigen Lösung (G/V) von Natriumnitrit *R* leicht geschüttelt. Nach Zusatz von 1 ml Natriumcarbonat-Lösung *R* entsteht eine beständige, intensiv kirschrote Färbung.

C. Die Mischung von 1 ml Urtinktur mit 1000 ml Wasser schmeckt noch deutlich bitter.

D. Chromatographie: Die Prüfung erfolgt dünnschichtchromatographisch auf einer Schicht von Kieselgel HF_{254} R.

Untersuchungslösung: Urtinktur.

Vergleichslösung: 10 mg Coffein *RH* und 25 mg Hydrochinon *R* werden in 10 ml Methanol *R* gelöst.

Aufgetragen werden getrennt 40 µl Untersuchungslösung und 10 µl Vergleichslösung. Die Chromatographie erfolgt über eine Laufstrecke von 15 cm mit einer Mischung aus 77 Volumteilen Äthylacetat *R*, 15 Volumteilen Methanol *R* und 8 Volumteilen Wasser. Nach Verdunsten der mobilen Phase werden die Chromatogramme im ultravioletten Licht bei 254 nm ausgewertet.

Das Chromatogramm der Vergleichslösung zeigt im mittleren Drittel des Rf-Bereiches den Fleck des Coffeins und im oberen Drittel den Fleck des Hydrochinons.

Das Chromatogramm der Untersuchungslösung zeigt folgende Flecke: unterhalb der Vergleichssubstanz Coffein zwei nicht immer getrennte Flecke, etwa in Höhe der Vergleichssubstanz Coffein einen schwachen, oberhalb derselben einen und knapp oberhalb der Vergleichssubstanz Hydrochinon einen Fleck. Die Flecke im Chromatogramm der Vergleichslösung werden markiert.

Das Chromatogramm der Untersuchungslösung wird mit Echtblausalz-B-Lösung *RN* besprüht und im Tageslicht ausgewertet.

Das Chromatogramm der Untersuchungslösung zeigt zwischen Start und der Vergleichssubstanz Coffein mehrere sehr schwache Flecke. Oberhalb der Vergleichssubstanz Coffein und etwa auf Höhe der Vergleichssubstanz Hydrochinon färbt sich je ein Fleck rot.

PRÜFUNG AUF REINHEIT

Relative Dichte (Ph. Eur.): 0,900 bis 0,920.

Trockenrückstand (DAB): Mindestens 3,5 Prozent.

LAGERUNG

Vor Licht geschützt.

GEUM URBANUM

Verwendet werden die getrockneten, unterirdischen Teile von *Geum urbanum* L.

BESCHREIBUNG

Die Droge hat fast keinen Geruch und schwach gewürzhaften, später bitteren und adstringierenden Geschmack.

Der meist einfache, 3 bis 8 cm lange, bis 1,5 cm breite Wurzelstock ist im oberen, etwas verdickten Teil mit Stengel- und Blattstielresten besetzt und geht nach unten kegelförmig in die schräg abwärtsgerichtete, häufig aber nicht mehr vorhandene Primärwurzel über. Er ist außen mehr oder weniger dunkelbraun, durch Blattreste schuppig geringelt, und ringsum mit zahlreichen hellbraunen, bis 2 mm dicken, unterschiedlich langen Adventivwurzeln versehen. Der Bruch des Wurzelstocks ist glatt und läßt eine schmale, gelblichweiße bis bräunliche Rinde, einen hellen, stellenweise unterbrochenen, ringförmigen Holzkörper und ein großes, rötlichbraunes bis braunviolettes Mark erkennen. Der Bruch der Wurzel ist glatt und zeigt eine helle, verschieden breite Rinde und einen häufig vier- oder fünfstrahligen Holzkörper.

Mikroskopische Merkmale: Der Wurzelstock wird außen von einer Epidermis oder einer unterschiedlich breiten Schicht aus im Querschnitt rundlichen bis meist tangential gestreckten, unregelmäßig angeordneten Parenchymzellen mit gelblichen, etwas verdickten Wänden und körnigem Inhalt begrenzt. Darunter folgt ein 6 bis 10 Lagen mächtiges Polyderm aus tangential gestreckten, in den radialen Reihen häufig abwechselnd hohen und flachen Zellen, von denen 2 oder 3 Lagen als Endodermen ausgebildet sind. Die Rinde ist in einer äußeren, schmalen Schicht aus tangential gestreckten, derbwandigen Parenchymzellen aufgebaut, zwischen die selten kleine Gruppen polygonaler, weitlumiger, derbwandiger, getüpfelter und verholzter Sklerenchymfasern eingestreut sind. Nach innen zu sind die Parenchymzellen abgeflacht-rundlich bis tangential rechteckig, in radialen Reihen angeordnet und schließen kleine Interzellularen zwischen sich ein. Die Markstrahlzellen sind von diesen kaum verschieden. Siebelemente lassen sich meist nur in der Nähe der Kambiumzone deutlich erkennen. Der ringförmige Holzkörper mit zahlreichen, durch meist breite Markstrahlen getrennten Holzteilen erscheint je nach Alter mehr oder weniger deutlich unterbrochen-konzentrisch geschichtet. Die nicht immer streng radial untereinander liegenden Teile sind bisweilen nach außen von einer unterschiedlich breiten, fast geschlossenen Schicht aus vorwiegend derbwandigen, getüpfelten und verholzten Sklerenchymfasern begrenzt. Die dazwischen im Holzparenchym liegenden Gefäße sind einzeln in radialen Reihen oder in kleinen, unregelmäßigen Gruppen angeordnet. Im Längsschnitt erscheinen sie bisweilen auffallend knorrig, da sie aus kurzen, 50 bis 130 µm langen, bis 35 µm breiten, an den meist zugespitzten Enden etwas gegeneinander versetzten Gliedern bestehen. Die dann schrägstehenden Querwände weisen einen großen, runden Porus auf. Die Markstrahlen bestehen im Holz aus nur wenig radial gestreckten, aber in Reihen angeordneten, dünnwandigen Parenchymzellen. Das Mark ist aus rundlichen bis abgerundet-polyedrischen, derbwandigen, bis 90 µm großen Zellen aufgebaut. Deren Wände sind bisweilen in mehr oder weniger großen Komplexen gelb bis bräunlich gefärbt. Die Zellen enthalten häufig je eine grobspitzige, 40 bis 70 µm große Calciumoxalatdruse. Alle Parenchymzellen sind mit einzelnen, einfachen, 5 bis 10 µm großen oder aus zwei bis fünf Teilen zusammengesetzten, bis 18 µm großen Stärkekörnern erfüllt.

Die Wurzel wird unter einer oft zerrissenen, schmalen Parenchymschicht von einem Polyderm begrenzt, das im Querschnitt häufig aus 8 Lagen tangential gestreckter Zellen mit meist 3 Lagen von Endodermiszellen besteht. Die Rinde, die etwa die halbe Breite des Holzkörperdurchmessers ausmacht, gleicht im Aufbau derjenigen des Wurzelstockes. Der Holzkörper besitzt meist fünf breite, nach innen keilförmig verschmälerte, durch primäre Markstrahlen getrennte Holzteile, die aus in Gruppen oder radialen Reihen angeordneten, in Holzparenchym eingebetteten Schrauben- oder Netzgefäßen bestehen. Diese sind aus längeren Gliedern als im Wurzelstock zusammengesetzt und verlaufen im Längsschnitt auch gerader als jene. Die Stärke, die in allen Parenchymzellen zu finden ist, entspricht derjenigen des Wurzelstockes.

PRÜFUNG AUF IDENTITÄT

Prüflösung: 1 g grob gepulverte Droge (710) wird mit 10 ml Äthanol 70% *RN* im Wasserbad zum Sieden erhitzt und abfiltriert.

A. Werden 0,1 ml Prüflösung mit 10 ml Wasser und 0,1 ml Eisen(III)-chlorid-Lösung *R* 1 versetzt, entsteht eine blaugrüne Färbung.

B. Wird 1 ml Prüflösung mit 2 ml einer 1prozentigen Lösung (G/V) von Vanillin *R* in Salzsäure *R* versetzt, entsteht eine karminrote Färbung.

C. Wird 1 ml Prüflösung mit 2 ml verdünnter Natriumhydroxid-Lösung *R* versetzt, bildet sich ein orangebrauner, gallertartiger Niederschlag.

D. Chromatographie: Die Prüfung erfolgt dünnschichtchromatographisch auf einer Schicht von Kieselgel H *R*.

Untersuchungslösung: 20 ml Urtinktur werden mit 20 ml Pentan *R* ausgeschüttelt. Die organische Phase wird mit entwässertem Natriumsulfat *R* getrocknet, filtriert und im kalten Luftstrom eingeengt. Der Rückstand wird in 1 ml Pentan *R* aufgenommen.

Vergleichslösung: 10 mg Eugenol *R* und 10 mg Borneol *R* werden in 10 ml Methanol *R* gelöst.

Aufgetragen werden getrennt 20 µl Untersuchungslösung und 10 µl Vergleichslösung. Die Chromatographie erfolgt über eine Laufstrecke von 15 cm mit einer Mischung von 90 Volumteilen Methylenchlorid R und 10 Volumteilen Äthylacetat R. Nach Verdunsten der mobilen Phase werden die Chromatogramme mit Anisaldehyd-Lösung R besprüht, 5 bis 10 Minuten lang auf 110 bis 120 °C erhitzt und innerhalb von 10 Minuten im Tageslicht ausgewertet.

Das Chromatogramm der Vergleichslösung zeigt am Übergang vom unteren zum mittleren Drittel des Rf-Bereiches den bräunlichen Fleck des Borneols und im unteren Teil des oberen Drittels den graugrünen Fleck des Eugenols.

Das Chromatogramm der Untersuchungslösung zeigt folgende violette Flecke: wenig über der Startlinie einen etwas langgezogenen Fleck, unterhalb und oberhalb der Vergleichssubstanz Borneol je einen Fleck und oberhalb der Vergleichssubstanz Eugenol dicht unterhalb der Frontlinie einen Fleck.

PRÜFUNG AUF REINHEIT

Fremde Bestandteile (Ph. Eur.): Höchstens 2 Prozent.

Salzsäureunlösliche Asche (Ph. Eur.): Höchstens 7,0 Prozent.

Asche (DAB): 11,0 Prozent.

ARZNEIFORMEN

HERSTELLUNG

Urtinktur aus der grob gepulverten Droge (710) und flüssige Verdünnungen nach Vorschrift 4a mit Äthanol 62 Prozent.

EIGENSCHAFTEN

Die Urtinktur ist eine gelblich-braune Flüssigkeit ohne besonderen Geruch und mit schwach würzigem Geschmack.

PRÜFUNG AUF IDENTITÄT

Die Urtinktur gibt die bei der Droge beschriebenen Identitätsreaktionen A bis D. Prüflösung ist die Urtinktur.

PRÜFUNG AUF REINHEIT

Relative Dichte (Ph. Eur.): 0,890 bis 0,910

Trockenrückstand (DAB): Mindestens 1,5 Prozent.

LAGERUNG

Vor Licht geschützt.

GINKGO BILOBA

Ginkgo

Verwendet werden die frischen Blätter von *Ginkgo biloba* L.

BESCHREIBUNG

Die Blätter haben schwach eigenartigen Geruch und Geschmack.

Die Blattstiele verbreitern sich allmählich zu der kahlen, fächerförmigen, meist zweilappigen oder auch ungeteilten Blattspreite. Sie ist dichotom geadert, eine Mittelrippe ist nicht vorhanden. Der Blattrand ist oben unregelmäßig mehr oder weniger tief eingeschnitten, an den Seiten ist er ganzrandig. Die Blattoberseite ist etwas dunkler gefärbt als die Unterseite.

ARZNEIFORMEN

HERSTELLUNG

Urtinktur und flüssige Verdünnungen nach Vorschrift 3a.

EIGENSCHAFTEN

Die Urtinktur ist eine grünbraune Flüssigkeit mit würzigem Geruch und stark adstringierendem Geschmack.

PRÜFUNG AUF IDENTITÄT

A. Wird 1 ml Urtinktur mit 10 ml Wasser und 0,1 ml Eisen(III)-chlorid-Lösung *R* 1 versetzt, entsteht schmutzig-grüne Färbung.

B. Wird 1 ml Urtinktur mit 50 mg Magnesium *R* als Spänen und 1 ml Salzsäure *R* 1 versetzt, entsteht Dunkelrotfärbung.

C. Wird 1 ml Urtinktur mit 50 mg Resorcin *R* und 1 ml Salzsäure *R* 1 versetzt und 10 Minuten lang im Wasserbad erhitzt, entsteht Dunkelrotfärbung.

D. Chromatographie: Die Prüfung erfolgt dünnschichtchromatographisch auf einer Schicht von Kieselgel H *R*.

Untersuchungslösung: Urtinktur

Vergleichslösung: 10 mg Rutin *R*, 5 mg Hyperosid *RN* und 5 mg Quercetin *R* werden in 10 ml Methanol *R* gelöst.

Aufgetragen werden getrennt 20 µl Untersuchungslösung und 10 µl Vergleichslösung. Die Chromatographie erfolgt über eine Laufstrecke von 15 cm mit einer Mischung von 80 Volumteilen Äthylacetat *R*, 10 Volumteilen wasserfreier Ameisensäure *R* und 10 Volumteilen Wasser. Nach Verdunsten der mobilen Phase werden die Chromatogramme mit Aluminiumchlorid-Reagenz *RN* besprüht und nach 10 Minuten im ultravioletten Licht bei 365 nm ausgewertet.

Das Chromatogramm der Vergleichslösung zeigt im unteren Drittel des Rf-Bereiches den gelbgrünen Fleck des Rutins, im unteren Teil des mittleren Drittels den gelbgrünen Fleck des Hyperosids und im oberen Teil des oberen Drittels den gelbgrünen Fleck des Quercetins.

Das Chromatogramm der Untersuchungslösung zeigt folgende fluoreszierenden Flecke: zwischen Start und der Vergleichssubstanz Rutin einen oder zwei gelbgrüne Flecke; etwa in Höhe der Vergleichssubstanz Rutin einen gelbgrünen und knapp darüber zwei weitere gelbgrüne Flecke; knapp oberhalb der Vergleichssubstanz Hyperosid einen blauen Fleck und in Höhe der Vergleichssubstanz Quercetin einen gelbgrünen sowie knapp darüber einen blauen Fleck. In der Mitte des Rf-Bereiches kann ein gelbgrüner Fleck auftreten.

PRÜFUNG AUF REINHEIT

Relative Dichte (Ph. Eur.): 0,905 bis 0,925

Trockenrückstand (DAB): Mindestens 3,5 Prozent.

LAGERUNG

Vor Licht geschützt.

GRAPHITES

Verwendet wird das natürlich vorkommende Mineral *Graphit*.

BESCHREIBUNG

Metallisch glänzende, dunkelgraue bis schwarze, derbe, blättrig-schuppige, auch stengelige, radialstrahlige oder erdige Massen oder Kristallaggregate. Der Habitus der Kristalle ist hexagonal.
 Die Härte nach Mohs beträgt 1.
 Das gepulverte Mineral ist dunkelgrau bis schwarz, locker, geruchlos und färbt schon bei leichtem Druck auf Papier oder Porzellanflächen ab. Beim Verreiben mit den Fingern bildet sich ein gut haftender, sich fettig anfühlender, metallisch glänzender Überzug. Es ist in Wasser, Säuren und organischen Lösungsmitteln unlöslich. Der in einer mit Graphitpulver gefüllten Magnesiarinne gemessene elektrische Widerstand beträgt weniger als 0,3 kΩ/cm.

PRÜFUNG AUF IDENTITÄT

A. 50 mg Substanz werden mit 250 mg Kaliumdichromat *R* vermischt, in ein Reagenzglas gefüllt und mit 100 mg Kaliumdichromat *R* überschichtet. Das Reagenzglas wird mit einem durchbohrten Stopfen mit U-förmig gebogenem Überleitungsrohr verschlossen. Das andere Ende des Überleitungsrohres wird in etwa 5 ml Bariumhydroxid-Lösung *R* eingetaucht. Wird das Reagenzglas mit der Substanz über der offenen Flamme erhitzt, entsteht in der Bariumhydroxid-Lösung ein weißer Niederschlag.

B. 0,200 g gepulverte Subtanz (90), genau gewogen, werden 30 Minuten lang auf 600 °C erhitzt. Nach dem Abkühlen wird gewogen. Der Gewichtsverlust darf höchstens 30 Prozent betragen.

PRÜFUNG AUF REINHEIT

Säurelösliche Bestandteile: Höchstens 1,0 Prozent; 1,00 g Substanz, genau gewogen, wird mit 10 ml Salzsäure *R* aufgekocht. 5 ml des Filtrates werden eingeengt; der Rückstand wird bei 100 bis 105 °C bis zur Gewichtskonstanz getrocknet. Nach dem Erkalten wird gewogen.

Schwefel: 0,100 g gepulverte Substanz, genau gewogen, werden mit 1 g eines gepulverten Gemisches aus gleichen Gewichtsteilen wasserfreiem Natriumcarbonat *R* und Kaliumnitrat *R* verrieben und in einen Metalltiegel gebracht. Das Gemisch wird mit etwa 0,5 g der Natriumcarbonat-Kaliumnitrat-Mischung überschichtet. Der bedeckte Tiegel wird eine Stunde lang auf 600 °C erhitzt. Nach dem Abkühlen wird die Schmelze in 10 ml Wasser gelöst und in ein 100-ml-Becherglas überführt. Die Lösung wird mit verdünnter Salzsäure *R* angesäuert, 1 bis 2 Minuten lang am Sieden gehalten, unter Verwendung von rotem Lackmus-Papier *R* mit verdünnter Natriumhydroxid-Lösung *R* neutralisiert, in einen 100-ml-Meßkolben filtriert und bis zur Marke aufgefüllt. 5,0 ml dieser Lösung, zu 15 ml verdünnt, müssen der Grenzprüfung auf Sulfat (Ph. Eur.) entsprechen (1 Prozent).

Blei: 2,0 g Substanz werden mit 20 ml Essigsäure 98 % *R* unter Rückfluß aufgekocht. Nach dem Erkalten wird filtriert. 2,0 ml dieser Lösung werden mit 0,1 ml Kaliumchromat-Lösung *R* versetzt. Es darf sich weder eine Trübung noch ein gelber Niederschlag bilden.

Asche (DAB): Höchstens 7,0 Prozent.

ARZNEIFORMEN

Die 1. Dezimalverreibung muß mindestens 9,5 und darf höchstens 10,5 Prozent Graphit enthalten.

HERSTELLUNG

Die fein gepulverte Substanz (90) wird nach Vorschrift 6 verrieben, bis die Verreibung annähernd den Farbton der Ursubstanz angenommen hat. Weitere Verreibungen nach Vorschrift 6.

EIGENSCHAFTEN

Die 1. Dezimalverreibung ist ein grauschwarzes Pulver.

PRÜFUNG AUF IDENTITÄT

A. Der Rückstand der Gehaltsbestimmung gibt die Identitätsreaktion A der Substanz.
B. 2 g der 1. Dezimalverreibung werden viermal mit je 10 ml Wasser aufgeschüttelt und abzentrifugiert. Der 2 Stunden lang bei 120 °C getrocknete Rückstand gibt die Identitätsreaktion B der Substanz.

GEHALTSBESTIMMUNG

Etwa 1,00 g der 1. Dezimalverreibung, genau gewogen, wird mit 20 ml Wasser, das durch Schütteln mit 5 ml n-Butanol *R* gesättigt wurde, versetzt und 5 Minuten lang auf dem Wasserbad erwärmt. Die Mischung wird zentrifugiert und vom Bodensatz dekantiert. Der Rückstand wird noch zweimal mit je 20 ml butanolgesättigtem Wasser aufgeschüttelt, zentrifugiert und bei 100 bis 105 °C bis zur Gewichtskonstanz getrocknet.

GRINDELIA ROBUSTA

Verwendet werden die getrockneten, oberirdischen Teile blühender Pflanzen von *Grindelia robusta* NUTT.

BESCHREIBUNG

Die Droge hat dumpf säuerlichen Geruch und anfangs süßlichen, später bitterlichen Geschmack.

Der Stengel der zweijährigen bis ausdauernden Pflanze ist aufrecht, kräftig, schwach gerieft, stielrund, innen markig, außen hell bis dunkel strohfarben oder bräunlichgrün, kahl, 40 bis 120 cm hoch und im oberen Teil mit meist einfachen, blütentragenden Seitenzweigen versehen.

Die wechselständigen Laubblätter sind im unteren bis mittleren Teil des Stengels länglich bis eiförmig-länglich, stumpf bis zugespitzt, am Grund meist deutlich stengelumfassend, am Rand mit großen, spitzen bis feindornigen Zähnen vorspringend gezähnt oder gesägt. Im oberen Teil und an den Seitenästen sind die Blätter lanzettlich bis eiförmig-lanzettlich, meist spitz, stark stengelumfassend und oft mehr oder weniger ganzrandig. Sie sind 2,5 bis 9 cm lang, 0,7 bis 3 cm breit, grob wellig eingetrocknet, beiderseits mehr oder weniger bräunlichgrün und mäßig harzig punktiert, nur am Rande rauh behaart, sonst kahl und leicht brüchig.

Die einzeln endständigen, köpfchenförmigen Blütenstände sind abgeflacht halbkugelig, meist 1 bis 2,5 cm breit, am Grunde etwas eingewölbt. Der mehr oder weniger harzigglänzende Hüllkelch besteht aus 4 bis 6 Reihen dachziegelartig angeordneter, außen hellbräunlich-grüner, innen heller glänzender, im oberen Viertel bis zur Hälfte freier, lanzettlicher, mit lang ausgezogener, abgeflachter, kaum verdickter Spitze nach unten gekrümmter bis abstehender Hüllkelchblätter. Diese sind in den unteren Reihen locker angeordnet, fast blattartig und gehen in die unter dem Hüllkelch stehenden Hüllblätter über. Der Blütenstandsboden ist flach gewölbt und wabenförmig ausgebildet, mit um die Ansatzstellen der Fruchtknoten stehenden, verwachsenen, rötlichbraunen, unregelmäßig gefransten, bis etwa 0,5 mm hohen Rändern der Waben. Die etwa 30 bis 50 bisweilen abgebrochenen, häufig längs eingerollten und über die Scheibenblüten gebogenen, selten flach ausgebreiteten, nach außen umgeschlagenen Zungenblüten sind schmutzig dunkelgelb. Die dicht gedrängt stehenden und häufig miteinander verklebten Röhrenblüten sind schmutziggelb bis rötlichbraun. Zwischen ihnen sind die feinen, steifen, spitzen Grannen des Pappus zu erkennen.

Mikroskopische Merkmale: Die äquifacialen Laubblätter sind durch eine Netznervatur mit nur kleinen Intercostalfedern gekennzeichnet. Die Epidermiszellen sind beiderseits in Aufsicht unregelmäßig eckig bis schwach wellig, über den Nerven mehr langgestreckt, ihre Wände meist deutlich getüpfelt. Sie sind von fein welliggestreifter Cuticula bedeckt. Im Querschnitt sind sie mehr oder weniger tangential gestreckt mit etwas verdickter Außenwand. Anisocytische Spaltöffnungen mit 3 oder 4 (selten 5) Nebenzellen sind beiderseits ausgebildet. Auf den Nerven finden sich beiderseits verschieden tief eingesenkte, vielzellige Drüsenschuppen. Diese sind in Aufsicht mehr oder weniger rundlich, etwa 50 bis 75 μm groß, im Querschnitt etwa 30 bis 35 μm hoch und lassen in Aufsicht etwa 15 bis 25 kleine Drüsenzellen mit je einer winzigen Calciumoxalatdruse, im Querschnitt zwei weitere, meist kristallfreie Zellagen sowie einen mehrzelligen Stiel erkennen. Das Mesophyll besteht aus zwei im Querschnitt etwa gleich breiten Schichten von interzellularenreichem Palisadenparenchym, das aus je 3 bis 5 unregelmäßig übereinander angeordneten, mehr oder weniger gestreckten, abgerundet zylindrischen, bisweilen etwas verbogenen Zellen zusammengesetzt ist, die etwa in der Mitte in mehr unregelmäßig rundliche Zellen übergehen. Die Nerven sind durch beiderseits eine oder mehrere Reihen breite, sich bis zu den Epidermen erstreckende Lagen großer, unregelmäßiger, dünnwandiger, chlorophyllfreier Zellen ausgezeichnet. Nur am Blattrand finden sich breit kegelförmige, spitze, derbwandige, ein- bis vierzellige, bis 140 μm lange Borstenhaare mit gestreifter Cuticula.

Die Hüllkelchblätter weisen in Aufsicht an ihrer Außenseite sowie an den freien Spitzen beiderseits sehr zahlreiche Spaltöffnungsapparate und Drüsenschuppen auf, die denen der Blattflächen gleichen. Die etwa 12 bis 17 mm langen, ziemlich steifen, randständigen, weiblichen Strahlenblüten lassen über einem kurzen, röhrenförmigen, meist dunkler gefärbten Teil eine etwa 3 mm breite, dunkelgelbe, zugespitzte Zunge erkennen. Diese weist oberseits in Aufsicht rundliche bis axial gestreckt spindelförmige, etwas vorgewölbte Epidermiszellen mit querverlaufender, feiner Cuticularstreifung auf. Die Epidermiszellen der Unterseite sind axial gestreckt rechteckig bis schwach spindelförmig. Die Zellen des Mesophylls im röhrigen Teil enthalten bisweilen 5 bis 10 μm große Calciumoxalatdrusen. Die 5 bis 6 mm langen, über einem engen Teil schmal trichterförmig erweiterten, gold- bis bräunlichgelben Röhrenblüten besitzen fünf nur wenig nach außen gebogene, besonders an der Innenseite deutlich papillöse Kronzipfel. Beim Übergang von dem trichter- in den röhrenförmigen Teil der Krone enthalten die Epidermiszellen der Innenseite einen oder mehrere flach prismatische, 18 bis 25 μm lange, etwa 10 μm breite und 3 bis 4 μm dicke Calciumoxalatkristalle. Die unter der äußeren Epidermis liegenden Zellen enthalten dagegen bis zum Grunde hin 5 bis 15 μm große Calciumoxalatdrusen. Die 5 mit ihren Antheren zu einer Röhre verklebten Staubblätter sind durch schmal dreieckige, abgerundet zugespitzte, lange, aus derbwandigen, gestreckten Zellen gebildete, die Kronzipfel kaum überragende Konnektivzipfel ausgezeichnet. Die am Grund schwach geschwänzten Antheren besitzen in ihrem freien Teil Endotheciumzellen mit zahlreichen kurzen, quer zur Längsrichtung der Zellen gestreckten Wandverdickungen. Die freien Filamente sind ziemlich tief im röhrigen Teil der Krone inseriert. Die kugeligen, feinstacheligen Pollen sind 35 bis 45 µm groß und besitzen drei Keimporen. Der Griffel hat zwei nach vorn aufspreizende, nicht zurückgekrümmte, durch bis 220 µm lange, trommelschlegelförmige Papillen gekennzeichnete Narben. Der unterständige, einfächerige Fruchtknoten ist mehr oder weniger abgeflacht, verkehrt-eiförmig, am oberen Ende eingebuchtet abgerundet. Die subepidermalen Schichten unterhalb der Griffelbasis sowie oberhalb der Basis enthalten wiederum auffällig zahlreiche Calciumoxalatdrusen. Die 2 bis 7 dem Fruchtknoten am oberen Rand ansitzenden, leicht abbrechenden, steif grannenartigen Pappusborsten erreichen die Hälfte bis ³/₄ der Länge der Röhrenblüten, sind meist ganzrandig und lassen nur wenige freie, bis 43 µm lange Spitzen der die Borsten bildenden derbwandigen, faserförmigen Zellen erkennen.

PRÜFUNG AUF IDENTITÄT

Prüflösung: 5 g zerschnittene Droge (4000) werden mit 50 ml Äthanol 70 % *RN* unter Rückfluß auf dem Wasserbad 30 Minuten lang erhitzt und nach dem Erkalten abfiltriert.

A. Wird 1 ml Prüflösung mit 0,2 ml verdünnter Natriumhydroxid-Lösung *R* versetzt, färbt sich die Mischung rotbraun.
B. Werden 3 ml Prüflösung mit 0,5 ml Eisen(III)-chlorid-Lösung *R* 1 versetzt, färbt sich die Mischung grünlich-dunkelbraun.
C. Wird 1 ml Prüflösung mit 1 ml Phloroglucin-Lösung *R* und 1 ml Salzsäure *R* versetzt und zum Sieden erhitzt, entsteht eine rostrote Färbung.
D. Chromatographie: Die Prüfung erfolgt dünnschichtchromatographisch auf einer Schicht von Kieselgel HF_{254} *R*.

Untersuchungslösung: Prüflösung.

Vergleichslösung: 10 mg Rutin *R*, 10 mg Papaverinhydrochlorid *RN* und 30 mg Gallussäure *RN* werden in 10 ml Methanol *R* unter Erwärmen gelöst.

Aufgetragen werden getrennt je 10 µl Untersuchungs- und Vergleichslösung. Die Chromatographie erfolgt über eine Laufstrecke von 15 cm mit einer Mischung aus 68 Volumteilen n-Butanol *R*, 16 Volumteilen Essigsäure 98 % *R* und 16 Volumteilen Wasser. Nach Verdunsten der mobilen Phase werden die Chromatogramme im ultravioletten Licht bei 254 nm und bei 365 nm ausgewertet.

Das Chromatogramm der Vergleichslösung zeigt bei 254 nm im unteren Drittel des Rf-Bereiches den Fleck des Papaverinhydrochlorids, im mittleren Drittel den Fleck des Rutins und im oberen Drittel den Fleck der Gallussäure.

Das Chromatogramm der Untersuchungslösung zeigt bei 254 nm in Höhe der Vergleichssubstanz Gallussäure einen dunklen Fleck sowie bei 365 nm in der Mit-

Grindelia robusta

te zwischen den Vergleichssubstanzen Rutin und Gallussäure einen blauen Fleck und auf Höhe der Gallussäure einen gelben Fleck.

Danach werden die Chromatogramme mit Anisaldehyd-Lösung R besprüht, 10 Minuten lang auf 105 bis 110 °C erhitzt und innerhalb von 10 Minuten im Tageslicht ausgewertet.

Das Chromatogramm der Untersuchungslösung zeigt knapp unterhalb der Vergleichssubstanz Papaverinhydrochlorid einen schwachen, gelben Fleck sowie wenig unterhalb der Vergleichssubstanz Rutin und auf Höhe der Vergleichssubstanz Gallussäure je einen blauen Fleck. Knapp oberhalb der Vergleichssubstanz Papaverinhydrochlorid kann ein schwacher, rötlicher Fleck auftreten.

PRÜFUNG AUF REINHEIT

Fremde Bestandteile (Ph. Eur.): Höchstens 1 Prozent.

Asche (DAB): Höchstens 8,0 Prozent.

ARZNEIFORMEN

HERSTELLUNG

Urtinktur aus der zerschnittenen Droge (4000) und flüssige Verdünnungen nach Vorschrift 4a mit Äthanol 62 Prozent.

EIGENSCHAFTEN

Die Urtinktur ist eine grünbraune Flüssigkeit mit aromatischem Geruch.

PRÜFUNG AUF IDENTITÄT

Die Urtinktur gibt die bei der Droge beschriebenen Identitätsreaktionen A bis D. Prüflösung ist die Urtinktur.

PRÜFUNG AUF REINHEIT

Relative Dichte (Ph. Eur.): 0,890 bis 0,905

Trockenrückstand (DAB): Mindestens 1,6 Prozent.

LAGERUNG

Vor Licht geschützt.

HAMAMELIS VIRGINIANA

Hamamelis

Verwendet wird die frische Rinde der Wurzeln und der Zweige von *Hamamelis virginiana* L.

BESCHREIBUNG

Die Wurzelrinde ist geruchlos und hat herben, zusammenziehenden Geschmack.

Die Rindenstücke sind verschieden lang, bis 3 cm breit und bis 2 mm dick, rinnenförmig gebogen, seltener bandförmig. Die Außenseite ist zimtbraun bis rötlichbraun und mit dünnem, weißlichgrauem Kork bedeckt. Die Innenseite ist längs gestreift, hellgelblich bis rötlichbraun. Der Bruch ist langfaserig.

Die rinnenförmig gebogenen Stücke der Zweigrinde sind bis zu 0,5 cm breit. Die Außenseite ist grünbraun bis braun, die Innenseite ist zartgrün.

ARZNEIFORMEN

HERSTELLUNG

Urtinktur und flüssige Verdünnungen nach Vorschrift 3a.

EIGENSCHAFTEN

Die Urtinktur ist eine rötlichbraune Flüssigkeit mit zusammenziehendem Geschmack.

PRÜFUNG AUF IDENTITÄT

A. 1 ml Urtinktur wird eingeengt. Der Rückstand färbt sich auf Zusatz von 1 ml einer frisch bereiteten Lösung von 1 g Dimethylaminobenzaldehyd *R* in einer Mischung von 0,2 ml Wasser und 3 ml Schwefelsäure *R* nach Erwärmen auf dem Wasserbad dunkelrotbraun.

B. Werden 0,1 ml Urtinktur mit 20 ml Wasser verdünnt und mit 0,1 ml Ammonium-Eisen(III)-sulfat-Lösung *R* 2 versetzt, entsteht eine blauviolette Färbung.

C. Werden 0,2 ml Urtinktur mit 5 ml konzentrierter Ammoniaklösung *R* versetzt, entsteht eine rostbraune Färbung.

D. Chromatographie: Die Prüfung erfolgt dünnschichtchromatographisch auf einer Schicht von Kieselgel H *R*.

Untersuchungslösung: Urtinktur.

Vergleichslösung: 30 mg Gallussäure *RN*, 30 mg Tannin *R*, 25 mg Arbutin *RN* und 10 mg Rutin *R* werden in 10 ml Methanol *R* gelöst.

Aufgetragen werden getrennt je 20 µl Untersuchungs- und Vergleichslösung. Die Chromatographie erfolgt über eine Laufstrecke von 15 cm mit einer Mischung von 80 Volumteilen Äthylacetat *R*, 10 Volumteilen wasserfreier Ameisensäure *R* und 10 Volumteilen Wasser. Nach Verdunsten der mobilen Phase werden die Chromatogramme zuerst mit einer 1prozentigen Lösung (G/V) von Diphenylboryloxyäthylamin *R* in Methanol *R* und danach mit einer 5prozentigen Lösung (G/V) von Polyäthylenglykol 400 *R* in Methanol *R* besprüht und im ultravioletten Licht bei 365 nm ausgewertet.

Das Chromatogramm der Vergleichslösung zeigt im unteren Drittel des Rf-Bereiches den gelben Fleck des Rutins, im mittleren Drittel den blauen Fleck des Arbutins sowie im oberen Drittel den blauen Fleck des Tannins und darüber den blauen Fleck der Gallussäure.

Das Chromatogramm der Untersuchungslösung zeigt zwischen den Vergleichssubstanzen Rutin und Arbutin einen schwach blauen Fleck, auf Höhe des Arbutins und in Höhe des Tannins je einen stark blauen Fleck, auf Höhe der Gallussäure einen graubraunen und knapp darüber einen blauen Fleck. Zwischen den Vergleichssubstanzen Arbutin und Tannin können ein oder zwei weitere blaue Flecke auftreten.

PRÜFUNG AUF REINHEIT

Relative Dichte (Ph. Eur.): 0,900 bis 0,925

Trockenrückstand (DAB): Mindestens 3,5 Prozent.

LAGERUNG

Vor Licht geschützt.

HAMAMELIS VIRGINIANA E CORTICE ET EX SUMMITATIBUS

Verwendet wird ein Gemisch aus 1 Teil frischer Zweigrinde und 2 Teilen frischen Zweigspitzen von *Hamamelis virginiana* L.

BESCHREIBUNG

Die rinnenförmig gebogenen Stücke der Zweigrinde sind bis zu 0,5 cm breit. Die Außenseite ist grünbraun bis braun, die Innenseite ist zartgrün.

Die bis zu 5 cm langen Zweigspitzen besitzen 0,5 bis 0,7 cm lange und bis zu 0,3 cm breite, ovale, nach oben spitz zulaufende Endknospen. Die Knospenhüllblätter sind hellbraun bis grünbraun mit samtig behaarter Oberfläche.

ARZNEIFORMEN

HERSTELLUNG

Urtinktur und flüssige Verdünnungen nach Vorschrift 3a.

EIGENSCHAFTEN

Die Urtinktur ist eine rötlichbraune Flüssigkeit mit zusammenziehendem Geschmack.

PRÜFUNG AUF IDENTITÄT

A. 1 ml Urtinktur wird eingeengt. Der Rückstand färbt sich auf Zusatz von 1 ml einer frisch bereiteten Lösung von 1 g Dimethylaminobenzaldehyd *R* in einer Mischung von 0,2 ml Wasser und 3 ml Schwefelsäure *R* nach Erwärmen auf dem Wasserbad dunkelrotbraun.
B. Werden 0,1 ml Urtinktur mit 20 ml Wasser verdünnt und mit 0,1 ml Ammonium-Eisen(III)-sulfat-Lösung *R* 2 versetzt, entsteht eine grünviolette Färbung.
C. Werden 0,2 ml Urtinktur mit 5 ml konzentrierter Ammoniaklösung *R* versetzt, entsteht eine rostbraune Färbung.
D. Chromatographie: Die Prüfung erfolgt dünnschichtchromatographisch auf einer Schicht von Kieselgel H *R*.

Untersuchungslösung: Urtinktur

Vergleichslösung: 30 mg Gallussäure *RN*, 30 mg Tannin *R*, 25 mg Arbutin *RN* und 10 mg Rutin *R* werden in 10 ml Methanol *R* gelöst.

Aufgetragen werden getrennt je 20 µl Untersuchungs- und Vergleichslösung. Die Chromatographie erfolgt über eine Laufstrecke von 15 cm mit einer Mischung von 80 Volumteilen Äthylacetat *R*, 10 Volumteilen wasserfreier Ameisensäure *R* und 10 Volumteilen Wasser. Nach Verdunsten der mobilen Phase werden die Chromatogramme zuerst mit einer 1prozentigen Lösung (G/V) von Diphenylboryloxyäthylamin *R* in Methanol *R* und danach mit einer 5prozentigen Lösung (G/V) von Polyäthylenglykol 400 *R* in Methanol *R* besprüht und im ultravioletten Licht bei 365 nm ausgewertet.

Das Chromatogramm der Vergleichslösung zeigt im unteren Drittel des Rf-Bereiches den gelben Fleck des Rutins, im mittleren Drittel den blauen Fleck des Arbutins sowie im oberen Drittel den blauen Fleck des Tannins und darüber den blauen Fleck der Gallussäure.

Das Chromatogramm der Untersuchungslösung zeigt zwischen den Vergleichssubstanzen Rutin und Arbutin einen schwach blauen Fleck, auf Höhe des Arbutins einen schwach blauen Fleck, auf Höhe des Tannins einen stark blauen Fleck, auf Höhe der Gallussäure einen graubraunen Fleck sowie knapp darüber einen blauen und direkt darüber einen intensiv gelben Fleck. Zwischen den Vergleichssubstanzen Arbutin und Tannin können ein oder zwei weitere blaue Flecke auftreten.

PRÜFUNG AUF REINHEIT

Relative Dichte (Ph. Eur.): 0,900 bis 0,925

Trockenrückstand (DAB): Mindestens 3,5 Prozent.

LAGERUNG

Vor Licht geschützt.

HAPLOPAPPUS BAYLAHUEN

Haplopappus

Verwendet werden die getrockneten Blätter von *Haplopappus baylahuen* Remy.

BESCHREIBUNG

Die Blätter sind geruchlos und haben leicht scharfen Geschmack.

Sie sind derb, lederartig, länglich lanzettlich, ungestielt, bis 5 cm lang und bis 3 cm breit. Zum Grunde sind sie keilförmig verschmälert und in eine häufig zurückgebogene Spitze ausgezogen. Der Blattrand ist bei jungen Blättern nur im oberen Drittel, bei älteren auch darunter einfach bis doppelt gezähnt. Die Blätter sind graugrün bis mehr oder weniger braun, bisweilen auch zitronengelb und beiderseits mit einer glänzenden Harzschicht überzogen. Der hellere, etwas bräunlichgelbe Mittelnerv tritt unterseits, ebenso wie die stärkeren Seitennerven, nur schwach hervor.

Mikroskopische Merkmale: Das Blatt ist äquifacial und hat eine engmaschige Netznervatur mit nur kleinen Intercostalfeldern. Die Epidermiszellen sind in Aufsicht beiderseits vieleckig, mehr oder weniger isodiametrisch, gerade bis schwach wellig, derbwandig und getüpfelt, über den Nerven mehr gestreckt und von einer besonders über dickeren Nerven längs gefalteten Cuticula bedeckt. Im Querschnitt sind sie beiderseits fast quadratisch bis rechteckig und haben eine verdickte Außenwand. Auf beiden Blattflächen finden sich anomocytische Spaltöffnungsapparate mit meist vier, seltener drei oder fünf Nebenzellen und eingesenkte, von strahlig angeordneten Epidermiszellen mit längsstreifiger Cuticula umgebene, vielzellige Drüsenschuppen. Diese sind in Aufsicht rundlich oder elliptisch, 50 bis 90 μm weit, im Querschnitt 25 bis 50 μm hoch und bestehen aus einer oberen Lage von 15 bis 30 kleinen Zellen mit je einer Calciumoxalatdruse, darunter zwei weiteren, kristallfreien Zellagen sowie einer mehrzelligen Basis. Das Mesophyll besteht aus zwei im Querschnitt etwa gleich dicken, oberseits dicht, unterseits locker gebauten Schichten von Palisadenparenchym aus unregelmäßigen, nicht in erkennbaren Reihen angeordneten, mehr oder weniger gestreckten, zylindrischen Zellen und einem in der Mitte dazwischen liegenden lockeren, interzellularenreichen Gewebe aus mehr rundlichen Zellen. Besonders die stärkeren Blattnerven enthalten ober- und unterseits um das Leitbündel mehr oder weniger zahlreiche, etwas verholzte Sklerenchymfasern und unterhalb des Siebteiles gelegentlich einen Exkretgang mit öligen Tropfen. Die Bündelscheide aus derbwandigen, getüpfelten, unverholzten Zellen erstreckt sich durch das ganze Mesophyll von der Epidermis der Ober- bis zu der Unterseite und enthält gelegentlich mehr oder weniger zahlreiche, etwa 10 bis 18 µm große Calciumoxalatraphiden. Selten finden sich im Mesophyll liegende, derbwandige, raphidenführende Idioblasten.

PRÜFUNG AUF IDENTITÄT

Prüflösung: 1 g grob gepulverte Droge (710) wird mit 10 ml Äthanol 70 % *RN* 2 Stunden lang bei Raumtemperatur gerührt und danach abfiltriert.

A. Wird 1 ml Prüflösung mit 10 ml Wasser versetzt, entsteht leichte Trübung, die nach Zusatz von 0,2 ml verdünnter Natriumhydroxid-Lösung *R* verschwindet. Gleichzeitig tritt eine Farbvertiefung nach goldgelb ein.
B. Wird 1 ml Prüflösung mit 0,2 ml Eisen(III)-chlorid-Lösung *R* 1 versetzt, entsteht eine olivgrüne Färbung.
C. Wird 1 ml Prüflösung mit 0,1 g Magnesium *R* als Spänen und 1 ml Salzsäure *R* 1 versetzt, entsteht eine Rotfärbung.
D. 2 ml Prüflösung zeigen im ultravioletten Licht bei 365 nm blaue Fluoreszenz, die nach Zugabe von verdünnter Natriumhydroxid-Lösung *R* bis zur schwach alkalischen Reaktion in grün übergeht.
E. Chromatographie: Die Prüfung erfolgt dünnschichtchromatographisch auf einer Schicht von Kieslegel H *R*.

Untersuchungslösung: Prüflösung.

Vergleichslösung: 5 mg Emodin *RN* und 5 mg Scopoletin *RN* werden in 10 ml Methanol *R* gelöst.

Aufgetragen werden getrennt je 10 µl Untersuchungs- und Vergleichslösung. Die Chromatographie erfolgt über eine Laufstrecke von 15 cm mit einer Mischung von 69 Volumteilen Äther *R*, 29 Volumteilen Toluol *R* und 2 Volumteilen wasserfreier Ameisensäure *R*. Nach Verdunsten der mobilen Phase werden die Chromatogramme im ultravioletten Licht bei 365 nm ausgewertet.

Das Chromatogramm der Vergleichslösung zeigt am Übergang vom unteren zum mittleren Drittel des Rf-Bereiches den blauen Fleck des Scopoletins und im unteren Teil des oberen Drittels den orangefarbenen Fleck des Emodins.

Das Chromatogramm der Untersuchungslösung zeigt zwischen Start und der Vergleichssubstanz Scopoletin einen blauen, etwa in Höhe des Scopoletins einen kräftigen, weißblauen und darüber einen schwachen, blauen Fleck. Darüber liegen etwa von der Mitte zwischen den beiden Vergleichssubstanzen an bis knapp unterhalb der Vergleichssubstanz Emodin in etwa gleichen Abständen ein blauer, ein kräftiger, weißblauer, ein blauer und ein blauvioletter Fleck.

PRÜFUNG AUF REINHEIT

Fremde Bestandteile (Ph. Eur.): Höchstens 2 Prozent.

Asche (DAB): Höchstens 10,0 Prozent.

ARZNEIFORMEN

HERSTELLUNG

Urtinktur aus der grob gepulverten Droge (710) und flüssige Verdünnungen nach Vorschrift 4a mit Äthanol 62 Prozent.

EIGENSCHAFTEN

Die Urtinktur ist eine gelbbraune Flüssigkeit mit würzigem Geruch und bitterem Geschmack.

PRÜFUNG AUF IDENTITÄT

Die Urtinktur gibt die bei der Droge beschriebenen Identitätsreaktionen A bis E. Prüflösung ist die Urtinktur.

PRÜFUNG AUF REINHEIT

Relative Dichte (Ph. Eur.): 0,890 bis 0,905

Trockenrückstand (DAB): Mindestens 2,5 Prozent.

LAGERUNG

Vor Licht geschützt.

HARUNGANA MADAGASCARIENSIS
Haronga

Verwendet wird eine Mischung, die zu etwa einem Teil aus getrockneten Blättern und zu etwa zwei Teilen aus getrockneter Zweigrinde von *Harungana madagascariensis (Choisy) Poir* besteht.

BESCHREIBUNG

Die elliptischen, 10 bis 20 cm langen und bis 10 cm breiten Blätter sind ganzrandig, vorn zugespitzt, plötzlich in den kurzen Stiel verschmälert oder leicht herzförmig ausgerandet. Sie sind relativ dünn, aber ziemlich hart und spröde. Die Oberseite ist grau bis braungrün, oft etwas glänzend, die Unterseite heller und glanzlos. Junge Blätter sind beiderseits von einem dünnen, bräunlichen Haarfilz bedeckt, ältere Blätter auf der Oberseite fast kahl und auf der Unterseite, besonders auf den hier stark hervortretenden Nerven, mehr oder weniger filzig behaart.

Die Zweigrinde hat würzigen Geruch und adstringierenden, bitteren Geschmack. Sie besteht aus flach gewölbten bis röhrenförmigen, gelben bis zimtbraunen, von einer dünnen, rissigen, regelmäßig geschichteten Borke bedeckten Stücken. Die Innenseite ist in der Regel dunkler gelbbraun bis rotbraun und schwach längsrunzelig. Die von dickeren Ästen abgeschälte Rinde besteht aus 1 bis 3 mm dicken, bandartigen, flachen bis wellig gebogenen Stücken, die häufig von der Borke befreit sind und dann außen schwarzrote Exkretrückstände aufweisen. Die Rinde ist hornartig hart, der Bruch glatt.

Mikroskopische Merkmale: Die Blätter werden oberseits von einer geradwandigen, polygonalen Epidermis mit mäßig verdickten, wenig gewölbten Außenwänden und einer feinwarzigen Kutikula bedeckt. Darunter liegt eine bis 3 Reihen hohe Hypodermis aus 70 bis 85 μm großen, rundlichen bis liegend-ovalen, farblosen Zellen. Die Zellen des einreihigen Palisadenparenchyms sind 4- bis 6mal länger als breit. Das mehrschichtige Schwammparenchym besteht überwiegend aus länglichen, liegenden Zellen. Die Epidermis der Blattunterseite besteht aus unregelmäßig wellig buchtigen Zellen mit dickwandiger, mehr oder weniger stark papillös vorgewölbter Außenseite. Die zahlreichen, von 2 bis 4 Nebenzellen umgebenen Spaltöffnungsapparate sind 15 bis 20 μm lang und 10 bis 15 μm breit. Im Mesophyll, besonders an der Grenze zum Palisadenparenchym, finden sich rundliche, farblose Zellen mit je einer Calciumoxalatdruse. Im Schwammparenchym liegen rundliche, 30 bis 100 μm große Exkretbehälter mit schwarzrotem Inhalt. Die Leitbündel der stärkeren Blattnerven sind von einem fast geschlossenen Ring aus 2 bis 4 Reihen verholzter Fasern umgeben. Zwischen diesen Leitbündeln und oberer sowie unterer Epidermis liegen kollenchymatisch verdickte Zellen. Von den auf beiden Blattseiten vorkommenden, auf einem kurzen, gedrungenen, mehrzelligen Stiel sitzenden, im Durchmesser 170 bis 380 µm weiten, dünnwandigen Sternhaarbüscheln sind oberseits oft nur noch die Abbruchstellen zu erkennen.

Die Parenchymzellen der fast ausschließlich aus sekundärem Gewebe bestehenden Rindenstücke sind oft tangential zusammengedrückt und haben stark aber unregelmäßig verdickte gelbliche Zellwände. Die 2 bis 6 Reihen breiten, meist 30, vereinzelt bis über 40 Lagen hohen Markstrahlen bestehen aus Zellen mit knotig verdickter Wand. Die Rinde wird von zahlreichen 10 bis 30 µm, selten bis 100 µm weiten und dann tangential zusammengedrückten Exkretkanälen durchzogen, die oft Reste eines dunkelrotbraunen Exkretes enthalten. Die größeren Exkretgänge sind in tangentialen Reihen angeordnet, die schmaleren liegen einzeln oder zu Gruppen gehäuft. Die Rinde enthält Calciumoxalatdrusen und 2 bis 6 µm große einzelne oder etwa 10 µm große zusammengesetzte Stärkekörner.

PRÜFUNG AUF IDENTITÄT

Prüflösung: 3,0 g grob gepulverte Droge (710) werden 2 Stunden lang mit 30 ml Äthanol 70% *RN* gerührt; anschließend wird abfiltriert.

A. 5 ml Prüflösung werden mit 5 ml Wasser versetzt und mit 10 ml Äther *R* ausgeschüttelt. Wird die abgetrennte Ätherphase mit 5 ml Ammoniaklösung *R* 1 versetzt und geschüttelt, färbt sich die wäßrige Phase orangebraun bis rotbraun.
B. Wird 1 ml Prüflösung mit 10 ml Wasser und 1 ml Blei (II)-acetat-Lösung *R* versetzt, entsteht ein hellbrauner, voluminöser Niederschlag.
C. 0,05 ml Prüflösung werden auf dem Wasserbad eingeengt; wird der Rückstand mit 0,2 ml Molybdatophosphorsäure-Reagenz *RN* versetzt, färbt sich die Mischung innerhalb von 5 Minuten blaugrün.
D. Chromatographie: Die Prüfung erfolgt dünnschichtchromatographisch auf einer Schicht von Kieselgel H *R*.

Untersuchungslösung: 10 ml Prüflösung werden auf dem Wasserbad bis zum Verschwinden des Äthanolgeruches erwärmt, mit 10 ml Wasser in einen Scheidetrichter überführt und zweimal mit je 15 ml Äther *R* ausgeschüttelt. Die vereinigten organischen Phasen werden über wasserfreiem Natriumsulfat *R* getrocknet, filtriert und unter vermindertem Druck eingeengt. Der Rückstand wird in 1 ml Methanol *R* aufgenommen.

Vergleichslösung: 5 mg Emodin *RN*, 5 mg Kaffeesäure *R* und 10 mg Gallussäure *RN* werden in 10 ml Methanol *R* gelöst.

Aufgetragen werden getrennt 20 µl Untersuchungslösung und 10 µl Vergleichslösung. Die Chromatographie erfolgt über eine Laufstrecke von 15 cm mit einer Mischung von 50 Volumteilen Chloroform R, 40 Volumteilen Äthylacetat R und 10 Volumteilen wasserfreier Ameisensäure R. Nach Verdunsten der mobilen Phase werden die Chromatogramme mit methanolischer Kaliumhydroxid-Lösung RN besprüht und sofort im Tageslicht ausgewertet.

Das Chromatogramm der Vergleichslösung zeigt an der Grenze von unterem und mittlerem Drittel des Rf-Bereiches den gelbbraunen Fleck der Gallussäure, im mittleren Drittel den orangebraunen Fleck der Kaffeesäure und im oberen Drittel den roten Fleck des Emodins.

Das Chromatogramm der Untersuchungslösung zeigt zwei in Lage und Farbe mit den Vergleichssubstanzen Kaffeesäure und Emodin übereinstimmende Flecke.

Anschließend werden die Chromatogramme mit einer 0,5prozentigen Lösung (G/V) von Echtblausalz B RN besprüht.

Im Chromatogramm der Vergleichslösung färbt sich der Fleck der Gallussäure rotbraun, der der Kaffeesäure gelbbraun und der des Emodins braunviolett. Das Chromatogramm der Untersuchungslösung zeigt unterhalb der Vergleichssubstanz Gallussäure zwei dicht übereinander liegende, orangerote Flecke sowie auf etwa gleicher Höhe und dicht oberhalb der Gallussäure je einen orangeroten Fleck. In Höhe der Vergleichssubstanz Kaffeesäure liegt ein jetzt gelbbrauner Fleck und darüber ein braunvioletter Fleck. In Höhe der Vergleichssubstanz Emodin tritt ein jetzt braunvioletter Fleck auf; dicht darüber kann ein orangeroter Fleck auftreten.

PRÜFUNG AUF REINHEIT

Fremde Bestandteile (Ph. Eur.): Höchstens 2 Prozent.

Sulfatasche (Ph. Eur.): Höchstens 6,0 Prozent, bestimmt mit 1,00 g grob gepulverter Droge (710).

Asche (DAB): Höchstens 5,0 Prozent.

ARZNEIFORMEN

HERSTELLUNG

Urtinktur aus der grob gepulverten Droge (710) und flüssige Verdünnungen nach Vorschrift 4a mit Äthanol 62 Prozent.

EIGENSCHAFTEN

Die Urtinktur ist eine rotbraune Flüssigkeit mit würzigem Geruch und adstringierendem, bitterem Geschmack.

PRÜFUNG AUF IDENTITÄT

Die Urtinktur gibt die bei der Droge beschriebenen Identitätsreaktionen A bis D. Prüflösung ist die Urtinktur.

PRÜFUNG AUF REINHEIT

Relative Dichte (Ph. Eur.): 0,895 bis 0,915

Trockenrückstand (DAB): Mindestens 1,8 Prozent.

LAGERUNG

Vor Licht geschützt.

HERNIARIA GLABRA

Verwendet werden die frischen, oberirdischen Teile blühender Pflanzen von *Herniaria glabra* L.

BESCHREIBUNG

Die Pflanze entwickelt beim Zerreiben angenehm cumarinartigen Geruch und hat etwas kratzenden Geschmack.

Sie ist kräftig grün, unscheinbar und fast kahl, liegt meist flach am Boden und besitzt bis zu 30 cm lange, reich verzweigte, dünne Stengel, die kahl oder mit sehr kurzen Haaren besetzt sein können. Die Blätter sind eiförmig-lanzettlich oder elliptisch, leicht spitz und gegen den Grund zu verschmälert, sitzend, kahl bis sehr kurz gewimpert und bis zu 1 cm lang. Sie sind gegenständig, erscheinen aber im oberen Teil durch Verkümmern eines Blattes oft wechselständig, undeutlich einnervig und besitzen je 2 kleine, eiförmige, weißhäutige, verwachsene und am Rand gefranste Nebenblätter. Die sehr kleinen, unscheinbaren, gelbgrünen Blüten sind nur etwa einen halben Millimeter groß und sitzen fast ungestielt in bis zu zehnblütigen, blattachselständigen Knäueln mit zwei weißhäutigen, gewimperten Vorblättern zusammen. Die 5 Blütenhüllblätter sind stumpf, kahl bis kurz gewimpert; manchmal tragen sie auf dem Rücken wenige, sehr kurze Haare. Die Blüten besitzen 5 pfriemliche, weißliche Staminodien und 5 längere Staubblätter mit kugeligen Antheren. Der einfächrige Fruchtknoten ist fast in den Achsenbecher eingesenkt und besitzt 2 spreizende Narben.

PRÜFUNG AUF REINHEIT

Andere Herniaria-Arten: Die Blätter und der Stengel dürfen nicht mit starken, steifen, kurzen Haaren besetzt sein; die Spitzen der Blütenhüllblätter dürfen keine Stachelborsten tragen *(Herniaria hirsuta* L., *Herniaria alpina* Vill., *Herniaria incana* Lam.).

ARZNEIFORMEN

HERSTELLUNG

Urtinktur und flüssige Verdünnungen nach Vorschrift 3a.

EIGENSCHAFTEN

Die Urtinktur ist eine grünlichbraune Flüssigkeit mit leicht süßlichem Geruch und ohne charakteristischen Geschmack.

PRÜFUNG AUF IDENTITÄT

A. Werden 0,5 ml Urtinktur mit 25 ml Wasser versetzt, zeigt die Mischung im ultravioletten Licht bei 365 nm violette Fluoreszenz. Werden 3 ml der obigen Mischung mit 0,5 ml verdünnter Natriumhydroxid-Lösung *R* versetzt, zeigt die Mischung nach 5 Minuten im ultravioletten Licht bei 365 nm gelbe Fluoreszenz.

B. Wird eine Mischung aus 0,1 ml Urtinktur und 5 ml Wasser kräftig geschüttelt, entsteht ein über 2 Stunden lang beständiger Schaum.

C. Wird 1 ml Urtinktur mit 1 ml einer 2prozentigen Lösung (G/G) von Phloroglucin *R* in Wasser versetzt und im Wasserbad 2 Minuten lang bei 85 °C erhitzt, wird die grünbraune Mischung beim Herausnehmen dicklich bis gallertartig.

D. Chromatographie: Die Prüfung erfolgt dünnschichtchromatographisch auf einer Schicht von Kieselgel HF_{254} *R*.

Untersuchungslösung: Urtinktur.

Vergleichslösung: 10 mg Cumarin *RH* und 2 mg Scopoletin *RN* werden in 10 ml Methanol gelöst.

Aufgetragen werden getrennt je 10 µl Untersuchungs- und Vergleichslösung. Die Chromatographie erfolgt über eine Laufstrecke von 15 cm mit einer Mischung aus 90 Volumteilen Methylenchlorid *R* und 10 Volumteilen Äthylacetat *R*. Nach Verdunsten der mobilen Phase werden die Chromatogramme mit äthanolischer Kaliumhydroxid-Lösung *R* besprüht und im ultravioletten Licht bei 365 nm ausgewertet.

Das Chromatogramm der Vergleichslösung zeigt im unteren Drittel des Rf-Bereiches den blauen Fleck des Scopoletins und im mittleren Drittel den gelbgrünen Fleck des Cumarins.

Das Chromatogramm der Untersuchungslösung zeigt etwa in Höhe der Vergleichssubstanz Scopoletin einen grünlich-blauen Fleck und etwas unterhalb der Vergleichssubstanz Cumarin einen kräftigen, blauvioletten Fleck. Unterhalb der Vergleichssubstanz Scopoletin können ein oder zwei weitere bläuliche Flecke auftreten.

PRÜFUNG AUF REINHEIT

Relative Dichte (Ph. Eur.): 0,900 bis 0,920

Trockenrückstand (DAB): Mindestens 2,5 Prozent.

LAGERUNG

Vor Licht geschützt.

HYDRARGYRUM NITRICUM OXYDULATUM

Mercurius nitricus oxydulatus

Hg$_2$(NO$_3$)$_2$ · 2 H$_2$O   MG 561,2

Verwendet wird Quecksilber(I)-nitrat, das mindestens 94,0 und höchstens 100,5 Prozent Hg$_2$(NO$_3$)$_2$ · 2 H$_2$O enthält.

EIGENSCHAFTEN

Farblose, lichtempfindliche, hygroskopische Kristalle; Substanz zersetzt sich in Wasser unter Bildung eines unlöslichen basischen Salzes; leicht löslich in verdünnter Salpetersäure.
Die Substanz schmilzt bei etwa 66 °C.

PRÜFUNG AUF IDENTITÄT

A. Die Lösung von 0,1 g Substanz in einer Mischung aus 3 ml Wasser und 0,1 ml Salpetersäure *R* gibt die Identitätsreaktionen a), b) und c) auf Quecksilber (Ph. Eur.).

B. 50 mg Substanz werden mit 5 ml Essigsäure *R* kurz erwärmt. Nach dem Abkühlen wird filtriert. Das Filtrat wird mit 0,5 ml Diphenylamin-Lösung *R* vorsichtig unterschichtet. An der Berührungszone entsteht eine blaue Färbung.

PRÜFUNG AUF REINHEIT

Prüflösung: 5,0 g Substanz werden unter Zusatz von 0,5 ml Salpetersäure *R* in 25 ml Wasser gelöst. Die Lösung wird mit 4 ml wasserfreier Ameisensäure *R* und 12 ml konzentrierter Ammoniaklösung *R* versetzt und 30 Minuten lang auf dem Wasserbad erhitzt. Nach dem Abkühlen wird die Mischung filtriert und das Filtrat unter Nachwaschen des Filters mit Wasser zu 50,0 ml verdünnt.

Aussehen der Lösung: Die Prüflösung muß klar (Ph. Eur., Methode B) und farblos (Ph. Eur., Methode II) sein.

Chlorid (Ph. Eur.): 10,0 ml Prüflösung werden mit Wasser zu 15,0 ml verdünnt. Die Lösung muß der Grenzprüfung auf Chlorid entsprechen (50 ppm).

Sulfat (Ph. Eur.): 10,0 ml Prüflösung werden mit Wasser zu 15,0 ml verdünnt. Die Lösung muß der Grenzprüfung auf Sulfat entsprechen (150 ppm).

Wasser: Mindestens 5,0 und höchstens 9,0 Prozent, mit 0,500 g Substanz nach der Karl-Fischer-Methode (Ph. Eur., Methode B) bestimmt; dabei wird nach Zugabe der Karl-Fischer-Lösung R 2 Stunden lang gerührt.

Quecksilber(II): Höchstens 2,5 Prozent, berechnet als $Hg_2(NO_3)_2 \cdot 2\ H_2O$; 0,500 g Substanz werden in einer Mischung aus 0,5 ml Salpetersäure R und 50 ml Wasser gelöst, mit 0,5 ml Salzsäure R versetzt und umgeschüttelt. Nach 15 Minuten wird filtriert. Das Filter wird dreimal mit je 10 ml Wasser nachgewaschen. Das mit dem Waschwasser vereinigte Filtrat wird mit verdünnter Natriumhydroxid-Lösung R unter Verwendung von 0,05 ml Methylorange-Lösung R als Indikator neutralisiert. Nach Zugabe von 10,0 ml 0,01 M-Natrium-ÄDTA-Lösung wird 5 Minuten lang stehen gelassen. Nach Zugabe von 5 ml Pufferlösung pH 10,9 R und 0,05 g Eriochromschwarz-T-Mischindikator R wird mit 0,01 M-Zinksulfat-Lösung bis zum Farbumschlag nach Rot titriert.

1 ml 0,01 M-Natrium-ÄDTA-Lösung entspricht 2,806 mg $Hg_2(NO_3)_2 \cdot 2\ H_2O$.

GEHALTSBESTIMMUNG

Etwa 0,150 g Substanz, genau gewogen, werden in 2 ml Salpetersäure R unter Erhitzen zum Sieden gelöst und nach dem Abkühlen mit 50 ml Wasser verdünnt. Die Lösung wird mit verdünnter Natriumhydroxid-Lösung R unter Verwendung von 0,05 ml Methylorange-Lösung R als Indikator neutralisiert und mit 10,0 ml 0,1 M-Natrium-ÄDTA-Lösung versetzt. Nach 5 Minuten werden 5 ml Pufferlösung pH 10,9 R und 0,05 g Eriochromschwarz-T-Mischindikator R zugegeben. Die Lösung wird mit 0,1 M-Zinksulfat-Lösung bis zum Farbumschlag nach Rot titriert.

Der aus dem Verbrauch an 0,1 M-Natrium-ÄDTA-Lösung berechnete Gehalt muß um den unter „Prüfung auf Reinheit" ermittelten Gehalt an Quecksilber(II), berechnet als $Hg_2(NO_3)_2 \cdot 2\ H_2O$, vermindert werden.

1 ml 0,1 M-Natrium-ÄDTA-Lösung entspricht 28,06 mg $Hg_2(NO_3)_2 \cdot 2\ H_2O$.

ARZNEIFORMEN

Die 1. Dezimalverreibung muß mindestens 8,9 und darf höchstens 10,5 Prozent Hydrargyrum nitricum oxydulatum, berechnet als $Hg_2(NO_3)_2 \cdot 2\ H_2O$, enthalten.

HERSTELLUNG

Verreibungen nach Vorschrift 6.

EIGENSCHAFTEN

Die 1. Dezimalverreibung ist ein weißes Pulver.

PRÜFUNG AUF IDENTITÄT

A. Die unter leichtem Erwärmen hergestellte Lösung von 1 g der 1. Dezimalverreibung in einer Mischung aus 5 ml Wasser und 0,1 ml Salpetersäure R gibt die Identitätsreaktionen a), b) und c) auf Quecksilber (Ph. Eur.).

B. 0,5 g der 1. Dezimalverreibung geben die Identitätsreaktion B der Substanz.

GEHALTSBESTIMMUNG

Etwa 1,500 g der 1. Dezimalverreibung, genau gewogen, werden in 10 ml einer Lösung, die 5 g Natriumchlorid R und 5 mg Natriumlaurylsulfat R in 100 ml enthält, suspendiert und zentrifugiert. Die überstehende Lösung wird verworfen und der Waschvorgang mit obiger Lösung dreimal wiederholt. Der Rückstand wird in 2 ml Salpetersäure R unter Erwärmen gelöst. Nach dem Abkühlen wird die Lösung mit 2 ml Wasser verdünnt und unter Nachspülen mit Wasser in einen Erlenmeyerkolben, der 50 ml Wasser enthält, gebracht. Anschließend wird mit verdünnter Natriumhydroxid-Lösung R unter Verwendung von 0,05 ml Methylorange-Lösung R als Indikator neutralisiert. Nach Zugabe von 10,0 ml 0,1 M-Natrium-ÄDTA-Lösung wird 5 Minuten lang stehengelassen. Nach Zugabe von 5 ml Pufferlösung pH 10,9 R und 0,05 g Eriochromschwarz-T-Mischindikator R wird mit 0,1 M-Zinksulfat-Lösung bis zum Farbumschlag nach Rot titriert.

1 ml 0,1 M-Natrium-ÄDTA-Lösung entspricht 28,06 mg $Hg_2(NO_3)_2 \cdot 2\,H_2O$.

Grenzprüfung der D 4

1,0 g der 4. Dezimalverreibung wird in einer Mischung von 1,0 ml Salpetersäure R, 1,0 ml Salzsäure R und 10,0 ml Wasser unter Erwärmen gelöst. Nach dem Erkalten wird die Lösung mit Wasser zu 25,0 ml verdünnt. 1,0 ml dieser Lösung wird in einem Schliff-Reagenzglas mit Stopfen mit 0,1 ml Dithizon-Lösung R versetzt und kräftig geschüttelt. Nach Zugabe von 5,0 ml Chloroform R wird nochmals kräftig geschüttelt. Nach Trennung der Phasen muß die untere Schicht grün und darf nicht grau oder orange gefärbt sein.

LAGERUNG

Vor Licht geschützt.

Sehr vorsichtig zu lagern!

HYDRASTIS CANADENSIS

Hydrastis

Verwendet werden die getrockneten, unterirdischen Teile von *Hydrastis canadensis* L. Sie enthalten mindestens 3,0 Prozent Alkaloide, berechnet als Berberin ($C_{20}H_{19}NO_5$; MG 353,4).

BESCHREIBUNG

Die Droge ist geruchlos.

Der Wurzelstock ist hart, flach ausgebreitet, horizontal kriechend, verschieden stark verzweigt, aber auch einfach, zum Teil knollig verdickt, hin- und hergebogen, 3 bis 5 cm lang, 4 bis 8, meist 5 bis 6 mm dick. Er trägt am oberen Ende noch mehr oder weniger lange Stengelreste und eingesunkene, glatte oder auch mit ringförmig angeordneten Leitbündelelementen versehene Narben der Stengel. Er ist außen schmutzig graubraun, stark höckerig oder bei mehr einfachen Teilen fein längsfaltig, deutlich eng quergeringelt, und ringsum mit zahlreichen, schmutzig hellbraunen, verschieden langen, aber kaum 1 mm dicken, längsfaltigen Wurzeln besetzt.

Der Bruch des Wurzelstockes ist glatt und läßt eine dunkelbraune Rinde, einen ringförmigen, unterbrochenen, satt dunkelgelben Holzkörper und ein etwas dunkleres, bisweilen fein rot punktiertes Mark erkennen. Der Bruch der Wurzel ist glatt, dunkelgelb mit meist vierstrahlig erscheinendem, dunklerem Zentralzylinder.

Mikroskopische Merkmale: Der Wurzelstock wird außen begrenzt von einem verschieden breiten Periderm, häufig aber nur von wenigen Lagen im Querschnitt tangential gestreckter, tafelförmiger, dünnwandiger, außen braun erscheinender, innen farbloser Korkzellen. Darunter folgt eine Schicht aus etwa 5 Lagen tangential gestreckter, etwas derbwandiger Parenchymzellen, die ziemlich rasch in das aus großen, rundlichen, dünnwandigen Zellen bestehende, interzellularenreiche Rindenparenchym übergeht. Die Zellen enthalten amorphen, gelben Inhalt oder reichlich Stärkekörner. Phloemelemente sind nur direkt oberhalb des Kambiums zu erkennen, sonst zu meist derbwandig erscheinenden Komplexen obliteriert. Die Zellen der häufig sehr breiten Markstrahlen lassen sich in der Rinde kaum von dem übrigen Parenchym unterscheiden, zwischen den Holzteilen dagegen sind sie meist deutlich radial gestreckt und in radialen Reihen angeordnet. Die einzelnen Holzteile sind in einer äußeren Zone aus einzelnen, in radialen Reihen oder in mehr oder weniger rundlichen Gruppen im Holzparenchym liegenden, weitlumigen, derb- und gelbwandigen, verholzten Gefäßen zusammengesetzt, die nach innen zu mit dunkelgelben Massen erfüllt sind. Eine anschließende, verschieden breite Zone besteht aus polygonalen, englumigen, gelb- und derbwandigen, verholzten Sklerenchymfasern, die seitlich von einzelnen, ebenfalls mit dunkelgelbem Inhalt verstopften Gefäßen begleitet sind. Nach innen zu folgen meist kleinere Gruppen schmaler, verstopfter Gefäße. Je nach Alter der Wurzelstöcke kann auch eine zweite Sklerenchymfaserzone ausgebildet sein. Das interzellularenreiche Markparenchym besteht wie die Rinde aus großen, rundlichen, dünnwandigen, Stärke oder gelbe Massen führenden Zellen. Die Stärkekörner sind klein, rundlich, 3 bis 20, meist 5 bis 10 μm groß und liegen meist einzeln, aber auch zu 2 bis 4 zusammengesetzt vor.

Der Querschnitt durch eine Wurzel läßt außen meist eine einreihige, von den Resten der Rhizodermis bedeckte Exodermis und ein breites, interzellularenreiches, aus rundlichen, dünnwandigen, meist stärkeführenden Zellen bestehendes Rindenparenchym erkennen, das nach innen von der einreihigen, aus tangential gestreckten, stärkefreien Zellen zusammengesetzten Endodermis begrenzt ist. Der Zentralzylinder ist meist vier-, selten fünfstrahlig. Die Stärke entspricht derjenigen des Wurzelstockes.

PRÜFUNG AUF IDENTITÄT

Prüflösung: 1,0 g grob gepulverte Droge (710) wird mit 10 ml Äthanol 60 % *RN* 20 Minuten lang unter häufigem Umschütteln stehen gelassen und danach abfiltriert.

A. Etwas gepulverte Droge (710) wird auf einem Objektträger mit 1prozentiger Salpetersäure befeuchtet. Nach dem Eintrocknen zeigen sich zahlreiche, teilweise in Büscheln angeordnete Kristallnadeln.
B. Werden 0,5 ml Prüflösung mit 0,05 ml Mayers Reagenz *R* versetzt, entsteht ein gelber Niederschlag.
C. Werden 0,5 ml Prüflösung mit 5 ml Wasser, 1 ml Salzsäure *R* und 1 ml Chloramin-T-Lösung *R* versetzt, färbt sich die Mischung rot.
D. Werden 0,5 ml Prüflösung mit 1 ml verdünnter Schwefelsäure *R* versetzt, entsteht eine Trübung. Wird die Mischung mit 10 ml Äther *R* ausgeschüttelt, zeigt die Ätherphase im ultravioletten Licht bei 365 nm hellblaue Fluoreszenz.
E. Chromatographie: Die Prüfung erfolgt dünnschichtchromatographisch auf einer Schicht von Kieselgel G *R*.

Untersuchungslösung: Prüflösung.

Vergleichslösung: 10 mg Chininhydrochlorid *RN*, 20 mg Noscapinhydrochlorid *RN* und 10 mg Pikrinsäure *R* werden in 10 ml Chloroform *R* gelöst.

Aufgetragen werden getrennt je 20 μl Untersuchungs- und Vergleichslösung. Die Chromatographie erfolgt über eine Laufstrecke von 15 cm mit einer Mischung von 80 Volumteilen Äthylacetat *R*, 10 Volumteilen wasserfreier Ameisensäure *R* und 10 Volumteilen Wasser. Die Chromatogramme werden in noch feuchtem Zustand im ultravioletten Licht bei 254 nm ausgewertet.

Das Chromatogramm der Vergleichslösung zeigt im unteren Drittel des Rf-Bereichs den leuchtend hellblauen Fleck des Chininhydrochlorids und knapp unter dem Übergang vom unteren zum mittleren Drittel den schwachen, blauen Fleck des Noscapinhydrochlorids; dieser ist bei der nachfolgenden Detektion mit Dragendorffs-Reagenz R besser zu erkennen. Am Übergang vom mittleren zum oberen Drittel erscheint der schwarze, im Tageslicht gelbe Fleck der Pikrinsäure.

Das Chromatogramm der Untersuchungslösung zeigt dicht unterhalb des Chininhydrochloridflecks der Vergleichslösung einen hellblauen Fleck. Unterhalb des Noscapinhydrochloridflecks liegt ein hellblauer Fleck; etwa in der Höhe des Noscapinhydrochloridflecks liegt ein schwacher, hellblauer Fleck. Wenig über dem Noscapinhydrochloridfleck liegt ein schmaler, hellgelber Fleck und direkt darüber ein breiter, dunkelgelber Fleck. Etwa in der Mite zwischen den Vergleichssubstanzen Noscapinhydrochlorid und Pikrinsäure liegt ein bläulichweißer Fleck. Oberhalb des Pikrinsäureflecks liegen ein schwacher, blauer, ein blauer und ein bläulichweißer Fleck. In der Höhe des Pikrinsäureflecks kann zusätzlich ein schwacher, hellblauer Fleck auftreten.

Die Chromatogramme werden anschließend mit einer Mischung von 1 Volumteil Dragendorffs-Reagenz R, 2 Volumteilen Essigsäure 98 % R und 10 Volumteilen Wasser besprüht und sofort ausgewertet.

Das Chromatogramm der Untersuchungslösung zeigt im Tageslicht folgende orangegelbe Flecke: dicht unterhalb des Chininhydrochloridflecks einen Fleck, etwas unterhalb des Noscapinhydrochloridflecks einen Fleck und etwas oberhalb des Noscapinhydrochloridflecks einen breiten Fleck.

PRÜFUNG AUF REINHEIT

Fremde Bestandteile (Ph. Eur.): Höchstens 5 Prozent Reste oberirdischer Teile; Wurzelstöcke und Wurzeln mit weißlicher oder brauner Bruchfläche und solche mit nur von schmalen Markstrahlen getrennten Leitbündeln oder mit vollständigem Holzring oder festem Holzkörper dürfen nicht enthalten sein.

Sulfatasche (Ph. Eur.): Höchstens 8,0 Prozent, bestimmt mit 1,00 g grob gepulverter Droge (710).

Asche (DAB): Höchstens 7,0 Prozent.

GEHALTSBESTIMMUNG

Etwa 2,00 g gepulverte Droge (180), genau gewogen, werden mit 50,0 ml Äthanol 60 % RN 30 Minuten lang geschüttelt und danach abfiltriert. 1,0 ml des Filtrats wird mit methanolischer 0,1 N-Schwefelsäure zu 100,0 ml aufgefüllt. Die Extinktion (E) dieser Lösung wird bei 425 nm in einer Schichtdicke von 1 cm gegen methanolische 0,1 N-Schwefelsäure gemessen.

Der Berechnung des Gehalts an Alkaloiden, berechnet als Berberin, wird eine spezifische Extinktion $E_{1cm}^{1\%} = 163$ zugrunde gelegt. Der Prozentgehalt x_{proz} wird nach folgender Formel berechnet:

$$x_{proz} = \frac{E \cdot 30{,}6}{e}$$

e = Einwaage an Droge in g.

ARZNEIFORMEN

Die Urtinktur enthält mindestens 0,27 und höchsten 0,50 Prozent Alkaloide, berechnet als Berberin ($C_{20}H_{19}NO_5$; MG 353,4).

HERSTELLUNG

Urtinktur aus der grob gepulverten Droge (710) und flüssige Verdünnungen nach Vorschrift 4a mit Äthanol 62 Prozent.

EIGENSCHAFTEN

Die Urtinktur ist eine dunkelgelbe Flüssigkeit mit arteigenem Geruch.

PRÜFUNG AUF IDENTITÄT

Die Urtinktur gibt die bei der Droge beschriebenen Identitätsreaktionen B bis E. Prüflösung ist die Urtinktur.

PRÜFUNG AUF REINHEIT

Relative Dichte (Ph. Eur.): 0,890 bis 0,905

Trockenrückstand (DAB): Mindestens 1,8 Prozent.

GEHALTSBESTIMMUNG

Etwa 2,00 g Urtinktur, genau gewogen, werden mit methanolischer 0,1 N-Schwefelsäure zu 100,0 ml aufgefüllt. 5,0 ml dieser Lösung werden mit methanolischer 0,1 N-Schwefelsäure zu 25,0 ml aufgefüllt. Die Extinktion (E) dieser Lösung wird bei 425 nm in einer Schichtdicke von 1 cm gegen methanolische 0,1 N-Schwefelsäure gemessen.

Der Berechnung des Gehalts an Alkaloiden, berechnet als Berberin, wird eine spezifische Extinktioin $E_{1cm}^{1\%} = 163$ zugrunde gelegt. Der Prozentgehalt x_{proz} wird nach folgender Formel berechnet:

$$x_{proz} = \frac{E \cdot 3{,}06}{e}$$

e = Einwaage an Urtinktur in g.

Grenzprüfung der D 4

0,4 ml der 4. Dezimalverdünnung werden mit 1 ml verdünnter Schwefelsäure *R* versetzt und mit 10 ml Äther *R* ausgeschüttelt. Die Ätherphase darf im ultravioletten Licht bei 365 nm nicht stärker fluoreszieren als eine gleichbehandelte Blindprobe von 0,4 ml Äthanol 43 Prozent.

LAGERUNG

Vor Licht geschützt.

Vorsichtig zu lagern!

ILEX AQUIFOLIUM E FOLIIS SICCATIS

Verwendet werden die getrockneten Blätter von *Ilex aquifolium* L.

BESCHREIBUNG

Die immergrünen, länglich-eiförmigen Blätter sind kurz gestielt, verhältnismäßig dick, lederartig, oberseits hoch glänzend dunkelgrün, unterseits etwas heller und matter. Sie sind etwa 4 bis 8 cm lang und 2 bis 5 cm breit. Der Blattrand ist gewellt, grob buchtig gezähnt, wobei jeder Zahn wie auch die Blattspitze in eine scharfe Stachelspitze auslaufen. Gelegentlich sind die Blätter ganzrandig. Die Blattnerven treten unterseits deutlich hervor. Die Seitennerven erster Ordnung spalten nahe dem Blattrand in 2 Nerven auf, von denen einer in die Spitze des Blattzahnes geht.

Mikroskopische Merkmale: Unter der kleinzelligen, wellig buchtigen, von einer dicken Cuticula bedeckten Epidermis der Blattoberseite liegt ein meist 1reihiges, gelegentlich auch 2reihiges Hypoderm aus derbwandigen, getüpfelten Zellen, die in der Fläche etwa doppelt so groß wie eine Epidermiszelle sind. Das Palisadenparenchym ist 3- oder undeutlich 4reihig und besteht aus kurzen, meist ziemlich breiten Zellen. Das von großen Interzellularräumen durchsetzte Schwammparenchym ist etwa doppelt so hoch wie das Palisadenparenchym und zur unteren Epidermis hin dichter gebaut. Die von einer dicken, geschichteten Cuticula bedeckte Epidermis der Blattunterseite besteht aus kleinzelligen, wellig-buchtigen Zellen. In der unteren Epidermis befinden sich viele, von 5 bis 7 Nebenzellen umgebene Spaltöffnungsapparate mit einer großen, äußeren Atemhöhle. 50 bis 60 μm große, einzeln in den Zellen liegende Oxalatdrusen treten bevorzugt an der Grenze zwischen Schwamm- und Palisadenparenchym auf. Die Blattleitbündel werden unten von einer breit u-förmigen und oben von einer schmal kappenförmigen Schicht von Sklerenchymfasern umgeben.

PRÜFUNG AUF IDENTITÄT

Prüflösung: 0,5 g grob gepulverte Droge (710) werden mit 5 ml Äthanol 50% *RN* 10 Minuten unter Schütteln extrahiert und anschließend abfiltriert.

A. Werden 2 ml Prüflösung mit 0,1 ml verdünnter Natriumhydroxid-Lösung *R* versetzt, verfärbt sich die Mischung nach gelbgrün und im ultravioletten Licht bei 365 nm zeigt sich eine schwach grünliche Fluoreszenz.

B. 0,5 g grob gepulverte Droge (710) werden mit 5 ml Methylenchlorid R 10 Minuten lang unter Schütteln extrahiert und anschließend abfiltriert. Wird das Filtrat auf dem Wasserbad eingeengt, der Rückstand mit 0,1 ml Anisaldehyd-Lösung R versetzt und 5 Minuten lang auf dem Wasserbad bei etwa 50 °C erwärmt, entsteht eine rosafarbene bis violette Färbung.

C. Chromatographie: Die Prüfung erfolgt dünnschichtchromatographisch auf einer Schicht von Kieselgel HF_{254} R.

Untersuchungslösung: Prüflösung

Vergleichslösung: 5 mg Rutin R, 5 mg Hyperosid R, 5 mg Chlorogensäure RN und 5 mg Kaffeesäure R werden in 5 ml Methanol R gelöst.

Aufgetragen werden getrennt 30 μl Untersuchungslösung und 10 μl Vergleichslösung. Die Chromatographie erfolgt über eine Laufstrecke von 10 cm mit einer Mischung von 67 Volumteilen Äthylacetat R, 7,5 Volumteilen wasserfreier Ameisensäure R, 7,5 Volumteilen Essigsäure 98 % R und 18 Volumteilen Wasser. Nach Verdunsten der mobilen Phase werden die Chromatogramme etwa 10 Minuten lang bei 115 bis 120 °C getrocknet und danach mit einer 1prozentigen Lösung (G/V) von Diphenylboryloxyäthylamin R in Methanol R sowie anschließend mit einer 5prozentigen Lösung (G/V) von Polyäthylenglykol 400 R in Methanol R besprüht. Die Auswertung erfolgt im ultravioletten Licht bei 365 nm.

Das Chromatogramm der Vergleichslösung zeigt dicht unterhalb der Grenze vom unteren zum mittleren Drittel des Rf-Bereiches den gelben Fleck des Rutins, wenig über dieser Grenze den blauen Fleck der Chlorogensäure und darüber den gelben Fleck des Hyperosids. Im oberen Drittel des Rf-Bereiches liegt der blaue Fleck der Kaffeesäure.

Das Chromatogramm der Untersuchungslösung zeigt etwa auf Höhe der Vergleichssubstanz Rutin einen gelben Fleck, auf Höhe der Chlorogensäure zwei nicht immer getrennte blaue Flecke und etwa auf Höhe des Hyperosids einen gelben Fleck. Zwischen den Vergleichssubstanzen Hyperosid und Kaffeesäure liegen bis zu drei blaugrüne Flecke; auf Höhe der Kaffeesäure liegt ein blauer Fleck.

PRÜFUNG AUF REINHEIT

Fremde Bestandteile (Ph. Eur.): Höchstens 2 Prozent.

Asche (DAB): Höchstens 10,0 Prozent.

ARZNEIFORMEN

HERSTELLUNG

Urtinktur aus der zerschnittenen Droge und flüssige Verdünnungen nach Vorschrift 4a mit Äthanol 43 Prozent.

EIGENSCHAFTEN

Die Urtinktur ist eine grünbraune Flüssigkeit mit würzig-herbem Geruch und bitterem Geschmack.

PRÜFUNG AUF IDENTITÄT

Die Urtinktur gibt die bei der Droge beschriebenen Identitätsreaktionen A und C. Prüflösung ist die Urtinktur.

B. 5 ml Urtinktur werden mit 5 ml Methylenchlorid *R* ausgeschüttelt; die organische Phase wird abgetrennt, über wasserfreiem Natriumsulfat *R* getrocknet und filtriert. Wird das Filtrat auf dem Wasserbad eingeengt, der Rückstand mit 0,1 ml Anisaldehyd-Lösung *R* versetzt und 5 Minuten lang auf dem Wasserbad bei etwa 90 °C erwärmt, entsteht eine rosafarbene bis violette Färbung.

PRÜFUNG AUF REINHEIT

Relative Dichte (Ph. Eur.): 0,930 bis 0,940

Trockenrückstand (DAB): Mindestens 1,0 Prozent.

LAGERUNG

Vor Licht geschützt.

KALIUM BROMATUM

KBr   MG 119,0

Verwendet wird Kaliumbromid, das mindestens 98,0 und höchstens 100,5 Prozent KBr enthält.

EIGENSCHAFTEN

Farblose Kristalle oder weißes, kristallines Pulver; leicht löslich in Wasser, sehr schwer löslich in Äthanol.

PRÜFUNG AUF IDENTITÄT

Die Substanz gibt die Identitätsreaktionen auf Kalium (Ph. Eur.) und auf Bromid (Ph. Eur.).

PRÜFUNG AUF REINHEIT

Prüflösung: 10,0 g Substanz werden zu 100,0 ml gelöst.

Aussehen der Lösung: Die Prüflösung muß klar (Ph. Eur., Methode B) und farblos (Ph. Eur., Methode II) sein.

Alkalisch oder sauer reagierende Verunreinigungen: 10 ml Prüflösung werden mit 0,1 ml Bromthymolblau-Lösung *R* 1 versetzt. Ist diese Lösung blau gefärbt, muß sie durch höchstens 0,50 ml 0,01 N-Salzsäure gelb gefärbt werden; ist sie gelb gefärbt, muß sie durch höchstens 0,50 ml 0,01 N-Natriumhydroxid-Lösung blau gefärbt werden.

Schwermetalle (Ph. Eur.): 12 ml Prüflösung müssen der Grenzprüfung auf Schwermetalle entsprechen (10 ppm). Zur Herstellung der Vergleichslösung wird die Blei-Standardlösung (1 ppm Pb) *R* verwendet.

Eisen (Ph. Eur.): 5 ml Prüflösung, mit Wasser zu 10 ml verdünnt, müssen der Grenzprüfung B auf Eisen entsprechen (20 ppm).

Barium: 5 ml Prüflösung werden mit 5 ml Wasser und 1 ml verdünnter Schwefelsäure *R* versetzt. Die Lösung muß mindestens 15 Minuten lang klar (Ph. Eur., Methode B) bleiben.

Calcium (Ph. Eur.): 10 ml Prüflösung müssen der Grenzprüfung auf Calcium entsprechen (100 ppm).

Magnesium (Ph. Eur.): 10 ml Prüflösung werden mit 1 ml Glycerin *R*, 0,15 ml Titangelb-Lösung *R*, 0,25 ml Ammoniumoxalat-Lösung *R* und 5 ml verdünnter Natriumhydroxid-Lösung *R* versetzt und umgeschüttelt. Zur Herstellung der Vergleichslösung werden 10 ml Magnesium-Standardlösung (10 ppm Mg) *R* verwendet. Die Untersuchungslösung darf nicht stärker rosa (Ph. Eur., Methode II) gefärbt sein als die gleichzeitig unter gleichen Bedingungen hergestellte Vergleichslösung (100 ppm).

Natrium: 1,5 ml Prüflösung werden mit 1,5 ml Wasser, 2 ml Äthanol *R* und 3 ml Kaliumhexahydroxoantimonat(V)-Lösung *R* versetzt. Die Lösung darf sich innerhalb von 5 Minuten nicht trüben.

Chlorid: Höchstens 0,45 Prozent. In einem 50-ml-Erlenmeyerkolben wird 1,00 g Substanz, genau gewogen, mit 20 ml verdünnter Salpetersäure *R* und 5 ml konzentrierter Wasserstoffperoxid-Lösung *R* versetzt. Die Lösung wird auf dem Wasserbad bis zur Entfärbung und anschließend noch 15 Minuten lang erhitzt. Nach dem Abkühlen werden 5,00 ml 0,1 N-Silbernitrat-Lösung und 1 ml Toluol zugesetzt; das Gemisch wird kräftig umgeschüttelt und unter Zusatz von 5 ml Ammoniumeisen(III)-sulfat-Lösung *R* 2 mit 0,1 N-Ammoniumthiocyanat-Lösung zurücktitriert.

1 ml 0,1 N-Silbernitrat-Lösung entspricht 3,545 mg Cl^-.

Jodid: 5 ml Prüflösung werden mit 0,15 ml Eisen(III)-chlorid-Lösung *R* 1 versetzt und eine Minute lang im Wasserbad erwärmt. Nach dem Erkalten wird die Lösung mit 2 ml Chloroform *R* ausgeschüttelt. Die Chloroformschicht muß farblos (Ph. Eur., Methode I) bleiben.

Bromat: 5 ml Prüflösung werden mit 5 ml Wasser, 1 ml verdünnter Schwefelsäure *R* und 1 ml Chloroform *R* versetzt und kräftig geschüttelt. Die Chloroformschicht muß farblos (Ph. Eur., Methode I) bleiben.

Sulfat (Ph. Eur.): 15 ml Prüflösung müssen der Grenzprüfung auf Sulfat entsprechen (100 ppm).

Trocknungsverlust (Ph. Eur.): Höchstens 1,0 Prozent, bestimmt mit 1,000 g Substanz durch Trocknen im Trockenschrank bei 130 °C.

GEHALTSBESTIMMUNG

Etwa 0,250 g Substanz, genau gewogen, werden in 50 ml Wasser gelöst und nach Zugabe von 0,5 ml Kaliumchromat-Lösung *R* mit 0,1 N-Silbernitrat-Lösung bis zum Farbumschlag nach schwach Rotbraun titriert.

1 ml 0,1 N-Silbernitrat-Lösung entspricht 11,90 mg KBr.

Der Gehalt $x_{proz.}$ an KBr wird nach folgender Formel berechnet:

$$x_{proz.} = a - 3{,}359 \cdot b$$

a = Prozent KBr und KCl, gefunden bei der Gehaltsbestimmung, berechnet als KBr.
b = Prozent Cl⁻, gefunden bei der Prüfung auf Reinheit.

ARZNEIFORMEN

Die Lösung (D 1) und die 1. Dezimalverreibung müssen mindestens 9,5 und dürfen höchstens 10,5 Prozent KBr enthalten.

HERSTELLUNG

Lösung (D 1) nach Vorschrift 5a mit Äthanol 15 Prozent.
Verreibungen nach Vorschrift 6.

EIGENSCHAFTEN

Die Lösung (D 1) ist eine klare, farblose Flüssigkeit. Die 1. Dezimalverreibung ist ein weißes Pulver.

PRÜFUNG AUF IDENTITÄT

A. Die Lösung (D 1) gibt die Identitätsreaktionen der Substanz.
B. 1,0 g der 1. Dezimalverreibung wird in 10 ml Wasser gelöst. Die Lösung gibt die Identitätsreaktionen a) und c) auf Kalium (Ph. Eur.) sowie a) und b) auf Bromid (Ph. Eur.).

PRÜFUNG AUF REINHEIT

Aussehen der Lösung: Die Lösung (D 1) muß klar (Ph. Eur., Methode B) und farblos (Ph. Eur., Methode II) sein.

Relative Dichte (Ph. Eur.): 1,046 bis 1,056.

GEHALTSBESTIMMUNG

Zur Gehaltsbestimmung der Lösung (D 1) werden etwa 2,50 g, genau gewogen, verwendet.
Zur Gehaltsbestimmung der 1. Dezimalverreibung werden etwa 2,50 g, genau gewogen, verwendet.
Die Bestimmung erfolgt wie bei der Substanz unter „Gehaltsbestimmung" angegeben. Die Korrektur um den Gehalt an Chlorid wird nicht vorgenommen.

KALIUM NITRICUM

KNO$_3$ MG 101,1

Verwendet wird Kaliumnitrat, das mindestens 99,0 und höchstens 100,5 Prozent KNO$_3$ enthält.

EIGENSCHAFTEN

Farblose Kristalle oder weißes, kristallines Pulver; leicht löslich in Wasser, sehr leicht löslich in siedendem Wasser, praktisch unlöslich in Äthanol.

PRÜFUNG AUF IDENTITÄT

Die Substanz gibt die Identitätsreaktionen auf Kalium (Ph. Eur.) und auf Nitrat (Ph. Eur.).

PRÜFUNG AUF REINHEIT

Prüflösung: 20,0 g Substanz werden zu 100,0 ml gelöst.

Aussehen der Lösung: Die Prüflösung muß klar (Ph. Eur., Methode B) und farblos (Ph. Eur., Methode II) sein.

Alkalisch oder sauer reagierende Verunreinigungen: 10 ml Prüflösung werden mit 0,1 ml Bromthymolblau-Lösung *R* 1 versetzt. Ist diese Lösung blau gefärbt, muß sie durch höchstens 0,50 ml 0,01 N-Salzsäure gelb gefärbt werden; ist sie gelb gefärbt, muß sie durch höchstens 0,50 ml 0,01 N-Natriumhydroxid-Lösung blau gefärbt werden.

Schwermetalle (Ph. Eur.): 12 ml Prüflösung müssen der Grenzprüfung auf Schwermetalle entsprechen (10 ppm). Zur Herstellung der Vergleichslösung wird die Blei-Standardlösung (2 ppm Pb) *R* verwendet.

Eisen (Ph. Eur.): 5,0 ml Prüflösung, mit Wasser zu 10 ml verdünnt, müssen der Grenzprüfung B auf Eisen entsprechen (10 ppm).

Calcium (Ph. Eur.): 10 ml Prüflösung müssen der Grenzprüfung auf Calcium entsprechen (50 ppm).

Kalium nitricum

Magnesium: 10 ml Prüflösung werden mit 0,2 ml Titangelb-Lösung R und 5 ml verdünnter Natriumhydroxid-Lösung R versetzt und geschüttelt. Die Lösung darf nicht stärker rot gefärbt sein als eine in der gleichen Weise mit 10 ml Magnesium-Standardlösung (10 ppm Mg) R hergestellte Vergleichslösung (50 ppm).

Ammonium (Ph. Eur.): 1,0 ml Prüflösung, mit 13 ml Wasser verdünnt, muß der Grenzprüfung A auf Ammonium entsprechen (50 ppm).

Natrium: 1,5 ml Prüflösung werden mit 1,5 ml Wasser, 2 ml Äthanol R und 3 ml Kaliumhexahydroxoantimonat(V)-Lösung R versetzt. Die Lösung darf sich innerhalb von 5 Minuten nicht trüben.

Chlorid (Ph. Eur.): 12,5 ml Prüflösung, mit Wasser zu 15 ml verdünnt, müssen der Grenzprüfung auf Chlorid entsprechen (20 ppm).

Oxidierende Verunreinigungen: 5 ml Prüflösung werden mit 5 ml Wasser, 0,5 ml verdünnter Schwefelsäure R und 2 ml Zinkjodid-Stärke-Lösung R versetzt. Die Lösung darf sich innerhalb von 2 Minuten nicht blau färben.

Trocknungsverlust (Ph. Eur.): Höchstens 0,5 Prozent, bestimmt mit 1,000 g Substanz durch Trocknen im Trockenschrank bei 120 °C.

GEHALTSBESTIMMUNG

In einem Glasrohr (10 mm lichte Weite, etwa 300 mm Länge), das unten mit einem Hahn verschließbar und darüber mit Glaswolle abgedichtet ist, werden 5 g stark saurer Kationenaustauscher RH mit kohlendioxidfreiem Wasser R bedeckt. Nach 5 Minuten wird bis zur neutralen Reaktion gegen blaues Lackmuspapier R mit kohlendioxidfreiem Wasser R gewaschen.

Etwa 90 mg Substanz, genau gewogen, werden in einem Becherglas in 10 ml kohlendioxidfreiem Wasser R gelöst. Diese Lösung wird auf den Austauscher gegossen, die Durchlaufgeschwindigkeit auf etwa 2 bis 3 ml je Minute eingestellt und die abtropfende Flüssigkeit in einer Vorlage aufgefangen. Das Becherglas wird 2mal mit je 10 ml kohlendioxidfreiem Wasser R nachgespült und diese Lösung bei unveränderter Durchlaufgeschwindigkeit auf den gerade noch mit Flüssigkeit bedeckten Austauscher gegossen; anschließend wird bei völlig geöffnetem Hahn mit etwa 200 ml kohlendioxidfreiem Wasser R bis zur neutralen Reaktion gegen blaues Lackmuspapier R nachgewaschen. Das Eluat wird nach Zusatz von 0,15 ml Methylrot-Mischindikator-Lösung R mit 0,1 N-Natriumhydroxid-Lösung bis zum Farbumschlag nach Gelbgrün titriert.

1 ml 0,1 N-Natriumhydroxid-Lösung entspricht 10,11 mg KNO_3.

ARZNEIFORMEN

Die Lösung (D 2) muß mindestens 0,95 und darf höchstens 1,05 Prozent KNO_3 enthalten.

Kalium nitricum

Die 1. Dezimalverreibung muß mindestens 9,5 und darf höchstens 10,5 Prozent KNO$_3$ enthalten.

HERSTELLUNG

Lösung (D 2) nach Vorschrift 5a mit Äthanol 15 Prozent.
Verreibungen nach Vorschrift 6.

EIGENSCHAFTEN

Die Lösung (D 2) ist eine klare und farblose Flüssigkeit.
Die 1. Dezimalverreibung ist ein weißes Pulver.

PRÜFUNG AUF IDENTITÄT

A. Die Lösung (D 2) gibt die Identitätsreaktionen c) auf Kalium (Ph. Eur.) und b) auf Nitrat (Ph. Eur.).
B. 1,0 g der 1. Dezimalverreibung wird in 10 ml Wasser gelöst. Die Lösung gibt die Identitätsreaktion c) auf Kalium (Ph. Eur.).
C. 0,05 g der 1. Dezimalverreibung werden in 10 ml Wasser gelöst. Wird die Lösung mit 1 ml Diphenylamin-Lösung *R* unterschichtet, so färbt sich die Schwefelsäure-Phase blau.

PRÜFUNG AUF REINHEIT

Aussehen der Lösung: Die Lösung (D 2) muß klar (Ph. Eur., Methode B) und farblos (Ph. Eur., Methode II) sein.

Relative Dichte (Ph. Eur.): 0,981 bis 0,983.

GEHALTSBESTIMMUNG

Zur Gehaltsbestimmung der Lösung (D 2) werden etwa 9,00 g, genau gewogen, verwendet.

Zur Gehaltsbestimmung der 1. Dezimalverreibung werden etwa 0,900 g, genau gewogen, verwendet.

Die Bestimmung erfolgt wie bei der Substanz unter „Gehaltsbestimmung" angegeben.

KALMIA LATIFOLIA

Kalmia

Verwendet werden die frischen Blätter von *Kalmia latifolia* L.

BESCHREIBUNG

Die immergrünen Blätter sind lorbeerartig, eilanzettlich, spitz und kahl, 6 bis 8 cm lang und 1 bis 4 cm breit, mit auf der Unterseite stark hervortretendem Mittelnerv und kurzem Blattstiel. Die Blattoberseite ist dunkelgrün, etwas glänzend; die Unterseite ist mattgrün.

ARZNEIFORMEN

HERSTELLUNG

Urtinktur und flüssige Verdünnungen nach Vorschrift 3a.

EIGENSCHAFTEN

Die Urtinktur ist eine dunkelrotbraune Flüssigkeit mit würzigem, aromatischem Geruch und schwach bitterem Geschmack.

PRÜFUNG AUF IDENTITÄT

A. Wird 1 ml Urtinktur mit 10 ml Wasser versetzt, entsteht eine bräunlich-gelbe, trübe Mischung. Nach Zugabe von 0,2 ml Ammoniaklösung *R* färbt sich die Mischung orangebraun bis rötlichbraun und wird klar.
B. Wird 1 ml Urtinktur mit 15 ml Wasser und 0,2 ml Ammonium-Eisen(III)-sulfat-Lösung *R* 2 versetzt, färbt sich die Mischung grünlichdunkelbraun.
C. Wird 1 ml Urtinktur mit 15 ml Wasser kräftig geschüttelt, entsteht ein mindestens 2 Stunden lang beständiger Schaum, der sich nach Zusatz von 0,2 ml verdünnter Natriumhydroxid-Lösung *R* auflöst.
D. Chromatographie: Die Prüfung erfolgt dünnschichtchromatographisch auf einer Schicht von Kieselgel HF_{254} *R*.

Untersuchungslösung: Urtinktur.

Vergleichslösung: 100 mg Carvon *RN*, 20 mg Quercetin *RN* und 30 mg Gallussäure *RN* werden in 10 ml Methanol *R* gelöst.

Aufgetragen werden getrennt je 10 µl Untersuchungs- und Vergleichslösung. Die Chromatographie erfolgt über eine Laufstrecke von 10 cm mit einer Mischung von 75 Volumteilen Chloroform *R*, 16,5 Volumteilen Aceton *R* und 8,5 Volumteilen wasserfreier Ameisensäure *R*. Nach Verdunsten der mobilen Phase werden Chromatogramme im ultravioletten Licht bei 254 nm und bei 365 nm ausgewertet.

Das Chromatogramm der Vergleichslösung zeigt bei 254 nm am Übergang vom unteren zum mittleren Drittel des Rf-Bereiches den Fleck der Gallussäure, im unteren Teil des mittleren Drittels den Fleck des Quercetins und im oberen Drittel den Fleck des Carvons.

Das Chromatogramm der Untersuchungslösung zeigt bei 254 nm knapp unterhalb der Vergleichssubstanz Gallussäure, auf Höhe des Quercetins und etwa in der Mitte zwischen den Vergleichssubstanzen Quercetin und Carvon je einen Fleck, von denen die beiden oberen Flecke bei 365 nm blau fluoreszieren.

Anschließend werden die Chromatogramme mit Echtblausalz-B-Lösung *RN* besprüht und im Tageslicht ausgewertet.

Das Chromatogramm der Untersuchungslösung zeigt folgende Flecke: wenig unterhalb der Gallussäure einen orangefarbenen Fleck, wenig oberhalb der Gallussäure einen rotvioletten Fleck, auf Höhe des Quercetins einen orangefarbenen und direkt darüber einen rotvioletten Fleck sowie einen orangefarbenen Fleck etwa in der Mitte zwischen den Vergleichssubstanzen Quercetin und Carvon. Zusätzlich können auftreten ein orangeroter Fleck in der Mitte zwischen der Startlinie und dem Fleck der Gallussäure und ein schwacher, roter Fleck oberhalb des Quercetins.

PRÜFUNG AUF REINHEIT

Relative Dichte (Ph. Eur.): 0,905 bis 0,925

Trockenrückstand (DAB): Mindestens 4,5 Prozent.

LAGERUNG

Vor Licht geschützt und dicht verschlossen.

LESPEDEZA THUNBERGII

Lespedeza sieboldii

Verwendet werden die frischen, oberirdischen Teile blühender Pflanzen von *Lespedeza thunbergii* (DC.) Nakai.

BESCHREIBUNG

Die langen, überhängenden Zweige des bis zu 2 m hohen Strauches oder Halbstrauches sind gerieft und in der Jugend behaart. Die bis 4 cm lang gestielten Blätter sind wechselständig, dreizählig gefiedert, mit deutlich gestielter Endfieder und tragen 2 pfriemliche, hinfällige Nebenblätter. Die Fiederblättchen sind 3 bis 5 cm lang, 1,5 bis 2,0 cm breit, elliptisch-länglich, ganzrandig. Sie laufen in eine kurze Spitze aus. Die Oberseite ist kahl, die Unterseite angedrückt behaart. Die purpurrosa gefärbten, 15 bis 18 mm langen Blüten stehen einzeln oder zu zweit in der Achsel pfriemlicher Tragblätter an bis 25 cm langen Trauben, die zu bis 80 cm langen, bis oben hin beblätterten Rispen vereint sind. Der bis 7 mm lange Blütenstiel trägt kurz unter dem verwachsenen, vierzähnigen Kelch 2 pfriemliche Vorblätter. Die Fahne der Blüte ist aufgerichtet bis zurückgeschlagen, verkehrt eiförmig und kurz genagelt. Das abwärts gerichtete Schiffchen ist nur wenig kürzer als die Fahne und fast doppelt so lang wie die beiden genagelten Flügel. Die neun zu einer Rinne verwachsenen Staubblätter sind vorn hochgebogen, ein zehntes deckt die Rinne ab. Der oberständige Fruchtknoten trägt nur eine Samenanlage.

ARZNEIFORMEN

HERSTELLUNG

Urtinktur und flüssige Verdünnungen nach Vorschrift 3a.

EIGENSCHAFTEN

Die Urtinktur ist ein gelbbraune Flüssigkeit mit aromatischem Geruch.

PRÜFUNG AUF IDENTITÄT

A. Wird 1 ml Urtinktur mit 50 mg Magnesium *R* als Spänen und 1 ml Salzsäure *R* 1 versetzt, entsteht Rotfärbung.

B. Wird 1 ml Urtinktur mit 2 ml verdünnter Salzsäure *R* versetzt, entsteht sofort ein Niederschlag.

C. Wird 1 ml Urtinktur mit 5 ml Wasser und 0,1 ml Blei(II)-acetat-Lösung *R* versetzt, entsteht ein voluminöser Niederschlag.

D. 0,2 ml Urtinktur werden eingeengt; der Rückstand färbt sich durch Zusatz von 0,5 ml einer 1prozentigen Lösung (G/V) von Vanillin *R* in Salzsäure *R* orangerot.

E. Chromatographie: Die Prüfung erfolgt dünnschichtchromatographisch auf einer Schicht von Kieselgel H *R*.

Untersuchungslösung: Urtinktur.

Vergleichslösung: 5 mg Hyperosid *RN*, 5 mg Kaffeesäure *R* und 10 mg Rutin *R* werden in 10 ml Methanol *R* gelöst.

Aufgetragen werden getrennt 40 µl Untersuchungslösung und 10 µl Vergleichslösung. Die Chromatographie erfolgt über eine Laufstrecke von 15 cm mit einer Mischung von 80 Volumteilen Äthylacetat *R*, 10 Volumteilen wasserfreier Ameisensäure *R* und 10 Volumteilen Wasser. Nach Verdunsten der mobilen Phase werden die Chromatogramme zuerst mit einer 1prozentigen Lösung (G/V) von Diphenylboryloxyäthylamin *R* in Methanol *R*, danach mit einer 5prozentigen Lösung (G/V) von Polyäthylenglykol 400 *R* in Methanol *R* besprüht und im ultravioletten Licht bei 365 nm ausgewertet.

Das Chromatogramm der Vergleichslösung zeigt im unteren Drittel des Rf-Bereiches den orangegelb fluoreszierenden Fleck des Rutins, im unteren Teil des mittleren Drittels den orangegelb fluoreszierenden Fleck des Hyperosids und im oberen Teil des oberen Drittels den blaugrün fluoreszierenden Fleck der Kaffeesäure.

Das Chromatogramm der Untersuchungslösung zeigt folgende gelbgrün bis gelborange fluoreszierende Flecke: knapp unterhalb und knapp oberhalb der Vergleichssubstanz Rutin je einen Fleck, unterhalb und oberhalb der Vergleichssubstanz Hyperosid jeweils einen oder zwei Flecke und knapp oberhalb der Vergleichssubstanz Kaffeesäure einen Fleck.

PRÜFUNG AUF REINHEIT

Relative Dichte (Ph. Eur.): 0,895 bis 0,915

Trockenrückstand (DAB): Mindestens 2,0 Prozent.

LAGERUNG

Vor Licht geschützt.

LITHIUM CARBONICUM

Li_2CO_3 MG 73,9

Verwendet wird Lithiumcarbonat, das mindestens 98,0 und höchstens 101,0 Prozent Li_2CO_3 enthält.

EIGENSCHAFTEN

Weißes, leichtes Pulver; wenig löslich in Wasser, sehr schwer löslich in Äthanol.

PRÜFUNG AUF IDENTITÄT

A. Die mit Salzsäure R befeuchtete Substanz färbt eine nicht leuchtende Flamme rot.

B. Die Substanz gibt die Identitätsreaktionen auf Carbonat (Ph. Eur.) und Hydrogencarbonat (Ph. Eur.).

C. Die Lösung von 0,2 g Substanz in 1 ml Salzsäure R wird im Wasserbad eingeengt; der Rückstand ist in 3 ml Äthanol R löslich.

D. Die Lösung von 0,1 g Substanz in 20 ml Wasser reagiert alkalisch (Ph. Eur.).

PRÜFUNG AUF REINHEIT

Prüflösung: 10,0 g Substanz werden in 30 ml Wasser aufgeschwemmt und durch Zusatz von 22 ml Salpetersäure R gelöst. Die Lösung wird mit verdünnter Natriumhydroxid-Lösung R neutralisiert und mit Wasser zu 100,0 ml ergänzt.

Aussehen der Lösung: Die Prüflösung muß klar (Ph. Eur., Methode B) und farblos (Ph. Eur., Methode II) sein.

Chlorid (Ph. Eur.): 2,5 ml Prüflösung, mit Wasser zu 15 ml verdünnt, müssen der Grenzprüfung auf Chlorid entsprechen (200 ppm).

Sulfat (Ph. Eur.): 7,5 ml Prüflösung, mit Wasser zu 15 ml verdünnt, müssen der Grenzprüfung auf Sulfat entsprechen (200 ppm).

Arsen (Ph. Eur.): 0,50 g Substanz müssen der Grenzprüfung A auf Arsen entsprechen (2 ppm).

Calcium (Ph. Eur.): 5 ml Prüflösung, mit Wasser zu 10 ml verdünnt, müssen der Grenzprüfung auf Calcium entsprechen (200 ppm).

Eisen (Ph. Eur.): 5 ml Prüflösung, mit Wasser zu 10 ml verdünnt, müssen der Grenzprüfung B auf Eisen entsprechen (20 ppm).

Kalium: 1,0 g Substanz wird in 10 ml Salzsäure R gelöst. Die Lösung wird mit Wasser zu 50,0 ml verdünnt. Der Gehalt an Kalium wird flammenphotometrisch (Ph. Eur., Methode I) bei 766,5 nm bestimmt (300 ppm). Als Vergleichslösung wird eine Lösung verwendet, die in 1 000,0 ml 0,953 g Kaliumchlorid R enthält (500 μg K/ml); diese Lösung ist, wenn nötig, zu verdünnen.

Magnesium: 1 ml Prüflösung wird mit Wasser zu 10 ml verdünnt. 6,7 ml dieser Lösung werden mit Wasser zu 9 ml verdünnt und mit 1 ml Glycerol 85 Prozent R, 0,15 ml Titangelb-Lösung R, 0,25 ml Ammoniumoxalat-Lösung R und 5 ml verdünnter Natriumhydroxid-Lösung R versetzt. Nach dem Umschütteln darf die Lösung nicht stärker rosa gefärbt sein als eine gleichzeitig unter gleichen Bedingungen mit 1 ml Magnesium-Standardlösung (10 ppm Mg) R und 8 ml Wasser hergestellte Vergleichslösung (150 ppm).

Natrium: 1,0 g Substanz wird in 10 ml Salzsäure R gelöst. Die Lösung wird mit Wasser zu 50,0 ml verdünnt. Der Gehalt an Natrium wird flammenphotometrisch (Ph. Eur., Methode I) bei 589,0 nm bestimmt (300 ppm). Als Vergleichslösung wird eine Lösung verwendet, die in 1 000,0 ml 1,271 g Natriumchlorid R enthält (500 μg Na/ml); diese Lösung ist, wenn nötig, zu verdünnen.

Schwermetalle (Ph. Eur.): 12 ml Prüflösung müssen der Grenzprüfung auf Schwermetalle entsprechen (20 ppm). Zur Herstellung der Vergleichslösung wird die Blei-Standardlösung (2 ppm Pb) R verwendet.

GEHALTSBESTIMMUNG

Etwa 1,000 g Substanz, genau gewogen, wird in 50,0 ml 1 N-Salzsäure gelöst. Die Lösung wird zum Sieden erhitzt, abgekühlt und der Salzsäureüberschuß mit 1 N-Natriumhydroxid-Lösung nach Zugabe von 0,2 ml Phenolphthalein-Lösung R titriert.

1 ml 1 N-Salzsäure entspricht 36,95 mg Li_2CO_3.

ARZNEIFORMEN

Die Lösung (D 2) muß mindestens 0,95 und darf höchstens 1,05 Prozent Li_2CO_3 enthalten.

Die 1. Dezimalverreibung muß mindestens 9,5 und darf höchstens 10,5 Prozent Li_2CO_3 enthalten.

HERSTELLUNG

Lösung (D 2) nach Vorschrift 5a mit Wasser. Die 3. Dezimalverdünnung wird mit Äthanol 15 Prozent, die folgenden Verdünnungen werden mit Äthanol 43 Prozent hergestellt.
Verreibungen nach Vorschrift 6.

EIGENSCHAFTEN

Die Lösung (D 2) ist eine klare, farblose Flüssigkeit.
Die 1. Dezimalverreibung ist ein weißes Pulver.

PRÜFUNG AUF IDENTITÄT

A. Die Lösung (D 2) reagiert alkalisch und gibt die Identitätsreaktionen A und B der Substanz.
B. Die 1. Dezimalverreibung gibt die Identitätsreaktionen A und B der Substanz.

PRÜFUNG AUF REINHEIT

Aussehen der Lösung: Die Lösung (D 2) muß klar (Ph. Eur., Methode B) und farblos (Ph. Eur., Methode II) sein.

Relative Dichte (Ph. Eur.): 1,006 bis 1,009

GEHALTSBESTIMMUNG

Zur Gehaltsbestimmung der Lösung (D 2) wird etwa 1,00 g, genau gewogen, mit 10,0 ml 0,1 N-Salzsäure versetzt.
Zur Gehaltsbestimmung der 1. Dezimalverreibung werden etwa 100 mg, genau gewogen, in 10,0 ml 0,1 N-Salzsäure gelöst.
Die Bestimmung erfolgt entsprechend der bei der Substanz angegebenen Gehaltsbestimmung durch Titration mit 0,1 N-Natriumhydroxid-Lösung.
1 ml 0,1 N-Salzsäure entspricht 3,695 mg Li_2CO_3.

Grenzprüfung der D 4

10,0 g der 4. Dezimalverdünnung beziehungsweise der 4. Dezimalverreibung werden mit 10,0 ml 0,01 N-Salzsäure und 0,2 ml Phenolphthalein-Lösung *R* versetzt. Der Salzsäureüberschuß wird mit 0,01 N-Natriumhydroxid-Lösung bis zum ersten bleibenden violetten Farbton titriert. Dabei dürfen nicht mehr als 4,0 ml 0,01 N-Salzsäure verbraucht werden.

HINWEIS

Die Lösung (D 2) ist bei Bedarf frisch herzustellen.

LAGERUNG

Dicht verschlossen.

Vorsichtig zu lagern!

LOPHOPHYTUM LEANDRI

Flor de piedra

Verwendet wird die ganze, getrocknete Pflanze von *Lophophytum leandri* Eichl.

BESCHREIBUNG

Die Droge hat dumpfen Geruch und unangenehmen, etwas bitteren Geschmack.

Sie besteht meist nur aus dem dunkel rotbraunen, oberen Teil der Blütenstandsachsen. Selten finden sich Teile des knolligen Wurzelstockes, der bis 10 cm groß, an der Ansatzstelle nackt, nach oben zu von lanzettlichen, spiralig dachziegelartig angeordneten, schuppenförmigen Niederblättern bedeckt ist. Diese fallen frühzeitig ab und lassen den verdickten basalen Teil gefeldert erscheinen. Der zusammengesetzte Blütenstand besteht aus einem sehr kurzen Stiel, der mit zahlreichen, dreieckigen, bleibenden Schuppen besetzt ist und einer zylindrisch-kegelförmigen, bis 30 cm langen, geraden oder gekrümmten Achse, die im unteren Teil die weiblichen, als strahlige Gebilde erscheinenden Blüten trägt. An der Droge bestehen die Blüten nur mehr aus den sehr dicht um eine zentrale, rotbraune Achse angeordneten, schmutzigbraunen, 3 bis 3,5 mm langen, etwa 1 mm dicken, vierkantigen, beidendig stumpfen Früchten und den löffelartigen, lang gestielten, kaum 4 mm langen Tragblättern. Im oberen Teil der Blütenstandsachse stehen jeweils in der Achsel eines schildförmigen, früh abgeworfenen Tragblattes die sehr zahlreichen, männlichen, kleinen, kolbenförmigen Blütenköpfchen.

Mikroskopische Merkmale: Die im Querschnitt fast schiffchenförmigen Schuppen der Blütenstandsachse bestehen aus mehr oder weniger rundlichen, hell- und etwas derbwandigen Zellen, die von amorphen, gelbbraunen, in dichten Lagen leuchtend rot erscheinenden Massen meist vollständig erfüllt sind. Dazwischen sind verschieden große Nester von Steinzellen mit stark, regelmäßig oder unregelmäßig verdickter, geschichteter, getüpfelter und verholzter Wand eingelagert. Das Grundgewebe der Blütenstandsachse besteht aus sehr unregelmäßig gestalteten, in Längsrichtung gestreckten, mit gelbbraunen, amorphen Massen erfüllten Zellen. Es wird von zahlreichen Interzellularen und kleinen Leitbündeln durchzogen.

PRÜFUNG AUF IDENTITÄT

Prüflösung: 1 g grob gepulverte Droge (710) wird mit 10 ml Äthanol 70% *RN* 2 Stunden lang gerührt und danach abfiltriert.

A. Wird 1 ml Prüflösung mit 10 ml Wasser und 0,1 ml Eisen(III)-chlorid-Lösung R 1 versetzt, entsteht eine olivgrüne Färbung.
B. Wird die Mischung von 1 ml Prüflösung und 20 ml Wasser mit 0,1 ml verdünnter Natriumhydroxid-Lösung R versetzt, tritt Farbvertiefung nach hellbraun ein.
C. Wird 0,1 ml Prüflösung in einer Porzellanschale auf dem siedenden Wasserbad eingeengt und der Rückstand mit 0,2 ml Molybdatophosphorsäure-Reagenz RH versetzt, färbt sich die Mischung innerhalb von 5 Minuten blau.
D. Wird 1 ml Prüflösung mit 1 ml Salzsäure R 1 und 50 mg Resorcin R 5 Minuten lang zum Sieden erhitzt, entsteht Rotfärbung.
E. Chromatographie: Die Prüfung erfolgt dünnschichtchromatographisch auf einer Schicht von Kieselgel H R.

Untersuchungslösung: Prüflösung.

Vergleichslösung: 5 mg Kaffeesäure R und 10 mg Hyperosid RN werden in 20 ml Methanol R gelöst.

Aufgetragen werden getrennt 20 µl Untersuchungslösung und 10 µl Vergleichslösung. Die Chromatographie erfolgt über eine Laufstrecke von 15 cm mit einer Mischung aus 80 Volumteilen Äthylacetat R, 10 Volumteilen wasserfreier Ameisensäure R und 10 Volumteilen Wasser. Die Chromatogramme werden 20 Minuten lang bei 105 bis 110 °C getrocknet, nach dem Abkühlen mit einer 1prozentigen Lösung (G/V) von Diphenylboryloxyäthylamin R in Methanol R und danach mit einer 5prozentigen Lösung (G/V) von Polyäthylenglykol 400 R in Methanol R besprüht und nach 15 Minuten im ultravioletten Licht bei 365 nm ausgewertet.

Das Chromatogramm der Vergleichslösung zeigt im mittleren Drittel des Rf-Bereiches des orangegelben Fleck des Hyperosids und im oberen Drittel den blaugrünen Fleck der Kaffeesäure.

Das Chromatogramm der Untersuchungslösung zeigt etwa auf Höhe der Vergleichssubstanz Hyperosid zwei orangegelbe Flecke und darüber einen roten und einen grünen Fleck, unterhalb der Kaffeesäure einen blauen Fleck sowie etwa auf Höhe der Kaffeesäure dicht beieinander einen blauen, einen gelben und einen grünen Fleck.

PRÜFUNG AUF REINHEIT

Fremde Bestandteile (Ph. Eur.): Höchstens 2 Prozent.

Sulfatasche (Ph. Eur.): Höchstens 9,0 Prozent, bestimmt mit 1,00 g grob gepulverter Droge (710).

Asche (DAB): Höchstens 7,0 Prozent.

ARZNEIFORMEN

HERSTELLUNG

Urtinktur aus der grob gepulverten Droge (710) und flüssige Verdünnungen nach Vorschrift 4a mit Äthanol 62 Prozent.

EIGENSCHAFTEN

Die Urtinktur ist eine rotbraune Flüssigkeit ohne besonderen Geruch und mit adstringierendem Geschmack.

PRÜFUNG AUF IDENTITÄT

Die Urtinktur gibt die bei der Droge beschriebenen Identitätsreaktionen A bis E. Prüflösung ist die Urtinktur.

PRÜFUNG AUF REINHEIT

Relative Dichte (Ph. Eur.): 0,890 bis 0,900

Trockenrückstand (DAB): Mindestens 1,0 Prozent.

LAGERUNG

Vor Licht geschützt.

LUFFA OPERCULATA

Verwendet werden die getrockneten Früchte von *Luffa operculata* (L.) Cogn.

BESCHREIBUNG

Die Früchte sind länglich-oval, 7 bis 10 cm lang und 3 bis 5 cm breit. Die äußere, grau gefärbte Fruchtwand hat zahlreiche, stacheltragende Längsrippen. Im darunterliegenden, weitmaschigen, schwammartigen Gewebe befinden sich die Samen in einzelnen, rechtwinklig zur Längsachse der Frucht angeordneten, von dem dünnen, pergamentartigen Endocarp ausgekleideten Fächern. Die etwa 10 mm langen, 5 mm breiten und etwa 2 mm dicken Samen sind flach, schmal elliptisch, am oberen Ende abgerundet, am unteren zum Hilum hin durch die schwach flügelartig ausgebildete Randlinie etwas zugespitzt. Die Samen weisen oberhalb des Hilums beiderseits je zwei halbmondförmige Erhebungen auf. Ihre Oberfläche ist stumpf grauschwarz und heller gesprenkelt.

Mikroskopische Merkmale: Die Epidermiszellen des Pericarps sind in Aufsicht geradwandig polygonal, isodiametrisch bis langgestreckt. Die selten einzeln, häufig in kleinen Gruppen angeordneten, anomocytischen Spaltöffnungsapparate sind von 4 bis 6 Nebenzellen umgeben, deren Wände dünner und zum Teil schwach getüpfelt sind. Die Cuticula ist glatt, jedoch auf die Spaltöffnungsapparate hin leicht gestreift. Die derbwandigen, bis vier Zellen hohen, an der Spitze abgerundeten, bis 300 μm langen, am Grund 120 μm breiten Borstenhaare haben eine deutlich gestreifte Cuticula und werden an der Basis von strahlig angeordneten Epidermiszellen umgeben. Vereinzelt finden sich auch 70 μm lange Drüsenhaare mit zweizelligem Stiel und mehrzelligem Köpfchen. Unter der Epidermis liegen 1 bis 3 Lagen großer, dünnwandiger, im Querschnitt tangential gestreckter Mesocarpzellen. Die anschließende Steinzellschicht aus ein oder zwei Lagen rundlich eckiger, häufig isodiametrischer Steinzellen mit getüpfelter, stark verdeckter, verholzter Wand geht über in polygonal abgerundete, zunehmend größere und mehr gestreckte Zellen mit derber, getüpfelter, verholzter Wand und dann in das aus rundlichen, großen, dünnwandigen Zellen bestehende, von Leitbündeln durchzogene Mesocarp. Das schwammartige Gewebe des Mesocarps besteht aus Netzen von knorrigen, getüpfelten, verholzten Fasern und Leitbündeln mit schraubig verdickten Gefäßen und Resten von dünnwandigen Mesocarpzellen. Das Endocarp, das die Samenfächer hautartig umkleidet, besteht aus einer Lage zarter, schmaler, meist gruppenweise paralleler und gegeneinander in wechselnden Richtungen gestreckter Zellen. Die dünne, aber harte Samenschale umgibt einen Embryo mit zwei dicken, gelblichweißen, ölhaltigen Keimblättern. Die Samenschale wird außen begrenzt von einer bisweilen nicht vollständig erhaltenen, sehr unterschiedlich hohen Schicht, deren Zellen eine dünne, stellenweise dunkelbraune und an anderen Stellen hellere Außenwand besitzen, während die Seitenwände mit zahlreichen, unregelmäßig bügelförmigen, unverholzten Wandverdickungen versehen sind. Darunter folgt eine etwa 3,5 μm breite Lage dünn- und braunwandiger sowie eine ebenso breite Lage hellwandiger Zellen. Die anschließende Lage etwa isodiametrischer, 14 bis 18 μm großer Steinzellen mit getüpfelter Wand ist ebenso verholzt wie die nachfolgende, aus palisadenartig angeordneten, stabförmigen, etwa 150 μm langen und 46 bis 53 μm breiten Zellen bestehende Schicht. Nach innen schließt ein etwa 100 μm breites Schwammparenchym aus rundlichen, etwas fettes Öl enthaltenden Zellen an. Eine einzelne Lage dünnwandiger, etwas tangential gestreckter, etwa 5 μm hoher Zellen begrenzt die Samenschale nach innen. Die von einer unterseits etwa 7 μm, oberseits etwa 15 μm hohen Epidermis umgebenen Keimblätter bestehen aus palisadenartig angeordneten, radial gestreckten, dünnwandigen, reichlich fettes Öl enthaltenden Mesophyllzellen.

PRÜFUNG AUF IDENTITÄT

Prüflösung: 1 g grob gepulverte Droge (710) wird mit 10 ml Äthanol 70% *RN* 2 Stunden lang gerührt und danach abfiltriert.

A. 2 ml Prüflösung werden in einem kleinen Porzellanschälchen auf dem Wasserbad eingeengt; durch Zugabe von 0,2 ml Schwefelsäure *R* färbt sich der Rückstand innerhalb von 10 Minuten rotbraun.
B. Wird 1 ml Prüflösung mit 0,1 ml Eisen(III)-chlorid-Lösung *R* 1 versetzt, entsteht eine schmutzig grüne Färbung.
C. Chromatographie: Die Prüfung erfolgt dünnschichtchromatographisch auf einer Schicht von Kieselgel H *R*.

Untersuchungslösung: Prüflösung.

Vergleichslösung: 50 mg Hydrochinon *R* und 10 mg Cholesterin *R* werden in 10 ml Methanol *R* gelöst.

Aufgetragen werden getrennt 40 μl Untersuchungslösung und 10 μl Vergleichslösung. Die Chromatographie erfolgt über eine Laufstrecke von 15 cm mit einer Mischung von 90 Volumteilen Chloroform *R* und 10 Volumteilen Äthanol *R*. Nach Verdunsten der mobilen Phase werden die Chromatogramme mit Vanillin-Phosphorsäure *RN* besprüht, 15 Minuten lang auf 105 bis 110 °C erhitzt und innerhalb von 10 Minuten im Tageslicht ausgewertet.

Das Chromatogramm der Vergleichslösung zeigt im unteren Drittel des Rf-Bereiches den hellbraunen Fleck des Hydrochinons und im mittleren Drittel den violetten Fleck des Cholesterins.

Das Chromatogramm der Untersuchungslösung zeigt folgende rosafarbene bis violette Flecke: zwei Flecke über der Startlinie, zwei Flecke etwa auf Höhe der Vergleichssubstanz Hydrochinon, einen Fleck etwa in der Mitte zwischen den beiden Vergleichssubstanzen sowie je einen Fleck wenig unterhalb und wenig oberhalb der Vergleichssubstanz Cholesterin.

PRÜFUNG AUF REINHEIT

Fremde Bestandteile (Ph. Eur.): Höchstens 1,5 Prozent.

Sulfatasche (Ph. Eur.): Höchstens 10,0 Prozent, bestimmt mit 1,00 g grob gepulverter Droge (710).

Asche (DAB): Höchstens 8,0 Prozent.

ARZNEIFORMEN

HERSTELLUNG

Urtinktur aus der grob gepulverten Droge (710) und flüssige Verdünnungen nach Vorschrift 4a mit Äthanol 62 Prozent.

EIGENSCHAFTEN

Die Urtinktur ist eine gelbe Flüssigkeit ohne besonderen Geruch und mit stark bitterem Geschmack.

PRÜFUNG AUF IDENTITÄT

Die Urtinktur gibt die bei der Droge beschriebenen Identitätsreaktionen A, B und C. Prüflösung ist die Urtinktur.

PRÜFUNG AUF REINHEIT

Relative Dichte (Ph. Eur.): 0,890 bis 0,898

Trockenrückstand (DAB): Mindestens 1,2 Prozent.

LAGERUNG

Vor Licht geschützt.

MAGNESIUM CHLORATUM

MgCl$_2$ · 6 H$_2$O MG 203,3

Verwendet wird Magnesiumchlorid, das mindestens 98,0 und höchstens 101,0 Prozent MgCl$_2$ · 6 H$_2$O enthält.

EIGENSCHAFTEN

Farblose, hygroskopische Kristalle; sehr leicht löslich in Wasser, leicht löslich in Äthanol.

PRÜFUNG AUF IDENTITÄT

Die Substanz gibt die Identitätsreaktionen auf Magnesium (Ph. Eur.) und die Identitätsreaktion a) auf Chlorid (Ph. Eur.).

PRÜFUNG AUF REINHEIT

Prüflösung: 10,0 g Substanz werden in Wasser zu 100,0 ml gelöst.

Aussehen der Lösung: Die Prüflösung muß klar (Ph. Eur., Methode B) und farblos (Ph. Eur., Methode II) sein.

Sauer oder alkalisch reagierende Verunreinigungen: 5 ml Prüflösung werden mit 0,1 ml Phenolrot-Lösung *R* versetzt. Ist diese Lösung gelb gefärbt, muß sie durch höchstens 0,30 ml 0,01 N-Natriumhydroxid-Lösung rotviolett gefärbt werden; ist sie rotviolett gefärbt, muß sie durch höchstens 0,30 ml 0,01 N-Salzsäure gelb gefärbt werden.

Schwermetalle (Ph. Eur.): 12 ml Prüflösung müssen der Grenzprüfung auf Schwermetalle entsprechen (10 ppm). Zur Herstellung der Vergleichslösung wird die Blei-Standardlösung (1 ppm Pb) *R* verwendet.

Eisen (Ph. Eur.): 10 ml Prüflösung müssen der Grenzprüfung B auf Eisen entsprechen (10 ppm).

Arsen (Ph. Eur.): 0,5 g Substanz müssen der Grenzprüfung A auf Arsen entsprechen (2 ppm).

Calcium (Ph. Eur.): 10 ml Prüflösung werden mit Wasser zu 100 ml verdünnt. 10 ml dieser Lösung müssen der Grenzprüfung auf Calcium entsprechen (0,1 Prozent).

Sulfat (Ph. Eur.): 15 ml Prüflösung müssen der Grenzprüfung auf Sulfat entsprechen (100 ppm).

GEHALTSBESTIMMUNG

Etwa 0,150 g Substanz, genau gewogen, werden in einem 200-ml-Erlenmeyerkolben in 60 ml Wasser gelöst. Nach Zugabe von 10 ml Ammoniumchlorid-Pufferlösung pH 10 *R* und etwa 50 mg Eriochromschwarz-T-Mischindikator *R* wird die Lösung mit 0,05 N-Natrium-ÄDTA-Lösung bis zum Farbumschlag von Violett nach Grün titriert.

1 ml 0,05 M-Natrium-ÄDTA-Lösung entspricht 10,16 mg $MgCl_2 \cdot 6\ H_2O$.

ARZNEIFORMEN

Die Lösung (D 1) muß mindestens 9,5 und darf höchstens 10,5 Prozent $MgCl_2 \cdot 6\ H_2O$ enthalten.

Die 2. Dezimalverreibung muß mindestens 0,95 und darf höchstens 1,05 Prozent $MgCl_2 \cdot 6\ H_2O$ enthalten.

HERSTELLUNG

Lösung (D 1) nach Vorschrift 5a mit Äthanol 43 Prozent.
Verreibungen ab D 2 nach Vorschrift 6.

EIGENSCHAFTEN

Die Lösung (D 1) ist eine klare, farblose Flüssigkeit.
Die 2. Dezimalverreibung ist ein weißes Pulver.

PRÜFUNG AUF IDENTITÄT

A. Die Lösung (D 1) gibt die Identitätsreaktionen der Substanz.
B. 1,0 g der 2. Dezimalverreibung wird in 10 ml Wasser gelöst. 2 ml dieser Lösung geben nach Zusatz von 0,5 ml Titangelb-Lösung *R* und 0,5 ml verdünnter Natriumhydroxid-Lösung *R* einen roten, flockigen Niederschlag.
C. Die zur Prüfung auf Identität B. hergestellte Lösung der 2. Dezimalverreibung gibt die Identitätsreaktion a) auf Chlorid (Ph. Eur.).

PRÜFUNG AUF REINHEIT

Aussehen der Lösung: Die Lösung (D 1) muß klar (Ph. Eur., Methode B) und farblos (Ph. Eur., Methode II) sein.

Relative Dichte (Ph. Eur.): 0,965 bis 0,969

GEHALTSBESTIMMUNG

Zur Gehaltsbestimmung der Lösung (D 1) werden etwa 1,50 g, genau gewogen, verwendet.

Zur Gehaltsbestimmung der 2. Dezimalverreibung werden etwa 15,0 g, genau gewogen, verwendet.

Die Bestimmung erfolgt wie bei der Substanz unter „Gehaltsbestimmung" angegeben.

LAGERUNG

Dicht verschlossen.

MARSDENIA CUNDURANGO

Condurango

Verwendet wird die getrocknete Rinde der Zweige und Stämme von *Marsdenia cundurango* Rchb.

BESCHREIBUNG

Die Droge hat süßlich-aromatischen Geruch und bitteren Geschmack.

Sie ist etwa 2 bis 5 mm dick, rinnen- bis röhrenförmig und teilweise gebogen. Die Außenseite ist braungrau, längsrunzelig und durch große, quergestellte Lentizellen höckerig. Ältere Rinden haben eine Borke. Die Innenseite ist hellgraubraun und grob längsgestreift. Im Querbruch sind die äußeren Schichten faserig, in den inneren Schichten sind helle, harte Körner (Steinzellnester) erkennbar.

Mikroskopische Merkmale: Die Zellen der Korkschicht sind regelmäßig gebaut, dünnwandig und tangential gestreckt. Das Phelloderm besteht aus mehreren Lagen derbwandiger Zellen, meist aus Calciumoxalat-Einzelkristallen, selten mit Calciumoxalatdrusen.

Das an das Phelloderm anschließende Kollenchym besteht aus dickwandigen, stark tangential gestreckten Zellen. Nach innen geht es allmählich in das Parenchym der primären Rinde über, das aus dünnwandigen, rundlich-polygonalen Zellen besteht, die mit Stärke gefüllt sind. Die primäre Rinde enthält zahlreiche, bis etwa 45 µm große Calciumoxalatdrusen, seltener Einzelkristalle, sowie eine wechselnde Anzahl ungegliederter Milchröhren. Die Milchröhren sind derbwandige, mit graubraunem, körnigem Inhalt gefüllte, im Querschnitt runde, sehr lange Schläuche ohne Querwände.

Die primäre Rinde wird nach innen begrenzt durch eine meist einfache Schicht tangential gestreckter Zellen (ehemalige Stärkescheide). Die anschließende Perizykelregion enthält zahlreiche einzelne sowie zu mehr oder weniger großen Bündeln vereinigte Bastfasern. Die Bastfaserbündel bilden nur in der jungen Rinde einen nahezu geschlossenen Ring. Die Fasern sind hellglänzend, sehr lang, dickwandig, aber unverholzt. In der sekundären Rinde kommen Nester aus gelben, dickwandigen, stark getüpfelten Steinzellen sowie ein- bis zweireihige Markstrahlen vor, ferner Milchröhren, zahlreiche Calciumoxalatdrusen und Stärke wie in der primären Rinde. Die Stärkekörner sind einfach oder zusammengesetzt und bis etwa 15 µm groß.

PRÜFUNG AUF IDENTITÄT

Prüflösung: 2,0 g gepulverte Droge (180) werden mit 20 ml Äthanol 70 % *RN* 10 Minuten lang auf dem Wasserbad unter Rückflußkühlung erhitzt und nach dem Erkalten abfiltriert.

A. Werden 0,5 ml Prüflösung mit 15 ml Wasser und 0,1 ml verdünnter Natriumhydroxid-Lösung *R* versetzt, entsteht intensive Gelbfärbung. Die Mischung fluoresziert im ultravioletten Licht bei 365 nm grün.
B. 5 ml Prüflösung werden eingeengt. Wird der Rückstand mit 5 ml Wasser aufgenommen, schäumt die Lösung beim Schütteln. Beim Erwärmen auf etwa 80 °C trübt sich die Lösung und wird beim Abkühlen wieder klar.
C. Wird 1 ml Prüflösung mit 0,2 ml Eisen(III)-chlorid-Lösung *R* 2 versetzt, färbt sich die Mischung dunkelbraun.
D. 2 ml Prüflösung werden auf dem Wasserbad eingeengt. Der Rückstand wird mit 3 ml Aceton *R* angerieben und abfiltriert. Das Filtrat wird auf dem Wasserbad fast bis zur Trockne eingeengt und mit einem Filtrierpapier aufgesogen. Nach dem Trocknen fluoresziert der Fleck im ultravioletten Licht bei 365 nm weißlich bis hellblau. Nach dem Eintauchen des Streifens in äthanolische Kaliumhydroxid-Lösung *R* färbt sich der Fleck leuchtend gelb und fluoresziert nach dem Trocknen im ultravioletten Licht bei 365 nm hellgrün.
E. Chromatographie: Die Prüfung erfolgt dünnschichtchromatographisch auf einer Schicht von Kieselgel GF_{254} *R*.

Untersuchungslösung: Prüflösung

Vergleichslösung: 10 mg Cholesterin *R*, 10 mg Phloroglucin *R* und 10 mg Resorcin *R* werden in 10 ml Methanol *R* gelöst.

Aufgetragen werden getrennt 30 µl Untersuchungslösung und 10 µl Vergleichslösung. Die Chromatographie erfolgt über eine Laufstrecke von 15 cm mit einer Mischung von 90 Volumteilen Methylenchlorid *R* und 10 Volumteilen Methanol *R*. Nach Verdunsten der mobilen Phase werden die Chromatogramme mit Anisaldehyd-Lösung *R* besprüht, 10 Minuten lang auf 105 bis 110 °C erhitzt und innerhalb von 10 Minuten im Tageslicht ausgewertet.

Das Chromatogramm der Vergleichslösung zeigt im oberen Teil des unteren Drittels des Rf-Bereiches den orangegelben Fleck des Phloroglucins, im mittleren Drittel den roten Fleck des Resorcins und im unteren Teil des oberen Drittels den violetten Fleck des Cholesterins.

Das Chromatogramm der Untersuchungslösung zeigt wenig über dem Start einen braunen Fleck. Zwischen diesem Fleck und der Höhe der Vergleichssubstanz Phloroglucin liegen gleichmäßig verteilt drei grüne Flecke. Dicht unter und auf Höhe der Vergleichssubstanz Resorcin liegt je ein blauer Fleck; wenig darüber liegt ein grüner Fleck. Wenig unterhalb des Cholesterins liegt ein grüner Fleck und deutlich oberhalb des Cholesterins ein violetter Fleck. Ferner können auftreten zwei schwache, grünliche Flecke auf Höhe des Phloroglucins und ein schwacher, violetter Fleck auf Höhe des Cholesterins.

PRÜFUNG AUF REINHEIT

Fremde Bestandteile (Ph. Eur.): Höchstens 2 Prozent. Es dürfen keine Rindenstücke vorhanden sein, die über 20 μm große Stärkekörner und/oder über 60 μm große Oxalatdrusen beziehungsweise Einzelkristalle enthalten.

Asche (DAB): Höchstens 12,0 Prozent.

ARZNEIFORMEN

HERSTELLUNG

Urtinktur aus der grob gepulverten Droge (710) und flüssige Verdünnungen nach Vorschrift 4a mit Äthanol 62 Prozent.

EIGENSCHAFTEN

Die Urtinktur ist eine goldgelbe Flüssigkeit mit würzig-aromatischem Geruch und bitterem Geschmack.

PRÜFUNG AUF IDENTITÄT

Die Urtinktur gibt die bei der Droge beschriebenen Identitätsreaktionen A bis E. Prüflösung ist die Urtinktur.

PRÜFUNG AUF REINHEIT

Relative Dichte (Ph. Eur.): 0,885 bis 0,905

Trockenrückstand (DAB): Mindestens 1,4 Prozent.

LAGERUNG

Vor Licht geschützt.

MERCURIALIS PERENNIS FERM 34c

Mercurialis ex herba ferm 34c

Verwendet werden die frischen, oberirdischen Teile blühender Pflanzen von *Mercurialis perennis* L.

BESCHREIBUNG

Die Pflanze hat unangenehm herben Geruch und salzig-bitteren Geschmack.

Der vierkantige, mit 2 scharfen Kanten versehene Stengel ist aufrecht, einfach, bis 40 cm hoch, kahl oder zerstreut flaumig behaart, unten blattlos und nur oben kreuzweise gegenständig beblättert. Die länglich-eiförmigen bis elliptisch-lanzettlichen, 2 bis 8 cm langen, 2 bis 3mal längeren als breiten Blätter sind nach dem Grunde zu verschmälert, mehr oder weniger angedrückt borstig behaart, haben einen gekerbt-gesägten Blattrand und sind 5 bis 30 mm lang gestielt. Ihre Spreite ist oberseits dunkelgrün, unterseits heller, beiderseits, besonders auf den Nerven unterseits und am Rand, durch zur Blattspreite gerichtete Haare borstig rauh. Die etwa 2 mm langen Nebenblätter sind eiförmig-lanzettlich. Die Pflanzen sind streng zweihäusig.

Die männlichen Blüten stehen geknäuelt in armblütigen, sitzenden Wickeln und sind zu unterbrochenen, verlängerten, aufrechten, oft nur in der oberen Hälfte mit Blüten besetzten Scheinähren vereinigt, die in der Achsel von Hochblättern stehen. Die männlichen Blüten bestehen in der Regel aus 3 rundlichen bis eiförmigen, grünen, 2 mm langen Perianthblättern und 9 bis 12 freien Staubblättern mit einem langen, fadenförmigen Filament und 2 getrennten, meist abgespreizten, fast kugeligen Antherenhälften. Die weiblichen Blüten stehen einzeln oder zu zweit, langgestielt, achselständig. Sie haben ein meist dreiteiliges Perianth, einen zweifächrigen, oberständigen, borstigen Fruchtknoten mit 2 auseinanderspreizenden, kurzen Griffeln mit innerseitig gelegenen Narbenflächen und 2 mit den Fruchtblättern abwechselnde, am Grunde verdickte Staminodien.

ARZNEIFORMEN

HERSTELLUNG

Urtinktur und flüssige Verdünnungen nach Vorschrift 34c.

EIGENSCHAFTEN

Die Urtinktur ist eine braunrote Flüssigkeit mit herbem, süßsaurem Geruch und säuerlichem, schwach bitterem Geschmack.

PRÜFUNG AUF IDENTITÄT

A. Werden 0,5 ml Urtinktur mit 1 ml Wasser verdünnt und mit 0,1 ml Eisen(III)-chlorid-Lösung R versetzt, färbt sich die Flüssigkeit olivgrün.
B. Werden 0,5 ml Urtinktur mit 1 ml Wasser verdünnt und mit 0,1 ml Ammoniaklösung R versetzt, färbt sich die Flüssigkeit goldgelb.
C. Wird 1 ml Urtinktur mit 2 ml Wasser und 0,3 ml einer 0,2prozentigen Lösung (G/V) von Ninhydrin R in Äthanol R einige Minuten zum Sieden erhitzt, entsteht rotbraune Färbung.
D. Chromatographie: Die Prüfung erfolgt dünnschichtchromatographisch auf einer Schicht von Kieselgel H R.

Untersuchungslösung: Urtinktur

Vergleichslösung: 10 mg Aescin RN, 10 mg Scopoletin RN und 10 mg Papaverinhydrochlorid R werden in 10 ml Methanol R gelöst.

Aufgetragen werden getrennt je 10 µl Untersuchungs- und Vergleichslösung. Die Chromatographie erfolgt über eine Laufstrecke von 10 cm mit einer Mischung aus 68 Volumteilen n-Butanol R, 16 Volumteilen Essigsäure 98 % R und 16 Volumteilen Wasser. Nach Verdunsten der mobilen Phase wird das Chromatogramm der Vergleichslösung im ultravioletten Licht bei 254 nm ausgewertet; dabei liegt knapp über dem Übergang vom unteren zum mittleren Drittel des Rf-Bereiches der fluoreszenzmindernde Fleck des Papaverinhydrochlorids. Im oberen Drittel liegt der blaufluoreszierende Fleck des Scopoletins.

Anschließend werden die Chromatogramme mit Anisaldehyd-Lösung R besprüht, 10 Minuten lang auf 105 bis 110 °C erhitzt und innerhalb von 10 Minuten im Tageslicht ausgewertet.

Das Chromatogramm der Vergleichslösung zeigt im mittleren Drittel des Rf-Bereiches wenig über dem eingezeichneten Papaverinfleck den grauvioletten Fleck des Aescins.

Das Chromatogramm der Untersuchungslösung zeigt etwa in der Mitte zwischen dem Start und der Vergleichssubstanz Papaverinhydrochlorid einen gelbgrünen Fleck. Etwa auf der Höhe des Papaverinhydrochlorids oder knapp darunter liegen zwei oft nur schlecht getrennte grüne Flecke, die daher oft als ein Fleck erscheinen. Knapp oberhalb der Vergleichssubstanz Aescin erscheinen ein gelber und wenig darüber ein grauvioletter Fleck, wenig unterhalb der Vergleichssubstanz Scopoletin liegt ein gelb-brauner Fleck, wenig über dem Scopoletin kann ein grauvioletter Fleck auftreten.

PRÜFUNG AUF REINHEIT

Relative Dichte (Ph. Eur.): 1,007 bis 1,037

Trockenrückstand (DAB): Mindestens 3,0 und höchstens 4,5 Prozent.

pH-Wert (Ph. Eur.): Der pH-Wert der Urtinktur muß zwischen 3,0 und 4,1 liegen.

LAGERUNG

Vor Licht geschützt.

MERCURIUS SOLUBILIS HAHNEMANNI

Verwendet wird ein Gemisch, das im wesentlichen aus Quecksilber(II)-amidonitrat und metallischem Quecksilber besteht; der Gesamtquecksilbergehalt der Substanz muß mindestens 86,0 und darf höchstens 90,0 Prozent Hg (AG 200,6) betragen.

HERSTELLUNG

10 Teile HYDRARGYRUM NITRICUM OXYDULATUM werden in einer Mischung aus 88 Teilen Wasser und 2 Teilen Salpetersäure R gelöst. Die Lösung wird mit verdünnter Ammoniaklösung R 2 auf pH 7 eingestellt. Der ausgefallene Niederschlag wird sofort über eine Filternutsche mit einem harten Filter abgetrennt. Der Rückstand wird rasch dreimal mit wenig Wasser gewaschen, durch Abpressen zwischen mehreren Lagen Filterpapier vom größten Teil der anhaftenden Feuchtigkeit befreit und im Exsikkator über Silikagel 24 Stunden lang im Dunkeln getrocknet.

EIGENSCHAFTEN

Schweres, schwarzes Pulver; sehr schwer löslich in Wasser und Äthanol, teilweise löslich in Essigsäure, Salzsäure und Salpetersäure, leicht löslich in einer Mischung gleicher Teile Salzsäure und Salpetersäure.

PRÜFUNG AUF IDENTITÄT

A. 0,1 g Substanz werden mit 5 ml verdünnter Salpetersäure R erwärmt. Die nach dem Abkühlen filtrierte Lösung gibt die Identitätsreaktionen a) und c) auf Quecksilber (Ph. Eur.).
B. 0,1 g Substanz werden mit 2 ml verdünnter Natriumhydroxid-Lösung R erwärmt. Ein darübergehaltener angefeuchteter Streifen roten Lackmuspapieres R färbt sich blau.
C. 0,1 g Substanz werden mit 5 ml Essigsäure R erwärmt; nach dem Abkühlen wird filtriert. Das Filtrat wird vorsichtig mit 0,5 ml Diphenylamin-Lösung R unterschichtet; an der Berührungszone entsteht eine blaue Färbung.

PRÜFUNG AUF REINHEIT

Aussehen der Lösung: 0,5 g Substanz werden in einer Mischung aus 0,5 ml Salpetersäure *R* und 1 ml Salzsäure *R* unter Erwärmen gelöst. Nach dem Abkühlen wird mit Wasser zu 10 ml verdünnt. Diese Lösung muß klar (Ph. Eur., Methode B) und farblos (Ph. Eur., Methode II) sein.

Alkalisch oder sauer reagierende Verunreinigungen: 0,50 g Substanz werden mit 10 ml Wasser 2 Minuten lang kräftig geschüttelt und anschließend abfiltriert. 5,0 ml des Filtrats müssen nach Zusatz von 0,1 ml Bromthymolblau-Lösung *R* 1 gelb gefärbt sein und anschließend durch 0,5 ml 0,01 N-Natriumhydroxid-Lösung blau gefärbt werden.

GEHALTSBESTIMMUNG

Etwa 100 mg Substanz, genau gewogen, werden in 2 ml einer Mischung aus 1 Volumteil Salpetersäure *R* und 3 Volumteilen Salzsäure *R* unter Erwärmen auf dem Wasserbad gelöst. Nach dem Abkühlen wird die Lösung mit 50 ml Wasser und 0,05 ml Methylorange-Lösung *R* versetzt und mit verdünnter Natriumhydroxid-Lösung *R* neutralisiert. Nach Zugabe von 10,0 ml 0,1 M-Natrium-ÄDTA-Lösung wird 5 Minuten lang stehengelassen. Nach Zugabe von 5 ml Pufferlösung *p*H 10,9 *R* und 50 mg Eriochromschwarz-T-Mischindikator *R* wird mit 0,1 M-Zinksulfat-Lösung bis zum Farbumschlag nach Rot titriert. Die austitrierte Lösung wird mit 2 g Kaliumjodid *R* versetzt und nochmals mit 0,1 M-Zinksulfat-Lösung bis zum erneuten Farbumschlag nach Rot titriert.

1 ml 0,1 M-Zinksulfat-Lösung in der zweiten Titration entspricht 20,06 mg Hg.

ARZNEIFORMEN

Die 1. Dezimalverreibung muß mindestens 8,2 und darf höchstens 9,5 Prozent Hg enthalten.

HERSTELLUNG

Verreibungen nach Vorschrift 6.

EIGENSCHAFTEN

Die 1. Dezimalverreibung ist ein graues Pulver.

PRÜFUNG AUF IDENTITÄT

Je 1 g der 1. Dezimalverreibung gibt die Identitätsreaktionen der Substanz.

GEHALTSBESTIMMUNG

Zur Gehaltsbestimmung wird etwa 1,00 g der 1. Dezimalverreibung, genau gewogen, in 3 ml einer Mischung aus 1 Volumteil Salpetersäure R und 3 Volumteilen Salzsäure R unter Erwärmen auf dem Wasserbad gelöst. Die weitere Bestimmung erfolgt wie bei der Substanz unter „Gehaltsbestimmung" angegeben.

Grenzprüfung der D 4

1,0 g der 4. Dezimalverreibung wird in einer Mischung von 1,0 ml Salpetersäure R, 1,0 ml Salzsäure R und 10,0 ml Wasser unter Erwärmen gelöst. Nach dem Erkalten wird die Lösung mit Wasser zu 25,0 ml verdünnt. 1,0 ml dieser Lösung wird in einem Schliff-Reagenzglas mit Stopfen mit 0,1 ml Dithizon-Lösung R versetzt und kräftig geschüttelt. Nach Zugabe von 5,0 ml Chloroform R wird nochmals kräftig geschüttelt. Nach Trennung der Phasen muß die untere Schicht grün und darf nicht grau oder orange gefärbt sein.

LAGERUNG

Vor Licht geschützt.

Sehr vorsichtig zu lagern!

MYRRHIS ODORATA

Verwendet werden die frischen, oberirdischen Teile blühender Pflanzen von *Myrrhis odorata* (L.) Scop.

BESCHREIBUNG

Die Pflanze entwickelt beim Zerreiben anisartigen Geruch.

Sie ist 50 bis 120 cm hoch und oberwärts verzweigt. Die Knoten des runden, hohlen Stengels sowie die Blattscheiden sind behaart. Die auf letzteren sitzenden, besonders unterseits behaarten Laubblätter sind zwei- bis vierfach fiederschnittig. Die Abschnitte erster und zweiter Ordnung sind im Umriß eiförmig-länglich, zugespitzt, die Abschnitte letzter Ordnung eiförmig-länglich bis lanzettlich mit gekerbt gesägten Lappen, die besonders oberwärts in einer kurzen Spitze enden. Die zusammengesetzten Dolden sind ziemlich flach, die Doldenstrahlen erster und zweiter Ordnung sind mit Ausnahme der männlichen Blütenstiele dicht flaumhaarig. Eine Hülle fehlt, die 5 bis 7 Hüllchenblätter sind weißhäutig und haben lanzettliche Form. Die Enddolden tragen zwittrige und männliche Blüten, die später aufblühenden Seitendolden meist nur männliche. Die Kelchblätter sind stark zurückgebildet. Die 5 weißen Kronblätter sind verkehrt herzförmig bis ausgerandet, die Spitze jedes Kronblattes ist nach innen umgeschlagen, die Mitte zu einem Drittel bis einem Viertel tief eingeschnitten. Der unterständige Fruchtknoten trägt zwei Griffel auf einem kegelförmigen Griffelpolster (Diskus). Die Frucht ist eine zweisamige Spaltfrucht. Die Teilfrüchte sind 2 bis 2,5 cm lang, von der Seite her zusammengedrückt, braun bis schwarz glänzend. Die Kanten der 5 Rippen sind borstig behaart.

ARZNEIFORMEN

HERSTELLUNG

Urtinktur und flüssige Verdünnungen nach Vorschrift 3a.

EIGENSCHAFTEN

Die Urtinktur ist eine gelbe Flüssigkeit mit aromatischem Geruch und ohne besonderen Geschmack.

PRÜFUNG AUF IDENTITÄT

A. 3 ml Urtinktur werden mit 5 ml Pentan R ausgeschüttelt. Wird die abgetrennte organische Phase mit einer 10prozentigen Lösung (G/V) von Dimethylaminobenzaldehyd R in Schwefelsäure R unterschichtet, färbt sich die schwefelsaure Schicht rot.

B. Chromatographie: Die Prüfung erfolgt dünnschichtchromatographisch auf einer Schicht von Kieselgel H R.

Untersuchungslösung: 10 ml Urtinktur werden mit 10 ml Wasser versetzt und dreimal mit je 5 ml Pentan R ausgeschüttelt. Die vereinigten organischen Phasen werden im Wasserbad bei etwa 50 °C eingeengt. Der Rückstand wird in 1 ml Methanol R aufgenommen.

Vergleichslösung: 10 mg Anethol R, 10 mg Borneol R und 10 mg Eugenol R werden in 10 ml Methanol R gelöst.

Aufgetragen werden getrennt 20 µl Untersuchungslösung und 10 µl Vergleichslösung. Die Chromatographie erfolgt über eine Laufstrecke von 15 cm mit einer Mischung von 93 Volumteilen Toluol R und 7 Volumteilen Äthylacetat R. Nach Verdunsten der mobilen Phase werden die Chromatogramme mit äthanolischer Molybdatophosphorsäure-Lösung RN besprüht, 5 bis 10 Minuten lang auf 105 bis 110 °C erhitzt und im Tageslicht ausgewertet.

Das Chromatogramm der Vergleichslösung zeigt im unteren Drittel des Rf-Bereiches den blauen Fleck des Borneols, im unteren Teil des mittleren Drittels den blauen Fleck des Eugenols und am Übergang vom mittleren zum oberen Drittel den blauen Fleck des Anethols.

Das Chromatogramm der Untersuchungslösung zeigt unterhalb, etwa auf gleicher Höhe und knapp oberhalb der Vergleichssubstanz Borneol je einen blauen Fleck. Unterhalb der Vergleichssubstanz Eugenol können zwei dicht übereinanderliegende blaue Flecke und knapp oberhalb derselben kann ein blauer Fleck vorhanden sein. Knapp unterhalb und knapp oberhalb der Vergleichssubstanz Anethol liegt je ein blauer Fleck.

PRÜFUNG AUF REINHEIT

Relative Dichte (Ph. Eur.): 0,895 bis 0,915

Trockenrückstand (DAB): Mindestens 1,3 Prozent.

LAGERUNG

Vor Licht geschützt.

MYRTILLOCACTUS GEOMETRIZANS

Myrtillocactus

Verwendet werden die frischen Sprosse von *Myrtillocactus geometrizans* (Martius) Console.

BESCHREIBUNG

Die Sprosse sind oft etwas gebogen, bläulich grün, 6 bis 10 cm dick und besonders im jungen Zustand hellblau bereift. Sie sind mit fünf oder sechs 2 bis 3 cm hohen, mehr oder weniger scharfen Rippen versehen. Die Areolen stehen 2 bis 3 cm voneinander entfernt und sind nahezu von Dornen erfüllt. Die meist fünf, selten weniger oder mehr, anfangs rötlich gefärbten Randdornen sind mehr oder weniger nach außen gebogen, gewöhnlich kurz, etwa 2 bis 10 mm lang, radial abgeflacht, am Grunde aber angeschwollen. Der schwärzliche Mitteldorn ist mehr oder weniger säbelartig gebogen, unterschiedlich kantig bis seitlich abgeflacht, 1 bis 7 cm lang und bis 6 mm breit.

ARZNEIFORMEN

HERSTELLUNG

Urtinktur und flüssige Verdünnungen nach Vorschrift 3a.

EIGENSCHAFTEN

Die Urtinktur ist eine hellgelbe Flüssigkeit mit aromatischem Geruch und Geschmack.

PRÜFUNG AUF IDENTITÄT

A. Wird 1 ml Urtinktur mit 1 ml Schwefelsäure *R* unterschichtet, bildet sich an der Grenzschicht ein orangeroter Ring, der im ultravioletten Licht bei 365 nm gelb fluoresziert.

B. Wird 1 ml Urtinktur mit 50 mg Resorcin *R* und 1 ml Salzsäure *R* 1 versetzt und etwa 3 Minuten lang zum Sieden erhitzt, entsteht in dieser Zeit eine orangebraune Färbung.

C. Chromatographie: Die Prüfung erfolgt dünnschichtchromatographisch auf einer Schicht von Kieselgel H *R*.

Untersuchungslösung: 5 ml Urtinktur werden unter vermindertem Druck im Wasserbad bei etwa 40 °C eingeengt. Der Rückstand wird in 1 ml Methanol *R* aufgenommen und filtriert.

Vergleichslösung: 10 mg Aescin *RN* und 20 mg Hydrochinon *R* werden in 10 ml Methanol *R* gelöst.

Aufgetragen werden getrennt je 10 µl Untersuchungs- und Vergleichslösung. Die Chromatographie erfolgt über eine Laufstrecke von 15 cm mit einer Mischung von 68 Volumteilen n-Butanol *R*, 16 Volumteilen Essigsäure 98 % *R* und 16 Volumteilen Wasser. Nach Verdunsten der mobilen Phase werden die Chromatogramme mit einer frisch bereiteten Mischung aus gleichen Teilen einer 5prozentigen Lösung (V/V) von Schwefelsäure *R* in Äthanol *R* und Vanillin-Lösung *RN* besprüht, 5 bis 10 Minuten lang auf 105 bis 110 °C erhitzt und innerhalb von 10 Minuten im Tageslicht ausgewertet.

Das Chromatogramm der Vergleichslösung zeigt am Übergang vom unteren zum mittleren Drittel des Rf-Bereiches den violetten Fleck des Aescins und im oberen Drittel den braunen Fleck des Hydrochinons.

Das Chromatogramm der Untersuchungslösung zeigt im mittleren Drittel des Rf-Bereiches eine Gruppe von vier dicht übereinander liegenden Flecken, die gelbbraun, braunviolett und zweimal blauviolett sind und deren unterster etwa in Höhe der Vergleichssubstanz Aescin liegt. Eine weitere Gruppe von drei blauvioletten Flecken befindet sich etwa in Höhe und oberhalb der Vergleichssubstanz Hydrochinon.

PRÜFUNG AUF REINHEIT

Relative Dichte (Ph. Eur.): 0,900 bis 0,920

Trockenrückstand (DAB): Mindestens 0,7 Prozent.

LAGERUNG

Vor Licht geschützt.

NATRIUM CARBONICUM

$Na_2CO_3 \cdot H_2O$ MG 124,0

Verwendet wird Natriumcarbonat-Monohydrat, das mindestens 83,0 und höchstens 87,5 Prozent Na_2CO_3 (MG 106,0) enthält.

EIGENSCHAFTEN

Farblose Kristalle oder weißes, kristallines Pulver, geruchlos, mit alkalischem und salzigem Geschmack; leicht löslich in Wasser, praktisch unlöslich in Äthanol.

PRÜFUNG AUF IDENTITÄT

A. Eine 10prozentige Lösung (G/V) der Substanz ist stark alkalisch (Ph. Eur.).

B. Die Substanz gibt die Identitätsreaktionen a) und b) auf Natrium (Ph. Eur.).

C. Die Substanz gibt die Identitätsreaktion auf Carbonat (Ph. Eur.).

PRÜFUNG AUF REINHEIT

Prüflösung: 2,0 g Substanz werden portionsweise in einer Mischung von 25 ml Wasser und 5 ml Salzsäure *R* gelöst. Die Lösung wird zum Sieden erhitzt, abgekühlt, mit verdünnter Natriumhydroxid-Lösung *R* gegen Lackmus neutralisiert und mit Wasser zu 50,0 ml verdünnt.

Aussehen der Lösung: 2,0 g Substanz werden in 10 ml Wasser gelöst. Die Lösung muß klar oder darf höchstens schwach opaleszierend (Ph. Eur., Methode B) sein und darf nicht stärker gefärbt sein als die Farbvergleichslösung G_6 (Ph. Eur., Methode I).

Alkalihydroxide und -hydrogencarbonate: 0,4 g Substanz werden in 20 ml Wasser gelöst. Nach Zusatz von 20 ml Bariumchlorid-Lösung *R* 1 wird filtriert. Zu 10 ml des Filtrates werden 0,2 ml Phenolphthalein-Lösung *R* hinzugefügt. Die Mischung darf sich nicht rot färben. Der Rest des Filtrates wird 2 Minuten lang zum Sieden erhitzt. Die Mischung muß klar bleiben.

Arsen (Ph. Eur.): 5 ml Prüflösung müssen der Grenzprüfung A auf Arsen entsprechen (5 ppm).

Eisen (Ph. Eur.): 5 ml Prüflösung, mit Wasser zu 10 ml verdünnt, müssen der Grenzprüfung B auf Eisen entsprechen (50 ppm).

Schwermetalle (Ph. Eur.): 12 ml Prüflösung müssen der Grenzprüfung auf Schwermetalle entsprechen (50 ppm). Zur Herstellung der Vergleichslösung wird die Blei-Standardlösung (2 ppm Pb) *R* verwendet.

Chlorid (Ph. Eur.): 0,4 g Substanz werden in einer Mischung von 5 ml Wasser und 2 ml Salpetersäure *R* gelöst und mit Wasser zu 15 ml verdünnt. Die Lösung muß der Grenzprüfung auf Chlorid entsprechen (125 ppm).

Sulfat (Ph. Eur.): 15 ml Prüflösung müssen der Grenzprüfung auf Sulfat entsprechen (250 ppm).

Trocknungsverlust (Ph. Eur.): Mindestens 13,8 und höchstens 15,2 Prozent, mit 1,00 g Substanz durch 2 Stunden langes Trocknen im Trockenschrank bei 100 bis 105 °C bestimmt.

GEHALTSBESTIMMUNG

Etwa 1,500 g Substanz, genau gewogen, werden in 25 ml Wasser gelöst. Die Lösung wird nach Zugabe von 0,5 ml Methylorange-Lösung *R* mit 1 N-Salzsäure titriert.

1 ml 1 N-Salzsäure entspricht 53,0 mg Na_2CO_3.

ARZNEIFORMEN

Die Lösung (D 1) und die 1. Dezimalverreibung müssen einen mindestens 7,9 und höchstens 9,2 Prozent Na_2CO_3 entsprechenden Gehalt an Natrium carbonicum haben.

HERSTELLUNG

Lösung (D 1) nach Vorschrift 5a mit Wasser. Die 2. Dezimalverdünnung wird mit Äthanol 15 Prozent, die folgenden Verdünnungen werden mit Äthanol 43 Prozent hergestellt.

Verreibungen nach Vorschrift 6.

EIGENSCHAFTEN

Die Lösung (D 1) ist eine klare, farblose Flüssigkeit.

Die 1. Dezimalverreibung ist ein weißes Pulver.

Natrium carbonicum

PRÜFUNG AUF IDENTITÄT

Die Lösung (D 1) und die 1. Dezimalverreibung geben die Identitätsreaktionen der Substanz.

PRÜFUNG AUF REINHEIT

Aussehen der Lösung: Die Lösung (D 1) muß klar oder darf höchstens schwach opaleszierend (Ph. Eur., Methode B) sein und darf nicht stärker gefärbt sein als die Farbvergleichslösung G_6 (Ph. Eur., Methode I).

Relative Dichte (Ph. Eur.): 1,082 bis 1,093

GEHALTSBESTIMMUNG

Zur Gehaltsbestimmung der Lösung (D 1) werden etwa 1,50 g, genau gewogen, verwendet.

Zur Gehaltsbestimmung der 1. Dezimalverreibung werden etwa 1,50 g, genau gewogen, verwendet. Hierbei wird mit 25 ml Wasser versetzt und geschüttelt.

Die Bestimmung erfolgt wie bei der Substanz unter „Gehaltsbestimmung" angegeben, aber durch Titration mit 0,1 N-Salzsäure.

1 ml 0,1 N-Salzsäure entspricht 5,300 mg Na_2CO_3.

LAGERUNG

Dicht verschlossen.

NICOTIANA TABACUM Rh

Tabacum Rh

Verwendet werden die frischen Blätter von *Nicotiana tabacum* L.

BESCHREIBUNG

Die Blätter sind hellgrün bis dunkelgrün, drüsig-klebrig, bis 15 cm breit und bis 50 cm lang, länglich elliptisch, undeutlich oder nicht gestielt, ganzrandig, am Grunde abgerundet oder verschmälert und drüsig behaart. Der kräftige Mittelnerv ist unterseits besonders stark und oberseits nur schwach vorgewölbt. Die Seitennerven 1. Ordnung gehen im unteren Blattabschnitt fast rechtwinklig und im oberen unter spitzerem Winkel ab. Sie verlaufen gegen den Blattrand zu bogig und sind miteinander verbunden. Die Seitennerven 2. Ordnung gehen fast rechtwinklig von den Seitennerven 1. Ordnung ab und verlaufen annähernd parallel zum Hauptnerv.

ARZNEIFORMEN

Die Urtinktur enthält mindestens 0,080 und höchstens 0,16 Prozent Alkaloide, berechnet als Nikotin ($C_{10}H_{10}N_2$; MG 162,2).

HERSTELLUNG

Urtinktur und flüssige Verdünnungen nach Vorschrift 21.

EIGENSCHAFTEN

Die Urtinktur ist eine braune Flüssigkeit mit arteigenem Geruch.

PRÜFUNG AUF IDENTITÄT

A. Werden 2 ml Urtinktur mit 0,5 ml Mayers Reagenz *R* versetzt, entsteht ein weißer Niederschlag.

B. Wird 1 ml Urtinktur mit 0,5 ml einer 0,5prozentigen wäßrigen Lösung (G/V) von Ninhydrin *R* versetzt und 10 Minuten lang auf dem Wasserbad erhitzt, entsteht eine violette Färbung.

C. Chromatographie: Die Prüfung erfolgt dünnschichtchromatographisch auf einer Schicht von Kieselgel HF_{254} R.

Untersuchungslösung: Urtinktur

Vergleichslösung: 10 mg Chininsulfat *RN* und 10 mg Brucin *R* werden in 10 ml Methanol *R* gelöst.

Aufgetragen werden getrennt 50 µl Untersuchungslösung und 10 µl Vergleichslösung. Die Chromatographie erfolgt über eine Laufstrecke von 10 cm mit einer Mischung von 66 Volumteilen n-Butanol *R*, 17 Volumteilen Äthanol *R* und 17 Volumteilen verdünnter Ammoniaklösung *R* 1. Nach Verdunsten der mobilen Phase bei Raumtemperatur werden die Chromatogramme im ultravioletten Licht bei 254 und bei 365 nm ausgewertet.

Das Chromatogramm der Vergleichslösung zeigt bei 254 nm im mittleren Drittel des Rf-Bereiches den Fleck des Brucins und bei 365 nm im oberen Drittel den hellblau fluoreszierenden Fleck des Chinins.

Das Chromatogramm der Untersuchungslösung zeigt bei 254 nm im mittleren Drittel des Rf-Bereiches unterhalb des Brucins zwei Flecke sowie auf Höhe des Chinins einen Fleck und bei 365 nm einen blau fluoreszierenden Fleck etwa auf Höhe des Brucins.

Danach werden die Chromatogramme mit Dragendorffs-Reagenz *R* besprüht. Dabei erscheinen die beiden Vergleichssubstanzen als gelbrote Flecke, während im Chromatogramm der Untersuchungslösung knapp oberhalb des Brucins und auf Höhe des Chinins je ein gelbroter Fleck erscheint.

PRÜFUNG AUF REINHEIT

Relative Dichte (Ph. Eur.): 1,010 bis 1,040

Trockenrückstand (DAB): Mindestens 4,0 Prozent.

GEHALTSBESTIMMUNG

Etwa 15,0 g Urtinktur, genau gewogen, werden mit 0,1 g Weinsäure *R* und 5 g Natriumsulfat *R* versetzt. Die Mischung wird mit 25,0 g peroxidfreiem Äther *R* und 25,0 g Petroläther *R* sowie 5 ml verdünnter Natriumhydroxid-Lösung *R* versetzt, ausgeschüttelt und etwa 10 Minuten lang im Scheidetrichter absitzen gelassen. Die abgetrennte organische Phase wird über 3 g wasserfreiem Natriumsulfat *R* getrocknet und abfiltriert.

25,0 g des Filtrats, genau gewogen, werden in einem 100-ml-Erlenmeyerkolben mit 5,0 ml 0,1 N-Salzsäure versetzt und gut geschüttelt; die organische Phase wird auf dem Wasserbad eingeengt. Der Rückstand wird mit 10 ml Wasser und 0,5 ml

Methylrot-Mischindikator-Lösung *R* versetzt und der Säureüberschuß mit 0,1 N-Natriumhydroxid-Lösung zurücktitriert (Mikrobürette).

1 ml 0,1 N-Salzsäure entspricht 16,2 mg Alkaloiden, berechnet als Nikotin.

LAGERUNG

Vor Licht geschützt und dicht verschlossen.

Vorsichtig zu lagern!

ORIGANUM MAJORANA

Majorana

Verwendet werden die frischen, oberirdischen Teile blühender Pflanzen von *Origanum majorana* L.

BESCHREIBUNG

Die Pflanze hat charakteristischen, stark aromatischen, leicht brennenden Geschmack und erzeugt beim Zerreiben typischen, aromatischen Geruch.

Der aufsteigende oder aufrechte, dünne, aber zähe, meist vielfach verzweigte Stengel ist 20 bis 50 cm hoch, zuweilen rötlich überlaufen, mehr oder weniger flaumig bis filzig behaart und besteht aus kurzen Internodien. Die kreuzgegenständigen Laubblätter sind spatelig, kurz gestielt bis fast sitzend, 0,5 bis 2 cm lang und 0,5 bis 1 cm breit, ganzrandig, an der Spitze abgerundet, in den Grund verschmälert, beiderseits locker graufilzig, dicklich und mit meist kaum hervortretenden Nerven. In der Achsel der 3 bis 4 mm breiten, fast kreisrunden, graugrünen Hochblätter sitzen die kugeligen, bis zu vierseitig prismatischen, traubigen oder rispig gehäuften, scheinwirteligen Blütenköpfchen. Die kleinen, weiß bis blaß lila oder rosafarbenen Blüten überragen die Hochblätter kaum. Der etwa 2 mm lange Kelch erscheint durch fast völlige Rückbildung der beiden unteren und Verwachsung der 3 oberen Blätter einblättrig und den Hochblättern sehr ähnlich. Die etwa 4 mm lange Blumenkrone zeigt 4 fast gleiche, spitze Zipfel. Der obere, durch Verschmelzung von 2 Kronblättern entstandene ist zweigipflig. Die 4 Staubblätter bleiben zumeist in der Blumenkrone eingeschlossen oder überragen sie nur wenig.

ARZNEIFORMEN

HERSTELLUNG

Urtinktur und flüssige Verdünnungen nach Vorschrift 3a.

EIGENSCHAFTEN

Die Urtinktur ist eine gelbbraune bis grünbraune Flüssigkeit mit arteigenem Geruch und Geschmack.

PRÜFUNG AUF IDENTITÄT

Prüflösung: 10 ml Urtinktur werden 3 mal mit je 10 ml Hexan *R* ausgeschüttelt. Die vereinigten organischen Phasen werden filtriert und unter vermindertem Druck im Wasserbad von etwa 30 °C eingeengt. Der Rückstand wird in 2 ml Chloroform *R* aufgenommen.

A. 0,2 ml Prüflösung werden mit 1 ml Acetanhydrid *R* und danach mit 0,1 ml Schwefelsäure *R* versetzt. Die Farbe der Flüssigkeit ändert sich innerhalb von 10 Minuten von violett über blaugrau nach grün.

B. Chromatographie: Die Prüfung erfolgt dünnschichtchromatographisch auf einer Schicht von Kieselgel H *R*.

Untersuchungslösung: Prüflösung.

Vergleichslösung: 10 mg Menthol *R* und 10 mg Thymol *R* werden in 10 ml Methanol *R* gelöst.

Aufgetragen werden getrennt 40 μl Untersuchungslösung und 10 μl Vergleichslösung. Die Chromatographie erfolgt über eine Laufstrecke von 15 cm mit einer Mischung von 90 Volumteilen Methylenchlorid *R* und 10 Volumteilen Äthylacetat *R*. Nach Verdunsten der mobilen Phase werden die Chromatogramme mit Anisaldehyd-Lösung *R* besprüht, 10 Minuten lang auf 110 bis 120 °C erhitzt und innerhalb von 10 Minuten im Tageslicht ausgewertet.

Das Chromatogramm der Vergleichslösung zeigt wenig über dem Übergang vom unteren zum mittleren Drittel des Rf-Bereiches den blauen Fleck des Menthols und wenig über dem Übergang vom mittleren zum oberen Drittel den rötlichen Fleck des Thymols.

Das Chromatogramm der Untersuchungslösung zeigt folgende blaue bis rotviolette Flecke: etwa in der Mitte zwischen Start und der Vergleichssubstanz Menthol drei Flecke, je einen Fleck in Höhe des Menthols und dicht darüber, je einen Fleck dicht unterhalb und in Höhe des Thymols sowie zwei Flecke oberhalb des Thymols.

PRÜFUNG AUF IDENTITÄT

Relative Dichte (Ph. Eur.): 0,895 bis 0,915

Trockenrückstand (DAB): Mindestens 1,0 Prozent.

LAGERUNG

Vor Licht geschützt.

PARIS QUADRIFOLIA

Verwendet werden die ganzen, frischen, zur Zeit der Fruchtreife gesammelten Pflanzen von *Paris quadrifolia* L.

BESCHREIBUNG

Die ausdauernde, 10 bis 40 cm hohe Pflanze besitzt ein gegliedertes Rhizom und einen aufrechten, runden, unverzweigten Stengel mit in der Regel vier, selten drei bis sieben bis 10 cm langen, ganzrandigen, breit-eiförmigen, zugespitzten, quirlständig angeordneten Blättern. Eine einzige Blüte überragt diesen Blattquirl etwas. Die gipfelständige, den Blattquirl etwas überragende, von je 4 in 2 Kreisen angeordneten grünlichgelben Perigonblättern umgebene Frucht ist eine blauschwarze, kugelige, 10 bis 15 mm große, fleischige Beere.

ARZNEIFORMEN

HERSTELLUNG

Urtinktur und flüssige Verdünnungen nach Vorschrift 2a.

EIGENSCHAFTEN

Die Urtinktur ist eine gelbgrüne bis dunkelbraune Flüssigkeit mit süßlichem Geruch.

PRÜFUNG AUF IDENTITÄT

A. Wird 1 ml Urtinktur mit 10 ml Wasser geschüttelt, entsteht ein über 2 Stunden lang beständiger Schaum.
B. Wird 1 ml Urtinktur mit 1 ml Kaliumjodid-Lösung *R* versetzt, entsteht eine weiße Trübung.
C. Wird 1 ml einer 0,1prozentigen Lösung (G/G) von Kaliumpermanganat *R* mit 1 ml Urtinktur versetzt, tritt eine Farbänderung von Violett nach Braun ein.
D. Chromatographie: Die Prüfung erfolgt dünnschichtchromatographisch auf einer Schicht von Kieselgel H *R*.

Untersuchungslösung: Urtinktur.

Vergleichslösung: 100 mg Aescin *RN*, 10 mg Hyperosid *RN* und 30 mg Gallussäure *RN* werden in 10 ml Methanol *R* gelöst.

Aufgetragen werden getrennt je 10 µl Untersuchungs- und Vergleichslösung. Die Chromatographie erfolgt über eine Laufstrecke von 10 cm mit der Oberphase des Systems aus 40 Volumteilen n-Butanol *R*, 10 Volumteilen Essigsäure 98 % *R* und 50 Volumteilen Wasser. Nach Verdunsten der mobilen Phase werden die Chromatogramme mit Anisaldehyd-Lösung *R* besprüht, 10 Minuten lang auf 105 bis 110 °C erhitzt und innerhalb von 10 Minuten im Tageslicht ausgewertet.

Das Chromatogramm der Vergleichslösung zeigt im mittleren Drittel des Rf-Bereichs den blauvioletten Fleck des Aescins, am Übergang vom mittleren zum oberen Drittel den braunen Fleck des Hyperosids und im oberen Drittel den braunen Fleck der Gallussäure.

Das Chromatogramm der Untersuchungslösung zeigt etwa in der Mitte zwischen Start und der Vergleichssubstanz Aescin einen schwachen, braunen Fleck, knapp unterhalb der Vergleichssubstanz Aescin zwei nicht immer getrennte gelbe Flecke, zwischen den Vergleichssubstanzen Aescin und Hyperosid zwei nicht immer getrennte gelbe Flecke, auf Höhe der Vergleichssubstanz Hyperosid einen gelben Fleck und knapp oberhalb der Vergleichssubstanz Gallussäure einen blauen Fleck.

PRÜFUNG AUF REINHEIT

Relative Dichte (Ph. Eur.): 0,930 bis 0,950

Trockenrückstand (DAB): Mindestens 2,2 Prozent.

LAGERUNG

Vor Licht geschützt.

PERILLA FRUTESCENS

Perilla ocymoides

Verwendet werden die frischen, oberirdischen Teile von *Perilla frutescens* (L.) Britt. *var. crispa* (Thunb.) Decne.

BESCHREIBUNG

Die Pflanze entwickelt beim Zerreiben aromatisch würzigen Geruch.

Der Stengel der einjährigen Pflanze ist aufrecht, verzweigt, weich flaumig behaart und 20 bis 70, selten bis 150 cm hoch. Er trägt mehr oder weniger zahlreiche, lang gestielte Laubblätter mit breit eiförmiger, abgesetzt spitzer oder zugespitzter, am Grunde abgerundeter bis breit keilförmiger, am Rand krauser Spreite. Diese ist stumpfgrün, braunrot gefleckt bis schwärzlich purpurfarben, bronzeartig glänzend, oberseits spärlich, unterseits besonders auf den Nerven lang flaumig behaart.

Die kleinen, weißlichen Blüten stehen in zweiblütigen, von dreieckigen bis eiförmigen Tragblättern gestützten Scheinwirteln, die zu dichten, etwas einseitswendigen, 5 bis 15 cm langen, ährenförmigen, endständigen, lang flaumig behaarten Blütenständen vereinigt sind. Der glockenförmige, lang flaumig behaarte, am Grunde verbreiterte, zweilippige Kelch weist eine dreizähnige Oberlippe und eine zweispaltige Unterlippe auf und ist 3 bis 4 mm, zur Fruchtzeit 7 bis 10 mm lang. Die 4 bis 5 mm lange Krone besteht aus einer kurzen Röhre und einem ausgebreiteten, fast radiären Teil mit fünflappigem Rand, dessen untere Lappen nur wenig vergrößert sind. Die Filamente der vier Staubblätter sind meist aufrecht und fast gleich lang. Der oberständige, zweiblättrige Fruchtknoten ist tief viergeteilt und trägt basal zwischen den Teilfrüchten einen pfriemlichen, zweispaltigen Griffel.

ARZNEIFORMEN

HERSTELLUNG

Urtinktur und flüssige Verdünnungen nach Vorschrift 3a.

EIGENSCHAFTEN

Die Urtinktur ist eine gelbbraune Flüssigkeit mit würzigem Geruch und ohne besonderen Geschmack.

PRÜFUNG AUF IDENTITÄT

A. 3 ml Urtinktur werden mit 5 ml Petroläther *R* ausgeschüttelt. Die organische Phase wird in einer kleinen Prozellanschale auf dem Wasserbad eingeengt. Wird der Rückstand mit 0,5 ml einer Mischung aus 2 ml Acetanhydrid *R* und 0,3 ml Schwefelsäure *R* versetzt, entsteht sofort Violettfärbung, die nach etwa 5 Minuten in grau übergeht.

B. Wird 1 ml Urtinktur mit 10 ml Wasser und 0,1 ml Eisen(III)-chlorid-Lösung *R* 1 versetzt, entsteht Grünfärbung.

C. Wird 1 ml Urtinktur mit 1 ml Salzsäure *R* 1 und 50 mg Resorcin *R* versetzt und zum Sieden erhitzt, entsteht dunkelrote Färbung.

D. Chromatographie: Die Prüfung erfolgt dünnschichtchromatographisch auf einer Schicht von Kieselgel H *R*.

Untersuchungslösung: 5 ml Urtinktur werden zweimal mit je 10 ml Pentan *R* ausgeschüttelt. Die vereinigten Pentanphasen werden mit entwässertem Natriumsulfat *RH* getrocknet und filtriert. Das Filtrat wird unter vermindertem Druck eingeengt. Der Rückstand wird in 0,5 ml Methanol *R* aufgenommen.

Vergleichslösung: 10 mg Anethol *R*, 10 mg Borneol *R* und 10 mg Eugenol *R* werden in 10 ml Methanol *R* gelöst.

Aufgetragen werden getrennt je 20 μl Untersuchungs- und Vergleichslösung. Die Chromatographie erfolgt über eine Laufstrecke von 15 cm mit einer Mischung von 93 Volumteilen Toluol *R* und 7 Volumteilen Äthylacetat *R*. Nach Verdunsten der mobilen Phase werden die Chromatogramme mit Anisaldehyd-Lösung *R* besprüht, 10 Minuten lang auf 105 bis 110 °C erhitzt und innerhalb von 10 Minuten im Tageslicht ausgewertet.

Das Chromatogramm der Vergleichslösung zeigt im unteren Drittel des Rf-Bereiches den bräunlich-violetten Fleck des Borneols, am Übergang vom unteren zum mittleren Drittel den bräunlich-violetten Fleck des Eugenols und am Übergang vom mittleren zum oberen Drittel den violetten Fleck des Anethols.

Das Chromatogramm der Untersuchungslösung zeigt folgende violette bis blauviolette Flecke: zwischen Start und der Vergleichssubstanz Borneol zwei dicht übereinander liegende Flecke, etwa in Höhe der Vergleichssubstanz Borneol einen Fleck, knapp über der Vergleichssubstanz Eugenol zwei dicht übereinander liegende Flecke sowie unterhalb und oberhalb der Vergleichssubstanz Anethol je einen Fleck.

PRÜFUNG AUF REINHEIT

Relative Dichte (Ph. Eur.): 0,895 bis 0,915.

Trockenrückstand (DAB): Mindestens 0,9 Prozent.

LAGERUNG

Vor Licht geschützt.

PHOSPHORUS

P AG 30,97

Verwendet wird gelber Phosphor, der mindestens 98,0 und höchstens 101,0 Prozent P enthält (siehe HINWEIS).

EIGENSCHAFTEN

An der Schnittfläche weiße oder gelbliche, durchscheinende, bei Raumtemperatur wachsweiche, in der Kälte spröde Masse; unlöslich in Wasser, schwer löslich in absolutem Äthanol, wenig löslich in Chloroform und Eisessig, löslich in Toluol, sehr leicht löslich in Schwefelkohlenstoff.

PRÜFUNG AUF IDENTITÄT

Die Substanz schmilzt unter Wasser bei 44 °C, raucht an der Luft unter Verbreitung eines eigenartigen Geruchs, leuchtet im Dunkeln und entzündet sich leicht.

PRÜFUNG AUF REINHEIT

Prüflösung: Etwa 1,000 g Substanz wird bis auf die 3. Dezimale des Grammgewichts genau gewogen; dazu wird die Substanz vorsichtig unter Wasser mit einem Messer zerteilt und rasch in ein Gefäß mit Aceton *R* zum Spülen überführt. Dann wird die Substanz eine halbe Minute lang in einem Becherglas unter Begasung mit Kohlendioxid *R* oder Stickstoff *R* trocknen gelassen und in einen 100-ml-Dreihalskolben, der 10 ml Wasser enthält, eingewogen. Der Kolben wird mit einem Rückflußkühler und einem Tropftrichter verbunden. Unter dem Abzug werden 10 ml Salpetersäure *R* zugegeben, dann wird unter Rückflußkühlung vorsichtig in kleinen Anteilen soviel Brom *R* zugetropft, bis die Substanz völlig gelöst ist. Nach Zugabe von 30 ml Wasser wird die Lösung auf etwa ein Drittel ihres Volumens eingeengt. Die erkaltete Lösung wird mit Ammoniaklösung *R* neutralisiert und mit Wasser zu 100,0 ml aufgefüllt.

Arsen (Ph. Eur.): 10 ml Prüflösung werden mit Wasser zu 25,0 ml verdünnt. Diese Lösung muß der Grenzprüfung A auf Arsen entsprechen (10 ppm).

Schwermetalle: 5 ml Prüflösung werden mit 1 ml einer 40prozentigen Lösung (G/G) von bleifreier Citronensäure R, 1 ml bleifreier Hydroxylaminhydrochlorid-Lösung R und 15 ml Ammoniumchlorid-Pufferlösung pH 9,6 RN versetzt. Nach Zugabe von 10 ml einer frisch bereiteten 0,0006prozentigen Lösung (G/V) von Dithizon R in Chloroform R wird 2 Minuten lang kräftig geschüttelt. Die abgesetzte organische Phase muß einen türkisfarbenen bis violetten Farbton haben und darf nicht die rosa Farbe zeigen, die aus 5 ml einer in gleicher Weise behandelten Blei-Standardlösung (1 ppm Pb) R erhalten wird (100 ppm).

Phosphat: 1,0 g Substanz wird in 10 ml Schwefelkohlenstoff R gelöst. Die Lösung wird in einem Schütteltrichter, dessen Hahn mit Siliconfett gefettet ist, 2mal mit je 5 ml Wasser ausgeschüttelt. Die vereinigten wäßrigen Phasen werden 2mal mit je 5 ml Schwefelkohlenstoff R ausgeschüttelt und dann mit Wasser zu 10 ml aufgefüllt (Untersuchungslösung). Die Untersuchungslösung wird mit 1 ml Phosphat-Standardlösung (5 ppm PO_4) R, 0,5 ml Salpetersäure R und 5 ml Ammoniummolybdat-Lösung R versetzt und umgeschüttelt.

Zur Herstellung der Vergleichslösung werden 35,8 mg Kaliumdihydrogenphosphat R in 1000 ml Wasser gelöst. 10 ml Vergleichslösung werden in gleicher Weise behandelt wie die Untersuchungslösung.

Nach 1 Minute darf die Untersuchungslösung nicht stärker gelb gefärbt sein als die Vergleichslösung (250 ppm).

GEHALTSBESTIMMUNG

Die Bestimmung muß in Glasgeräten durchgeführt werden, die frei von phosphathaltigen Spülmittelresten sind.

1,0 ml Prüflösung (siehe „Prüfung auf Reinheit") wird mit Wasser zu 500,0 ml aufgefüllt. 1,0 ml dieser Lösung wird in einem 25-ml-Meßkolben mit 6,0 ml Ammoniummolybdat-Reagenz RH versetzt, mit Wasser bis fast zur Marke aufgefüllt und eine Stunde lang im Wasserbad bei 37 °C gehalten. Die Lösung wird auf Zimmertemperatur abgekühlt, zu 25,0 ml aufgefüllt und die Extinktion bei 820 nm in einer Schichtdicke von 1 cm gegen eine Vergleichslösung gemessen, die wie folgt erhalten wird: 2,0 ml Schwefelsäure R werden mit Wasser zu 50,0 ml verdünnt. 1,0 ml dieser Lösung wird in einem 25-ml-Meßkolben mit 6,0 ml Ammoniummolybdat-Reagenz RH versetzt und in gleicher Weise, wie oben angegeben, weiterbehandelt.

Der Berechnung des Gehalts wird eine spezifische Extinktion $E_{1\,cm}^{1\,\%} = 9066$ zugrunde gelegt. Der Prozentgehalt $x_{proz.}$ an P wird nach folgender Formel berechnet:

$$x_{proz.} = \frac{E \cdot 68{,}94}{e}$$

E = Extinktion der Untersuchungslösung
e = Einwaage der Substanz in g

ARZNEIFORMEN

Die Lösung (D 3) muß mindestens 0,09 und darf höchstens 0,11 Prozent P enthalten.

HERSTELLUNG

Die Herstellung geschieht unter Schutzgasatmosphäre von Kohlendioxid *R* oder Stickstoff *R*.

Etwa 0,5 Teile gelber Phosphor werden in 100 Teilen absolutem Äthanol bei einer Temperatur zwischen 20 und 50 °C unter Rühren oder Schütteln gelöst. Die auf Raumtemperatur gebrachte Lösung wird filtriert. Die Gehaltsbestimmung der Lösung erfolgt mit etwa 0,40 g, genau gewogen, in der gleichen Weise, wie unter „Gehaltsbestimmung" der Arzneiformen angegeben ist. Danach wird die Lösung mit absolutem Äthanol auf einen Gehalt von 0,1 Prozent P eingestellt. Diese Lösung stellt die 3. Dezimalverdünnung dar. Die 4. und 5. Dezimalverdünnung werden mit absolutem Äthanol, die 6. Dezimalverdünnung wird mit Äthanol 86 Prozent und die folgenden Verdünnungen werden mit Äthanol 43 Prozent hergestellt.

PRÜFUNG AUF IDENTITÄT

A. 1 ml einer frisch bereiteten Lösung (D 3) wird mit 2 ml Wasser gemischt; dabei treten starke Opaleszenz und eigentümlicher Geruch auf.

B. 1 ml der Lösung (D 3) wird mit 0,5 ml Wasser und 0,5 ml Salpetersäure *R* versetzt und kurz aufgekocht. Nach Zusatz von 2 ml Molybdat-Vanadat-Reagenz *R* färbt sich die Lösung gelb.

PRÜFUNG AUF REINHEIT

Aussehen der Lösung: Die Lösung (D 3) muß klar (Ph. Eur., Methode B) und farblos (Ph. Eur., Methode II) sein.

Relative Dichte (Ph. Eur.): 0,791 bis 0,796

GEHALTSBESTIMMUNG

Die Bestimmung muß in Glasgeräten durchgeführt werden, die frei von phosphathaltigen Spülmittelresten sind.

Etwa 0,80 g der Lösung (D 3) werden in einem 50-ml-Rundkolben genau gewogen. Der Kolben wird mit einem Schliffstopfen verschlossen und in ein Eisbad gestellt. Nach vorsichtigem Zusetzen von 2,0 ml einer Mischung von 9,7 ml Schwefelsäure *R* und 0,3 ml Salpetersäure *R* wird 1 bis 2 Minuten lang unter Rückflußkühlung gelinde erwärmt. Der abgekühlten Lösung werden, wenn sie nicht schon klar und hellgelb ist, 0,5 ml konzentrierte, phosphatfreie Wasserstoffperoxid-Lösung *RH* zugesetzt und die Mischung 5 Minuten lang unter Rückflußkühlung sieden gelassen.

Die Zugabe von konzentrierter, phosphatfreier Wasserstoffperoxid-Lösung *RH* mit jeweiligem anschließendem Erhitzen wird solange wiederholt, bis die Lösung klar und hellgelb geworden ist. Anschließend wird noch 30 Minuten lang gekocht. Danach wird abgekühlt, in einen 50-ml-Meßkolben überführt und mit Wasser aufgefüllt.

1,0 ml dieser Lösung wird in einem 25-ml-Meßkolben mit 6,0 ml Ammoniummolybdat-Reagenz *RH* versetzt, mit Wasser bis fast zur Marke aufgefüllt und eine Stunde lang im Wasserbad bei 37 °C gehalten. Die Lösung wird auf Zimmertemperatur abgekühlt, zu 25,0 ml aufgefüllt und die Extinktion bei 820 nm in einer Schichtdicke von 1 cm gegen eine Vergleichslösung gemessen, die wie folgt erhalten wird: 0,8 g der Lösung (D 3) werden in einem 50-ml-Meßkolben mit 40 ml Wasser und 2,0 ml Schwefelsäure *R* versetzt und mit Wasser aufgefüllt. 1,0 ml dieser Lösung wird in einem 25-ml-Meßkolben mit 6,0 ml Ammoniummolybdat-Reagenz *RH* versetzt und in gleicher Weise, wie oben beschrieben, weiterbehandelt.

Der Prozentgehalt $x_{proz.}$ an P wird nach folgender Formel berechnet:

$$x_{proz.} = \frac{E \cdot 0{,}138}{e}$$

E = Extinktion der Untersuchungslösung
e = Einwaage an Lösung (D 3) in g

Grenzprüfung der D 4

0,8 g der 4. Dezimalverdünnung werden wie unter „Gehaltsbestimmung" der Arzneiformen angegeben behandelt. Die Extinktion der Untersuchungslösung darf höchstens 0,065 betragen.

HINWEIS

Sämtliche Arbeiten mit Phosphor müssen unter besonderen Sicherheitsvorkehrungen wie Schutzbrille, Schutzhandschuhe, Pinzette, Löschsand und Abzug durchgeführt werden. Phosphorreste werden im Freien durch kontrollierte Verbrennung vernichtet.

LAGERUNG

Substanz unter Wasser, vor Licht geschützt und in feuersicheren Behältern. Die 3. Dezimalverdünnung in vollständig gefüllten Glasstöpselflaschen, vor Licht geschützt.

Sehr vorsichtig zu lagern!

PICRASMA EXCELSA, QUASSIA AMARA

Verwendet wird das getrocknete Holz der Stämme und Äste von *Quassia amara* L. und von *Picrasma excelsa* (Sw.) Planch. mit einem Bitterwert von mindestens 25 000.

BESCHREIBUNG

Das Holz hat keinen Geruch, aber stark und anhaltend bitteren Geschmack.

Das Holz von *Picrasma excelsa* ist gelblichweiß bis gelblich, locker und leicht. Auf einem geglätteten Querschnitt sind 2 bis 10 mm breite, durch wellig gebogene, zum Teil netzartig verbundene, hellere Linien begrenzte falsche Jahresringe zu erkennen, die von radial verlaufenden, feinen, helleren Streifen durchzogen sind.

Das Holz von *Quassia amara* ist weiß oder gelblichweiß, zäh, aber leicht spaltbar. Auf einem geglätteten Querschnitt sind durch feine, konzentrische, hellere Kreislinien begrenzte Jahresringe zu erkennen, die von sehr feinen, radial verlaufenden, oft etwas geschlängelten Streifen durchzogen sind.

Mikroskopische Merkmale: Das Holz von *Picrasma excelsa* besteht zum größten Teil aus radialen Reihen polygonaler, lang zugespitzter, relativ dünnwandiger, getüpfelter Sklerenchymfasern. Diese sind axial in gleichmäßig übereinanderliegenden, sich aber weit ineinander verzahnenden Lagen angeordnet, wobei die dünnen Enden jeweils an den radialen Seiten des mittleren, breiten Teiles der nächstfolgenden liegen. Daher scheinen im Querschnitt radiale Reihen weitlumiger Fasern mit solchen englumiger abzuwechseln. Die das Holz in schmalen Abständen durchziehenden Markstrahlen sind 1 bis 5, meist 2 oder 3 Zellreihen breit, im tangentialen Längsschnitt meist zugespitzt spindelförmig, 5 bis 25, meist 10 bis 15 Zellen hoch. Sie bestehen aus radial gestreckten und getüpfelten Zellen mit geraden, abgerundeten oder schiefen Enden. Die als falsche Jahresringgrenzen erscheinenden helleren Komplexe sind tangential zwischen den Markstrahlen verlaufende, radial bis 15 Zellen breite Holzparenchymbänder. Sie sind aus rechteckigen, reich getüpfelten Zellen zusammengesetzt. Die weitlumigen, einzeln, häufig zu 2 oder 3 in radialen Reihen oder in unregelmäßigen Gruppen zwischen den Markstrahlen liegenden, derbwandigen Gefäße besitzen sehr dicht stehende, kleine, spaltenförmige, vieleckig behöfte Tüpfel. Sie grenzen an Markstrahlen, an die tangentialen Holzparenchymbänder oder sind von 1 oder 2 Reihen von Parenchymzellen umgeben. In den Parenchymbändern, aber auch in den Markstrahlen enthalten einzelne oder in Längsreihen angeordnete

Zellen einen bis 30 μm großen oder mehrere kleinere Calciumoxalatkristalle. Alle Zellen besitzen mehr oder weniger stark verholzte Wände.

Das Holz von *Quassia amara* gleicht im Aufbau dem von *Picrasma excelsa,* wirkt allgemein aber viel dichter. Die Sklerenchymfasern besitzen eine stärker verdickte Wand, die Markstrahlen sind nur 1, selten 2 Zellreihen breit und 2 bis 10, selten bis 20 Zellen hoch. Die tangentialen Holzparenchymbänder sind schmaler und weniger ausgeprägt. Die Gefäße sind englumiger. Calciumoxalatkristalle werden im Holzparenchym nicht gebildet.

PRÜFUNG AUF IDENTITÄT

Prüflösung: 2 g grob gepulverte Droge (710) werden mit 20 ml Äthanol 70% *RN* 20 Minuten lang unter Rückfluß im Wasserbad erhitzt. Nach dem Abkühlen wird filtriert.

A. Werden 5 ml Prüflösung mit 0,5 ml Phloroglucin-Lösung *R* und 0,5 ml Salzsäure *R* versetzt, färbt sich die Mischung kirschrot.
B. 1 ml Prüflösung fluoresziert im ultravioletten Licht bei 365 nm hellblau. Nach Zusatz von 0,1 ml verdünnter Schwefelsäure *R* wird die Fluoreszenz leuchtend blau und verschwindet nach Zugabe von 2 ml konzentrierter Natriumhydroxid-Lösung *R*.
C. Chromatographie: Die Prüfung erfolgt dünnschichtchromatographisch auf einer Schicht von Kieselgel HF_{254} *R*.

Untersuchungslösung: Prüflösung.

Vergleichslösung: 20 μl Anisaldehyd *R*, 5 mg Scopoletin *RN* und 20 mg Resorcin *R* werden in 10 ml Methanol *R* gelöst.

Aufgetragen werden getrennt 40 μl Untersuchungslösung und 10 μl Vergleichslösung. Die Chromatographie erfolgt über eine Laufstrecke von 15 cm mit einer Mischung von 95 Volumteilen Chloroform *R* und 5 Volumteilen Methanol *R*. Nach Verdunsten der mobilen Phase werden die Chromatogramme zunächst im ultravioletten Licht bei 254 nm und bei 365 nm ausgewertet.

Das Chromatogramm der Vergleichslösung zeigt bei 254 nm im unteren Drittel des Rf-Bereiches den Fleck des Resorcins, im mittleren Drittel den Fleck des Scopoletins und im oberen Drittel den Fleck des Anisaldehyds; die Flecke werden markiert.

Das Chromatogramm der Untersuchungslösung zeigt bei 254 nm einen Fleck wenig unterhalb der Vergleichssubstanz Scopoletin, der im Chromatogramm von *Quassia amara* fehlt. Etwa in der Mitte zwischen den Vergleichssubstanzen Scopoletin und Anisaldehyd sowie wenig oberhalb des Anisaldehyds liegt je ein weiterer Fleck. Im ultravioletten Licht bei 365 nm zeigt das Chromatogramm von *Quassia amara* je einen violettblauen Fleck knapp unterhalb und knapp oberhalb des Resorcins, einen blaugrünen Fleck etwa in der Mitte zwischen Scopoletin und Anisaldehyd und einen blaugrünen Fleck etwa auf Höhe des Anisaldehyds. Das Chromatogramm von *Picrasma excelsa* zeigt zusätzlich noch einen violettblauen Fleck knapp unterhalb des Scopoletins und in der Mitte zwischen den beiden bei *Quassia amara* beschriebenen blaugrünen Flecken einen weiteren blaugrünen Fleck.

Danach werden die Chromatogramme mit Vanillin-Phosphorsäure *RN* besprüht, 10 Minuten lang auf 105 bis 110 °C erhitzt und im Tageslicht ausgewertet.

Das Chromatogramm der Vergleichslösung zeigt den kräftig roten Fleck des Resorcins und den gelben Fleck des Scopoletins.

Das Chromatogramm von *Quassia amara* zeigt einen blauvioletten Fleck in der Mitte zwischen Scopoletin und Anisaldehyd, das von *Picrasma excelsa* außerdem noch einen blauvioletten Fleck wenig oberhalb des Resorcins. Etwa in der Mitte des Rf-Bereiches kann ein gelber Fleck auftreten.

PRÜFUNG AUF REINHEIT

Fremde Bestandteile (Ph. Eur.): Höchstens 3 Prozent.

Trocknungsverlust (Ph. Eur.): Höchstens 10,0 Prozent, mit 1,000 g grob gepulverter Droge (710) durch Trocknen im Trockenschrank bei 100 bis 105 °C bestimmt.

Sulfatasche (Ph. Eur.): Höchstens 7,0 Prozent, mit 1,000 g grob gepulverter Droge (710) bestimmt.

Asche (DAB): Höchstens 4,0 Prozent.

GEHALTSBESTIMMUNG

Bitterwert (DAB): Mindestens 25 000, unter Verwendung einer Verdünnung der Prüflösung.

ARZNEIFORMEN

Die Urtinktur hat einen Bitterwert von mindestens 2 000.

HERSTELLUNG

Urtinktur aus der grob gepulverten Droge (710) und flüssige Verdünnungen nach Vorschrift 4a mit Äthanol 62 Prozent.

EIGENSCHAFTEN

Die Urtinktur ist eine hellgelbe Flüssigkeit mit anhaltend stark bitterem Geschmack.

PRÜFUNG AUF IDENTITÄT

Die Urtinktur gibt die bei der Droge beschriebenen Identitätsreaktionen A, B und C. Prüflösung ist die Urtinktur, von der bei Prüfung C 40 µl aufgetragen werden.

PRÜFUNG AUF REINHEIT

Relative Dichte (Ph. Eur.): 0,885 bis 0,900

Trockenrückstand (DAB): Mindestens 0,3 Prozent.

GEHALTSBESTIMMUNG

Bitterwert (DAB): Mindestens 2000, unter Verwendung einer Verdünnung der Urtinktur.

LAGERUNG

Vor Licht geschützt.

PILOCARPUS

Jaborandi

Verwendet werden die getrockneten Fiederblättchen von *Pilocarpus jaborandi* Holmes oder *Pilocarpus pennatifolius* Lem. oder *Pilocarpus microphyllus* Stapf. Sie enthalten mindestens 0,5 Prozent Alkaloide, berechnet als Pilocarpin ($C_{11}H_{16}N_2O_2$, MG 208,3).

BESCHREIBUNG

Die Fiederblättchen entwickeln beim Zerreiben schwach aromatischen Geruch und haben bitteren Geschmack.

Sie sind bei *Pilocarpus jaborandi* bis 16 cm lang und bis 6,5 cm breit, bei *Pilocarpus pennatifolius* bis 14 cm lang und bis 4,5 cm breit und bei *Pilocarpus microphyllus* bis 5,5 cm lang und bis 3 cm breit. Die Spreite ist oval oder versetzt eiförmig, mehr oder wenig verlängert und häufig asymmetrisch. Gelegentlich ist sie in ein geflügeltes, höchstens 1 cm langes Stielchen verschmälert. Die Spitze ist abgerundet oder schwach ausgerandet, der Rand ganz oder nur sehr wenig umgerollt.

Die Oberseite ist kahl, graugrün bis grünbraun, die Unterseite heller, gelb bis grünbraun und längs der stark vorspringenden Hauptnerven schwach behaart. Die gefiederten Nerven zeigen am Rand bogenförmige Anastomosen. In der Durchsicht sind zahlreiche Öldrüsen sichtbar.

Mikroskopische Merkmale: Die Epidermis der Blattoberseite besteht aus polygonalen bis schwach welligen Zellen, deren Außenwand eine sehr dicke, gestreifte Kutikula aufliegt. Die Zellen des einlagigen Palisadenparenchyms sind schmal, gelegentlich sehr kurz. Einzelne können in zwei bis drei übereinander liegende, kleine Zellen unterteilt sein, von denen jede eine Oxalatdruse aufweist. Die Palisadenschicht ist oft durch lysigene, 100 bis 200 µm messende Exkretbehälter unterbrochen. Das Schwammgewebe umfaßt mehr als zwei Drittel des Mesophylls. Die Epidermis der Blattunterseite besitzt Spaltöffnungen mit 4 bis 6 oft ungleich großen Nebenzellen. Die einzelligen, gestreckten Haare sind auf der oberen Epidermis selten, auf der unteren Epidermis etwas häufiger.

PRÜFUNG AUF IDENTITÄT

Prüflösung I: 0,5 g grob gepulverte Droge (710) werden 2 Stunden lang mit 5 ml Äthanol 70 % *RN* gerührt; anschließend wird abfiltriert.

Prüflösung II: 1,0 g grob gepulverte Droge (710) wird mit verdünnter Ammoniaklösung *R* 2 befeuchtet und 30 Minuten lang mit 10 ml Chloroform *R* unter Rühren extrahiert. Die Chloroformphase wird in einen 50-ml-Scheidetrichter filtriert und zweimal mit je 10 ml einer Mischung aus 1 Teil Salzsäure *R* und 99 Teilen Wasser ausgeschüttelt. Die vereinigten salzsauren Lösungen werden mit verdünnter Ammoniaklösung *R* alkalisiert und zweimal mit je 10 ml Chloroform *R* ausgeschüttelt. Die vereinigten organischen Phasen werden unter vermindertem Druck eingeengt. Der Rückstand wird in 3 ml Äthanol 70 % *RN* unter Zusatz von 0,1 ml der Mischung aus 1 Teil Salzsäure *R* und 99 Teilen Wasser aufgenommen.

A. Wird 1 ml Prüflösung I mit 5 ml Äthanol 70 % *RN* und 0,5 ml verdünnter Natriumhydroxid-Lösung *R* versetzt, färbt sich die Mischung dunkelgelb. Innerhalb von etwa 30 Minuten bildet sich ein gallertartiger Niederschlag.
B. Wird 1 ml Prüflösung I mit 15 ml Wasser und 0,5 ml Eisen(III)-chlorid-Lösung *R* 1 versetzt, färbt sich die Mischung dunkelgrün.
C. Wird 1 ml Prüflösung II mit 0,3 ml Mayers Reagenz *R* versetzt, tritt Trübung auf.
D. Chromatographie: Die Prüfung erfolgt dünnschichtchromatographisch auf einer Schicht von Kieselgel H *R*.

Untersuchungslösung: Prüflösung II.

Vergleichslösung: 35 mg Pilocarpinhydrochlorid *RH* werden in 10 ml Äthanol *R* gelöst.

Aufgetragen werden getrennt 30 µl Untersuchungslösung und 10 µl Vergleichslösung. Die Chromatographie erfolgt über eine Laufstrecke von 10 cm mit einer Mischung von 50 Volumteilen Chloroform *R*, 40 Volumteilen Aceton *R* und 10 Volumteilen Diäthylamin *R*. Die Chromatogramme werden 10 Minuten lang bei 105 bis 110 °C getrocknet, mit einer Mischung von 1,6 ml Dragendorffs-Reagenz *R*, 1,2 ml konzentrierter Salzsäure *R* und 25 ml Wasser besprüht und im Tageslicht ausgewertet.

Das Chromatogramm der Vergleichslösung zeigt etwa in der Mitte des Rf-Bereiches den orangefarbenen Fleck des Pilocarpins. Das Chromatogramm der Untersuchungslösung zeigt einen in Rf-Wert und Farbe mit der Vergleichssubstanz übereinstimmenden Fleck. Unterhalb und oberhalb desselben können schwächere orangefarbene Flecke vorhanden sein.

PRÜFUNG AUF REINHEIT

Fremde Bestandteile (Ph. Eur.): Blattspindeln höchstens 5 Prozent, sonstige fremde Bestandteile höchstens 1 Prozent.

Asche (DAB): Höchstens 8,0 Prozent.

GEHALTSBESTIMMUNG

10,00 g grob gepulverte Droge (710) werden in die Hülse eines Soxhletapparates eingefüllt. Nach dem Anfeuchten mit 10 ml verdünnter Ammoniaklösung R 2 wird 3 Stunden lang mit Chloroform R extrahiert. Der Chloroformauszug wird auf 40 ml eingeengt und in einem 250-ml-Scheidetrichter mit 150 ml Äther R, 5 ml verdünnter Schwefelsäure R und 15 ml Wasser versetzt. Nach kräftigem Schütteln wird die wäßrige Schicht abgetrennt. Die organische Schicht wird noch dreimal mit je 10 ml 0,1 N-Schwefelsäure ausgeschüttelt. Die vereinigten wäßrigen Lösungen werden in einem 100-ml-Scheidetrichter, der 10 ml Chloroform R enthält, unter Zusatz von 10 ml verdünnter Ammoniaklösung R 2 ausgeschüttelt. Die Chloroformschicht wird abgetrennt. Die wäßrige Schicht wird noch dreimal mit je 10 ml Chloroform R ausgeschüttelt. Die vereinigten Chloroformphasen werden mit 3 ml Wasser gewaschen und eingeengt.

Der Rückstand wird in 35 ml kohlendioxidfreiem Wasser R aufgenommen und nach Zusatz von 0,1 ml Methylrot-Mischindikator-Lösung R mit 0,1 N-Salzsäure bis zur Violettfärbung titriert.

1 ml 0,1 N-Salzsäure entspricht 20,83 mg Alkaloiden, berechnet als Pilocarpin.

ARZNEIFORMEN

HERSTELLUNG

Urtinktur aus der grob gepulverten Droge (710) und flüssige Verdünnungen nach Vorschrift 4a mit Äthanol 62 Prozent.

EIGENSCHAFTEN

Die Urtinktur ist eine gelbbraune Flüssigkeit mit eigenartigem Geruch.

PRÜFUNG AUF IDENTITÄT

Die Urtinktur gibt die bei der Droge beschriebenen Identitätsreaktionen A und B. Prüflösung ist die Urtinktur.

C. Chromatographie: Die Prüfung erfolgt dünnschichtchromatographisch auf einer Schicht von Kieselgel H R.

Untersuchungslösung: 3 ml Urtinktur werden in einem Scheidetrichter zweimal mit je 10 ml Pentan R ausgeschüttelt. Die organischen Phasen werden unter vermindertem Druck eingeengt. Der Rückstand wird in 0,5 ml Äthanol R aufgenommen.

Vergleichslösung: 10 mg Linalool *R*, 10 mg Terpineol *R* und 20 mg Anethol *R* werden in 10 ml Äthanol *R* gelöst.

Aufgetragen werden getrennt 20 µl Untersuchungslösung und 10 µl Vergleichslösung. Die Chromatographie erfolgt über eine Laufstrecke von 15 cm mit einer Mischung von 92 Volumteilen Toluol *R* und 8 Volumteilen Äthylacetat *R*. Die Chromatogramme werden 5 Minuten lang im warmen Luftstrom getrocknet und dann bis zum Verschwinden des Lösungsmittelgeruches auf 105 bis 110 °C erhitzt. Nach dem Abkühlen werden die Chromatogramme mit Anisaldehyd-Lösung *R* besprüht, 5 bis 10 Minuten lang auf 105 bis 110 °C erhitzt und innerhalb von 10 Minuten im Tageslicht ausgewertet.

Das Chromatogramm der Vergleichslösung zeigt im unteren Drittel des Rf-Bereiches den grauvioletten Fleck des Terpineols, am oberen Rand des unteren Drittels den violetten Fleck des Linalools und im unteren Teil des oberen Drittels den violetten Fleck des Anethols.

Das Chromatogramm der Untersuchungslösung zeigt folgende rotviolette bis violette Flecke: etwa in Höhe der Vergleichssubstanz Terpineol eine Gruppe von zwei oder drei Flecken, in Höhe der Vergleichssubstanz Linalool einen Fleck und etwa in der Mitte zwischen den beiden Vergleichssubstanzen Linalool und Anethol einen kräftigen Fleck. Unterhalb, in Höhe und oberhalb der Vergleichssubstanz Anethol kann je ein Fleck vorhanden sein.

PRÜFUNG AUF REINHEIT

Relative Dichte (Ph. Eur.): 0,885 bis 0,905

Trockenrückstand (DAB): Mindestens 1,2 und höchstens 2,2 Prozent.

LAGERUNG

Vor Licht geschützt.

Vorsichtig zu lagern!

PLUMBUM ACETICUM

$C_4H_6O_4Pb \cdot 3\ H_2O$ MG 379,3

Verwendet wird Bleiacetat, das mindestens 99,0 und höchstens 102,5 Prozent $C_4H_6O_4Pb \cdot 3\ H_2O$ enthält.

EIGENSCHAFTEN

Farblose, verwitternde Kristalle mit schwachem Geruch nach Essigsäure; leicht löslich in Wasser, sehr schwer löslich in Äthanol.

PRÜFUNG AUF IDENTITÄT

Die Substanz gibt die Identitätsreaktionen auf Blei (Ph. Eur.) und die Identitätsreaktion a) auf Acetat (Ph. Eur.).

PRÜFUNG AUF REINHEIT

Prüflösung I: 10,0 g Substanz werden mit 2,0 ml verdünnter Essigsäure *R* und 40 ml Wasser versetzt. Die Lösung wird 1 Stunde lang verschlossen stehengelassen und anschließend mit Wasser zu 50,0 ml aufgefüllt.

Prüflösung II: 5,0 ml Prüflösung I werden nach Zusatz von 5 ml verdünnter Schwefelsäure *R* zum Sieden erhitzt; nach dem Erkalten wird filtriert. Das Filtrat wird mit Ammoniaklösung *R* gegen Lackmuspapier *R* neutralisiert und danach mit Wasser zu 20 ml aufgefüllt.

Aussehen der Lösung: Die Prüflösung I muß klar (Ph. Eur., Methode B) und farblos (Ph. Eur., Methode II) sein.

Eisen (Ph. Eur.): 10 ml Prüflösung II müssen der Grenzprüfung B auf Eisen entsprechen (20 ppm).

Chlorid (Ph. Eur.): Die Mischung von 5 ml Prüflösung I mit 10 ml Wasser muß der Grenzprüfung auf Chlorid entsprechen (50 ppm).

Nitrat: 4 ml Prüflösung II werden mit 2 ml Wasser, 0,15 ml Natriumchlorid-Lösung *R* und vorsichtig mit 6 ml Diphenylamin-Lösung *R* versetzt. Nach 15 Minuten darf die Mischung nicht stärker gefärbt sein als eine gleichzeitig unter gleichen Bedingungen aus 1 ml Nitrat-Standardlösung (10 ppm NO_3) *R*, 5 ml Wasser, 0,15 ml Natriumchlorid-Lösung *R* und 6 ml Diphenylamin-Lösung *R* hergestellte Vergleichslösung (50 ppm).

Kupfer: 5 ml Prüflösung I werden mit 1 ml Ammoniaklösung *R* versetzt und filtriert. Das Filtrat muß farblos sein (Ph. Eur., Methode A).

Mit Schwefelsäure nicht fällbare Bestandteile: Höchstens 0,1 Prozent; 10,0 g Substanz werden unter Erwärmen in 20 ml Wasser gelöst. Die Lösung wird nach dem Erkalten mit 9 ml einer Mischung aus 2 Teilen Schwefelsäure *R* und 1 Teil Wasser versetzt; nach Zugabe von 20 ml Äthanol *R* wird 2 Stunden lang stehengelassen. Danach wird durch ein gehärtetes Filter filtriert. Das Filtrat wird in einem Tiegel eingeengt und der Rückstand 30 Minuten lang bei etwa 600 °C geglüht.

Trocknungsverlust (Ph. Eur.): Mindestens 12,0 und höchstens 15,0 Prozent, mit 1,00 g Substanz durch Trocknen im Trockenschrank bei 100 bis 105 °C bestimmt.

GEHALTSBESTIMMUNG

Etwa 0,300 g Substanz, genau gewogen, werden nach Zugabe von etwa 0,5 ml Essigsäure *R* in einem 250-ml-Erlenmeyerkolben in 50 ml Wasser gelöst. Die Lösung wird mit 50 mg Xylenolorange-Indikator *R* und mit soviel Hexamethylentetramin *R* versetzt, daß eine bleibende Rotfärbung entsteht. Dann wird mit 0,05 M-Natrium-ÄDTA-Lösung bis zum Farbumschlag nach gelb titriert.

1 ml 0,05 M-Natrium-ÄDTA-Lösung entspricht 18,97 mg $C_4H_6O_4Pb \cdot 3\ H_2O$.

ARZNEIFORMEN

Die Lösung (D 2) muß mindestens 0,95 und darf höchstens 1,05 Prozent $C_4H_6O_4Pb \cdot 3\ H_2O$ enthalten.

Die 1. Dezimalverreibung muß mindestens 9,5 und darf höchstens 11,0 Prozent $C_4H_6O_4Pb \cdot 3\ H_2O$ enthalten.

HERSTELLUNG

Zur Lösung (D 2) wird 1 Teil Substanz in 53,7 Teilen Wasser und 1 Teil Eisessig gelöst; danach werden 44,3 Teile Äthanol zugesetzt. Die folgenden Verdünnungen werden nach Vorschrift 5a mit Äthanol 43 Prozent bereitet.

Verreibungen nach Vorschrift 6.

EIGENSCHAFTEN

Die Lösung (D 2) ist eine farblose Flüssigkeit; die 1. Dezimalverreibung ist ein weißes Pulver, das schwach nach Essigsäure riecht.

PRÜFUNG AUF IDENTITÄT

A. Die Lösung (D 2) gibt die Identitätsreaktionen auf Blei (Ph. Eur.).

B. Die Lösung von 1 g der 1. Dezimalverreibung in 5 ml Wasser gibt die Identitätsreaktionen auf Blei (Ph. Eur.).

C. 0,5 g der 1. Dezimalverreibung werden mit 0,5 g Kaliumhydrogensulfat R verrieben; dabei tritt der charakteristische, stechende Geruch der Essigsäure auf.

PRÜFUNG AUF REINHEIT

Aussehen der Lösung: Die Lösung (D 2) muß klar (Ph. Eur., Methode B) und farblos (Ph. Eur., Methode II) sein.

Relative Dichte (Ph. Eur.): 0,936 bis 0,939

GEHALTSBESTIMMUNG

Zur Gehaltsbestimmung der Lösung (D 2) werden etwa 15,00 g, genau gewogen, mit 35 ml Wasser versetzt.

Zur Gehaltsbestimmung der 1. Dezimalverreibung werden etwa 3,00 g, genau gewogen, in 50 ml Wasser gelöst.

Die Bestimmung erfolgt wie bei der Substanz unter „Gehaltsbestimmung" angegeben.

Grenzprüfung der D 4

Die Mischung aus 20,0 g der 4. Dezimalverdünnung und 80 ml Wasser beziehungsweise die Lösung von 20,0 g der 4. Dezimalverreibung in 100 ml Wasser wird mit 10 mg Xylenolorange-Indikator R und 20 mg Hexamethylentetramin R versetzt. Bei der Titration mit 0,05 M-Natrium-ÄDTA-Lösung dürfen bis zum Farbumschlag nach Gelb höchstens 0,50 ml verbraucht werden.

LAGERUNG

Dicht verschlossen.

Vorsichtig zu lagern!

PLUMBUM METALLICUM

Pb   AG 207,2

Verwendet wird Blei, das mindestens 99,0 und höchstens 101,0 Prozent Pb enthält.

EIGENSCHAFTEN

Dunkelgraues bis schwarzgraues Pulver oder graue, metallisch glänzende, kristalline Stücke, geruchlos.

PRÜFUNG AUF IDENTITÄT

A. Werden 0,5 ml Prüflösung I (siehe „Prüfung auf Reinheit") mit Wasser zu 10 ml verdünnt und mit 1 ml Kaliumchromat-Lösung *R* versetzt, entsteht ein gelber Niederschlag, der in verdünnter Natriumhydroxid-Lösung *R* und in Salpetersäure *R* löslich ist.

B. Werden 0,5 ml Prüflösung I (siehe „Prüfung auf Reinheit") mit Wasser zu 10 ml verdünnt und mit 1 ml Kaliumjodid-Lösung *R* versetzt, entsteht ein gelber Niederschlag. Die überstehende Flüssigkeit wird dekantiert und der Niederschlag mit 5 ml Wasser aufgekocht. Beim Abkühlen scheiden sich gelbe, glitzernde Kristallplättchen ab.

PRÜFUNG AUF REINHEIT

Prüflösung I: 2,50 g gepulverte Substanz (180) werden in 18 ml heißer, verdünnter Salpetersäure *R* gelöst. Die Lösung wird bis zum Verschwinden der braunen Dämpfe erhitzt. Nach dem Erkalten wird durch einen Glassintertiegel Nr. 16 (Ph. Eur.) in einen 50-ml-Meßkolben filtriert und mit Wasser aufgefüllt. Der Rückstand wird zur Bestimmung der „säureunlöslichen Bestandteile" aufbewahrt.

Prüflösung II: 20,0 ml Prüflösung I werden in einem 50-ml-Meßkolben mit 5 ml verdünnter Schwefelsäure *R* versetzt, umgeschüttelt und mit 20 ml Äthanol *R* unter ständigem Umschwenken verdünnt. Nach dem Abkühlen wird mit Äthanol *R* aufgefüllt. Nach Absetzen des gebildeten Niederschlages wird durch ein trockenes Papierfilter abfiltriert.

332   Plumbum metallicum

Säureunlösliche Bestandteile: Höchstens 0,1 Prozent. Der bei der Herstellung der Prüflösung I verwendete Glassintertiegel wird bei 105 bis 110 °C 2 Stunden lang getrocknet. Nach dem Erkalten wird gewogen.

Arsen: 1,0 ml Prüflösung II wird in einem Porzellantiegel auf dem Wasserbad eingeengt. Der Rückstand wird mit 1 ml einer 10prozentigen Lösung (G/V) von Hydroxylaminhydrochlorid R versetzt und mit Wasser zu 2 ml verdünnt. Die Lösung muß der Grenzprüfung A auf Arsen (Ph. Eur.) entsprechen. Die Vergleichslösung wird mit 2,0 ml Arsen-Standardlösung (1 ppm As) R hergestellt (100 ppm).

Eisen: 1,0 ml Prüflösung II wird mit Wasser zu 10 ml verdünnt. Diese Lösung muß der Grenzprüfung auf Eisen, Methode B (Ph. Eur.) entsprechen (0,05 Prozent).

Kupfer: 5 ml Prüflösung I werden mit 1 ml konzentrierter Ammoniaklösung R versetzt. Das Filtrat darf nicht stärker gefärbt sein als eine Mischung von 5 ml Kupfer-Standardlösung (10 ppm Cu) R und 1 ml konzentrierter Ammoniaklösung R (200 ppm).

Silber: 1,3 ml Prüflösung I werden mit 5 ml verdünnter Salpetersäure R und 3,7 ml Chlorid-Verdünnung II (Ph. Eur.) versetzt. Das Gemisch wird nach der Vorschrift „Prüfung auf Klarheit oder Opaleszenz von farblosen Lösungen", Methode B (Ph. Eur.), geprüft. Nach 5 Minuten darf die Probe keine stärkere Opaleszenz zeigen als die Vergleichslösung B 3 (0,05 Prozent).

Wismut: 5,0 ml Prüflösung I werden mit 2 ml verdünnter Salpetersäure R, 2 ml einer 20prozentigen Lösung (G/V) von Weinsäure R und 8 ml Wasser gemischt. Danach wird 1 ml einer 10prozentigen Lösung (G/V) von Thioharnstoff R zugegeben und umgeschüttelt. Die Vergleichslösung wird durch Mischen von 12 ml Blei(II)-nitrat-Lösung R, 1,0 ml Wismut-Standardlösung (100 ppm Bi) RH, 2 ml verdünnter Salpetersäure R, 2 ml der beschriebenen Weinsäure-Lösung und 1 ml der beschriebenen Thioharnstoff-Lösung bereitet. Die Probe darf nicht stärker gelb gefärbt sein als die Vergleichslösung (400 ppm).

Zink: 0,5 ml Prüflösung II werden mit einer 10prozentigen (G/V) von Natriumacetat R zu 5 ml verdünnt. Nach Zugabe von 5 ml Tarnlösung RH und 5 ml einer frisch bereiteten 0,003prozentigen Lösung (G/V) von Dithizon R in Tetrachlorkohlenstoff R wird 2 Minuten lang kräftig geschüttelt. Die abgetrennte organische Phase muß in der Aufsicht violett und darf in der Durchsicht nicht stärker rot gefärbt sein als die aus einer in gleicher Weise behandelten Mischung von 0,5 ml Zink-Standardlösung (10 ppm Zn) R und 4,5 ml einer 10prozentigen Lösung (G/V) von Natriumacetat R erhaltene Vergleichslösung (0,05 Prozent).

GEHALTSBESTIMMUNG

Etwa 0,20 g gepulverte Substanz (180), genau gewogen, werden auf dem Wasserbad in 5 ml verdünnter Salpetersäure R gelöst und nach dem Verschwinden der braunen

Dämpfe und Erkalten mit 50 ml Wasser, etwa 50 mg Xylenolorange-Indikator R und 2 g Hexamethylentetramin R versetzt. Die Lösung wird mit 0,1 M-Natrium-ÄDTA-Lösung bis zum Farbumschlag von Rot nach Gelb titriert.

1 ml 0,1 M-Natrium-ÄDTA-Lösung entspricht 20,72 mg Pb.

ARZNEIFORMEN

Die 1. Dezimalverreibung muß mindestens 9,5 und darf höchstens 10,5 Prozent Pb enthalten.

HERSTELLUNG

Verreibungen nach Vorschrift 6.

EIGENSCHAFTEN

Die 1. Dezimalverreibung ist ein graues Pulver.

PRÜFUNG AUF IDENTITÄT

0,5 g der 1. Dezimalverreibung werden unter Erwärmen in 2 ml verdünnter Salpetersäure R gelöst. Die erkaltete Lösung gibt die bei der Substanz beschriebenen Identitätsreaktionen A und B.

GEHALTSBESTIMMUNG

Etwa 1,50 g der 1. Dezimalverreibung, genau gewogen, werden unter Erwärmen in 5 ml verdünnter Salpetersäure R gelöst und wie bei der Substanz unter „Gehaltsbestimmung" beschrieben weiterbehandelt.

Vorsichtig zu lagern!

PODOPHYLLUM PELTATUM
Podophyllum

Verwendet werden die frischen, nach völliger Reife der Früchte geernteten unterirdischen Teile von *Podophyllum peltatum* L.

BESCHREIBUNG

Der Wurzelstock hat schwach dumpfen Geruch und etwas süßlichen, später bitteren und scharfen Geschmack.

Der kriechende, fast waagerecht wachsende Wurzelstock der ausdauernden Pflanze ist oft bis 1 m lang und 6 bis 10 mm dick, stielrund, in häufig weiten Abständen knotig gegliedert, hell bis dunkel rötlichbraun, durch die anliegenden, ringsum verlaufenden, seitlich V-förmig eingerissenen Niederblattnarben in etwa 10 bis 15, selten bis 25 mm weiten Abständen kaum deutlich geringelt, sonst glatt. An den Knoten sind oberseits die Abbruchstellen je eines alten Stengels als kreisrunde, siegelartige Narben zu erkennen. Die meist einfachen, schmutzig gelblichen bis blaßbraunen, 12 bis 15 cm langen und meist 2 bis 3, selten bis 4 mm dicken Wurzeln entspringen an der Unterseite der Knoten. Ein Querschnitt durch den Wurzelstock ist gelblichweiß und läßt innerhalb einer schmalen Rinde ein breites, durch einen unterbrochenen, dunkler erscheinenden Ring begrenztes Mark erkennen. Ein Querschnitt durch die Wurzel ist gelblichweiß, zeigt eine sehr breite, außen nur wenig dunkler gefärbte Rinde und einen kleinen, etwas dunkleren Zentralzylinder.

ARZNEIFORMEN

HERSTELLUNG

Urtinktur und flüssige Verdünnungen nach Vorschrift 3a.

EIGENSCHAFTEN

Die Urtinktur ist eine gelbbraune Flüssigkeit mit eigenartigem, harzigem Geruch und bitterem Geschmack.

PRÜFUNG AUF IDENTITÄT

A. Wird 1 ml Urtinktur mit der Lösung von 0,2 g Resorcin *R* in 2 ml Salzsäure *R* versetzt, tritt beim Erhitzen Rotfärbung ein.
B. Werden 2 ml Urtinktur mit 0,1 g Zinkstaub *R*, 50 mg Magnesium *R* als Spänen und 1 ml Salzsäure *R* versetzt, färbt sich die Mischung rot.
C. Werden 0,5 ml Urtinktur mit 0,05 ml Eisen(III)-chlorid-Lösung *R* 1 versetzt, entsteht Schwarzgrünfärbung. Wird die Mischung nach Zugabe von 10 ml Wasser kräftig geschüttelt, entsteht ein mehrere Stunden lang beständiger Schaum.
D. Chromatographie: Die Prüfung erfolgt dünnschichtchromatographisch auf einer Schicht von Kieselgel GF_{254} *R*.

Untersuchungslösung: Urtinktur

Vergleichlösung: 10 mg Coffein *RH*, 10 mg Dihydroxyanthrachinon *R* und 10 mg Paracetamol *R* werden in 10 ml einer Mischung aus gleichen Volumteilen Chloroform *R* und Methanol *R* gelöst.

Aufgetragen werden getrennt 40 µl Untersuchungslösung und 10 µl Vergleichslösung. Die Chromatographie erfolgt über eine Laufstrecke von 10 cm mit einer Mischung von 93 Volumteilen Chloroform *R* und 7 Volumteilen Äthanol *R*. Nach Verdunsten der mobilen Phase werden alle Flecke im ultravioletten Licht bei 254 nm eingezeichnet.

Das Chromatogramm der Vergleichslösung zeigt im unteren Drittel des Rf-Bereiches den blaugrauen Fleck des Paracetamols, im mittleren Drittel den blaugrauen Fleck des Coffeins und im oberen Drittel den braunen Fleck des Dihydroxyanthrachinons.

Das Chromatogramm der Untersuchungslösung zeigt folgende Flecke: unterhalb der Vergleichssubstanz Paracetamol einen blaugrauen Fleck, im Bereich zwischen Paracetamol und Coffein zwei blaugraue Flecke, im Bereich zwischen Coffein und Dihydroxyanthrachinon einen blauen und zwei blaugraue Flecke und in Höhe des Dihydroxyanthrachinons einen weiteren blaugrauen Fleck.

Danach werden die Chromatogramme mit einer 1prozentigen Lösung (G/V) von Diphenylboryloxyäthylamin *R* in Methanol *R* und anschließend mit einer 5prozentigen Lösung (G/V) von Polyäthylenglykol 400 *R* in Methanol *R* besprüht und im ultravoletten Licht bei 365 nm ausgewertet.

Hier zeigt das Chromatogramm der Untersuchungslösung auf der Startlinie einen gelbbraunen Fleck, etwa in Höhe der Vergleichssubstanz Paracetamol einen orangegelben Fleck, zwischen Paracetamol und Coffein einen gelben Fleck und oberhalb des Coffeins einen blauen, einen schwachen, rosaroten und einen weiteren blauen Fleck.

PRÜFUNG AUF REINHEIT

Relative Dichte (Ph. Eur.): 0,898 bis 0,913.

Trockenrückstand (DAB): Mindestens 1,7 und höchstens 4,0 Prozent.

Grenzprüfung der D 4

2,0 ml der 4. Dezimalverdünnung werden mit 0,05 ml einer 1prozentigen Lösung (G/V) von Aluminiumchlorid *RN* versetzt. Die Mischung darf im ultravioletten Licht bei 365 nm höchstens schwache, grünliche Fluoreszenz zeigen.

LAGERUNG

Vor Licht geschützt.

Vorsichtig zu lagern!

POTENTILLA ERECTA, ÄTHANOL. DECOCTUM

Tormentilla, äthanol. Decoctum

Verwendet wird der getrocknete Wurzelstock von *Potentilla erecta* (L.) RAEUSCH. Er enthält mindestens 5,0 Prozent mit Hautpulver fällbare Gerbstoffe, berechnet als Pyrogallol.

Beschreibung

Der sehr harte, zylindrische, keulenförmige oder unregelmäßig knollig verdickte Wurzelstock ist bis 10 cm lang und bis 2 cm dick. Die Außenfläche ist schwarzbraun, oft höckerig und zeigt Reste oder Narben von Stengeln und Wurzeln. Am rotbraunen Querschnitt sieht man in radialen Reihen angeordnete hellere Punkte. Der Bruch ist unregelmäßig, kurzfaserig.

Mikroskopische Merkmale: Der Wurzelstock wird von einem mehrlagigen, aus tafelförmigen Zellen bestehenden, tiefbraunen Kork bedeckt, der oft als Polyderm ausgebildet ist, in dem Lagen von Korkzellen mit Lagen stärkehaltiger Zellen (Phelloid) abwechseln. Auf ein wenige Lagen hohes Phelloderm folgt eine schmale, bastfaserfreie, sekundäre Rinde mit kleinen Siebteilen und breiten Markstrahlen, die aus außen tangential gestreckten, innen fest polygonalen, in radialen Reihen angeordneten Strahlzellen bestehen. Im Holzteil wechseln fast konzentrisch angeordnete, durch breite Markstrahlen voneinander getrennte Gruppen aus faserartigen Zellen und kleinen Tüpfelgefäßen mit zusammenhängenden, in tangentialen Schichten angeordneten Parenchymzellen ab. Die einzelnen Gruppen alternieren mit den schmalen, in radialen Reihen angeordneten Hoftüpfelgefäßen mit seitlichen Perforationsplatten. An der Grenze zu dem parenchymatischen Mark haben die Zellen des Holzparenchyms verdickte Wände. Alle Parenchymzellen enthalten zum Teil kleinkörnige, 3 bis 14 µm große, längliche Stärke oder Gerbstoffmassen oder zum Teil auch Calciumoxalatdrusen.

PRÜFUNG AUF IDENTITÄT

Prüflösung: 1 g grob gepulverte Droge (710) wird mit 10 ml Äthanol 50 % *RN* 30 Minuten lang unter Rückfluß im Wasserbad erhitzt. Nach dem Abkühlen wird abfiltriert.

A. 0,5 ml Prüflösung werden mit 10 ml Wasser versetzt. Nach Zugabe von 2 ml einer 10prozentigen Lösung (G/V) von Ammoniumeisen(II)-sulfat *R* entstehen graublaue Färbung und Trübung; nach dem Absetzen ist die überstehende Flüssigkeit graugrün gefärbt.
B. 0,1 ml Prüflösung werden mit 100 ml Wasser verdünnt. Nach Zugabe von 0,1 ml einer 10prozentigen Lösung (G/V) von Eisen(III)-chlorid *R* in Äthanol *R* und Umschütteln entsteht Graugrünfärbung.
C. Wird 1 ml Prüflösung mit 2 ml einer 1prozentigen Lösung (G/V) von Vanillin *R* in Salzsäure *R* versetzt, färbt sich die Mischung rot.
D. Chromatographie: Die Prüfung erfolgt dünnschichtchromatographisch auf einer Schicht von Kieselgel H *R*.

Untersuchungslösung: Prüflösung.

Vergleichslösung: 30 mg Tannin *R* und 10 mg Gallussäure *RN* werden in 10 ml Aceton *R* gelöst.

Aufgetragen werden getrennt je 20 µl Untersuchungs- und Vergleichslösung. Die Chromatographie erfolgt über eine Laufstrecke von 15 cm mit einer Mischung von 80 Volumteilen Äthylacetat *R*, 10 Volumteilen wasserfreier Ameisensäure *R* und 10 Volumteilen Wasser. Nach Verdunsten der mobilen Phase werden die Chromatogramme zuerst mit einer 1prozentigen Lösung (G/V) von Diphenylboryloxyäthylamin *R* in Methanol *R* und danach mit einer 5prozentigen Lösung (G/V) von Polyäthylenglykol 400 *R* in Methanol *R* besprüht und anschließend im ultravioletten Licht bei 365 nm ausgewertet.

Das Chromatogramm der Vergleichslösung zeigt im mittleren Drittel des Rf-Bereiches den etwas langgezogenen Fleck des Tannins und im oberen Drittel den leuchtend blauen Fleck der Gallussäure.

Das Chromatogramm der Untersuchungslösung zeigt in Höhe der Vergleichssubstanz Tannin einen langgezogenen blaugrünen Fleck und darunter zwei ebenfalls blaugrüne Flecke.

PRÜFUNG AUF REINHEIT

Fremde Bestandteile (Ph. Eur.): Höchstens 4 Prozent Wurzeln und höchstens 2 Prozent andere fremde Bestandteile.

Sulfatasche (Ph. Eur.): Höchstens 8,0 Prozent, bestimmt mit 1,0 g grob gepulverter Droge (710).

Asche (DAB): Höchstens 5,0 Prozent.

GEHALTSBESTIMMUNG

Etwa 0,5 g grob gepulverte Droge (710), genau gewogen, werden mit 150 ml Wasser in einen Erlenmeyerkolben gegeben, zum Sieden erhitzt und anschließend im Wasserbad 30 Minuten lang erwärmt. Die unter fließendem Wasser abgekühlte Mischung wird in einem 250-ml-Meßkolben überführt und mit Wasser aufgefüllt. Nach dem Absetzen wird die Flüssigkeit durch ein Papierfilter von 12 cm Durchmesser filtriert. Die ersten 50 ml Filtrat werden verworfen. Der Rest wird für die Gehaltsbestimmung verwendet.

Bestimmung der Gesamtgerbstoffe: 5,0 ml Filtrat werden in einem Meßkolben mit Wasser zu 25,0 ml verdünnt. 2,0 ml dieser Lösung werden mit 1,0 ml Wolframatophosphorsäure-Lösung *R* und 17,0 ml einer 38prozentigen Lösung (G/V) von Natriumcarbonat *R* versetzt. Die Extinktion (E_1) wird genau 2 Minuten nach dem letzten Reagenzzusatz bei 750 nm in einer Schichtdicke von 1 cm gegen Wasser gemessen.

Bestimmung der durch Hautpulver nicht gefällten Gerbstoffe: 10,0 ml Filtrat werden mit 0,10 g Hautpulver *CRS* versetzt und 60 Minuten lang kräftig geschüttelt. Nach dem Filtrieren werden 5,0 ml Filtrat in einem Meßkolben mit Wasser zu 25,0 ml verdünnt. 2,0 ml dieser Lösung werden mit den unter „Bestimmung der Gesamtgerbstoffe" angegebenen Reagenzmengen versetzt und die Extinktion (E_2) unter gleichen Bedingungen gemessen.

Vergleichslösung: 50,0 mg Pyrogallol *R*, genau gewogen, werden in einem 100-ml-Meßkolben mit Wasser zu 100,0 ml gelöst. In einem zweiten 100-ml-Meßkolben werden 5,0 ml dieser Lösung mit Wasser zu 100,0 ml verdünnt. 2,0 ml dieser Lösung werden mit den unter „Bestimmung der Gesamtgerbstoffe" angegebenen Reagenzmengen versetzt und die Extinktion (E_3) unter gleichen Bedingungen gemessen.

Die Vergleichslösung ist während der Bestimmung vor Licht und Luft geschützt aufzubewahren. Die Extinktion muß innerhalb von 30 Minuten nach Herstellen der Vergleichslösung gemessen werden.

Der Prozentgehalt $x_{proz.}$ an mit Hautpulver fällbaren Gerbstoffen, berechnet als Pyrogallol, wird nach folgender Formel berechnet:

$$x_{proz.} = \frac{(E_1-E_2) \times 3{,}125}{E_3 \times e}$$

e = Einwaage Droge in g.

ARZNEIFORMEN

HERSTELLUNG

Urtinktur aus der zerschnittenen Droge (2000) und flüssige Verdünnungen nach Vorschrift 19f mit Äthanol 43 Prozent.

EIGENSCHAFTEN

Die Urtinktur ist eine dunkelrote Flüssigkeit ohne besonderen Geruch und mit bitterem und zusammenziehendem Geschmack.

PRÜFUNG AUF IDENTITÄT

Die Urtinktur gibt die bei der Droge beschriebenen Identitätsreaktionen A bis D. Prüflösung ist die Urtinktur.

PRÜFUNG AUF REINHEIT

Relative Dichte (Ph. Eur.): 0,935 bis 0,950

Trockenrückstand (DAB): Mindestens 3,0 Prozent.

LAGERUNG

Vor Licht geschützt.

PULMONARIA OFFICINALIS

Pulmonaria vulgaris

Verwendet werden die frischen, oberirdischen Teile blühender Pflanzen von *Pulmonaria officinalis* L.

BESCHREIBUNG

Der Stengel der perennierenden Pflanze ist meist 10 bis 20 oder auch bis 30 cm hoch, locker mit abstehenden, etwas starren Borstenhaaren und besonders im Bereich des Blütenstandes mit kurzen, nicht klebrigen Drüsenhaaren besetzt. Er trägt 4 bis 7 wechselständige Laubblätter.

Die unteren Laubblätter sind spatelig eiförmig, in einen kurzen, geflügelten Blattstiel verschmälert. Die oberen sind länglich eiförmig und sitzend. Sie sind meist 4 bis 6 cm lang, etwa 1 bis 2, selten bis 3 cm breit, mehr oder weniger scharf zugespitzt und ganzrandig. Die rauh behaarte Oberseite erscheint frisch grün, nur selten schwach weißlich gefleckt, die Unterseite bläulichgrün. Nur die tiefersitzenden Blätter lassen unterseits eine schwach hervortretenden Nervatur erkennen.

Die Blüten stehen in endständigen, vielblütigen, nur am Grund mit Hochblättern versehenen Doppelwickeln auf einem kurzen, dicht mit langen und kurzen Borstensowie Drüsenhaaren besetzten Stiel. Der Kelch ist röhrigglockig, zur Blütezeit 3 bis 6 mm lang, schwach netznervig. Die fünf freien, dreieckigen, gerade vorgestreckten, zuweilen bläulich überlaufenen Zähne der Kelchblätter erreichen nur ein Fünftel bis ein Drittel der Länge der Kelchröhre. Die Krone ist röhrigglockig mit fünf abgerundeten Zipfeln, 13 bis 18 mm lang, anfangs rosafarben, später bläulich violett bis mehr rötlichviolett, selten weiß, außen kahl und nur in der Röhre mit einem Haarring aus fünf Gruppen von Schlundhaaren versehen. Die fünf Staubblätter sind mit ihren kurzen Filamenten im Schlund oder in der Mitte der Kronröhre mit dieser verwachsen. Der aus zwei Fruchtblättern gebildete Fruchtknoten ist oberständig, viergeteilt, kurz behaart und trägt einen zwischen den Fruchtblättern eingeschlossenen, kurzen oder längeren Griffel mit kopfiger oder etwas geteilter Narbe.

ARZNEIFORMEN

HERSTELLUNG

Urtinktur und flüssige Verdünnungen nach Vorschrift 2a.

Pulmonaria officinalis

EIGENSCHAFTEN

Die Urtinktur ist eine goldbraune Flüssigkeit ohne besonderen Geruch und Geschmack.

PRÜFUNG AUF IDENTITÄT

A. Wird 1 ml Urtinktur mit 0,1 ml Blei(II)-acetat-Lösung *R* versetzt, entsteht ein brauner, voluminöser Niederschlag.

B. 5 ml Urtinktur werden in einem Metalltiegel auf dem Wasserbad eingeengt. Der Tiegel wird anschließend noch 1 Minute lang bei leuchtender Flamme erhitzt. Wird der Rückstand mit 0,1 g Calciumfluorid *R* und 1 ml Schwefelsäure *R* versetzt, färbt das entstehende Gas ein mit einer 20prozentigen Lösung (G/V) von Ammoniummolybdat *R* getränktes Filterpapier gelb.

C. Wird 1 ml Urtinktur mit 10 ml Wasser versetzt und kräftig geschüttelt, entsteht ein mindestens 1 Stunde lang beständiger Schaum.

D. 1,0 ml Urtinktur wird auf dem Wasserbad eingeengt. Der Rückstand wird mit 3,0 ml Phosphat-Pufferlösung *p*H 7,4 *R* gut durchmischt und 10 Minuten lang auf dem Wasserbad erhitzt. Nach dem Abkühlen wird durch ein Faltenfilter filtriert. 1,0 ml des Filtrats wird mit 1,0 ml Blutkörperchensuspension *RH* leicht geschüttelt; nach 30 Minuten wird erneut geschüttelt. Nach 3 Stunden langem Stehenlassen bei Raumtemperatur muß eine klare, rote Lösung ohne Bodensatz entstanden sein.

E. Chromatographie: Die Prüfung erfolgt dünnschichtchromatographisch auf einer Schicht von Kieselgel HF$_{254}$ *R*.

Untersuchungslösung: Urtinktur.

Vergleichslösung: 10 mg Phenazon *R*, 10 mg Quercetin *RN* und 10 mg Sennosid B *R* werden in 10 ml Methanol gelöst.

Aufgetragen werden getrennt 30 µl Untersuchungslösung und 10 µl Vergleichslösung. Die Chromatographie erfolgt über eine Laufstrecke von 15 cm mit einer Mischung von 40 Volumteilen n-Propanol *R*, 40 Volumteilen Äthylacetat *R* und 20 Volumteilen Wasser. Nach Verdunsten der mobilen Phase werden die Chromatogramme im ultravioletten Licht bei 254 nm ausgewertet.

Das Chromatogramm der Vergleichslösung zeigt im unteren Drittel der Rf-Bereiches den Fleck des Sennosids B, am Übergang vom mittleren zum oberen Drittel den Fleck des Phenazons und knapp unterhalb der Front den Fleck des Quercetins.

Das Chromatogramm der Untersuchungslösung zeigt folgende Flecke: knapp unterhalb der Vergleichssubstanz Sennosid B einen Fleck und wenig darüber zwei Flecke, unterhalb der Vergleichssubstanz Phenazon zwei Flecke, knapp darüber einen schwachen Fleck und etwa in Höhe der Vergleichssubstanz Quercetin einen Fleck.

PRÜFUNG AUF REINHEIT

Relative Dichte (Ph. Eur.): 0,934 bis 0,954.

Trockenrückstand (DAB): Mindestens 1,6 Prozent.

LAGERUNG

Vor Licht geschützt.

PUNICA GRANATUM

Granatum

Verwendet wird die getrocknete Rinde der oberirdischen Achsen und der Wurzeln von *Punica granatum* L. Sie enthält mindestens 4,0 Prozent mit Hautpulver fällbare Gerbstoffe, berechnet als Pyrogallol.

BESCHREIBUNG

Die Droge hat keinen Geruch, aber herben, nicht bitteren Geschmack.

Sie besteht aus verschieden langen, einfach oder doppelt eingerollten oder ziemlich flachen oder unregelmäßig verbogenen, bis 3 mm dicken, außen meist grauen bis bräunlichen, stumpfen, längsrunzeligen Stücken. Sie tragen längsgestreckte, hellbräunliche Lenticellen und gelegentlich Seitenastnarben (junge Achsenrinde) oder längsgefurchte Borke (ältere Achsenrinde). Innen sind sie längsgestreift, hell gelblichbraun bis dunkel rötlich braun. Die Stücke können auch sehr unregelmäßig, häufig wenig gewölbt, beiderseits gräulich gelblichbraun, außen verschieden strukturiert und innen meist glatt sein (Wurzelrinde).

Mikroskopische Merkmale: Die Rinde dünner Achsen wird außen begrenzt von nur wenigen Lagen im Querschnitt wenig tangential gestreckter Korkzellen, deren Innenwände stark verdickt, fein getüpfelt und verholzt sind. Das Lumen ist bisweilen von dunkel gelblichem, körnigem Inhalt erfüllt. Unter dem Phellogen folgen 1 bis 3 Lagen Phellodermzellen. Die relativ schmale primäre Rinde besteht aus tangential gestreckten, derbwandigen Zellen, die meist Stärke und nur vereinzelt je einen Calciumoxalateinzelkristall enthalten. Die breite sekundäre Rinde ist aus jeweils dreireihigen Bändern zusammengesetzt: eine Reihe besteht aus meist isodiametrischen, je eine etwa 15 μm große, etwas unregelmäßige Calciumoxalatdruse führenden Zellen, eine weitere aus obliterierten Siebelementen und die dritte aus etwas tangential gestreckten, stärkeführenden Parenchymzellen. Sie wird durchzogen von nur wenig geschlängelten, meist einreihigen, außen stark trichterförmig verbreiterten primären sowie sekundären Markstrahlen. In den inneren Teilen der primären und in den äußeren Teilen der sekundären Rinde finden sich einzeln oder in kleinen Gruppen ovale bis unregelmäßige, etwa 35 bis 150, selten bis 200 μm große Steinzellen mit deutlich geschichteter, getüpfelter, häufig schwach verholzter Wand. Die stärkeführenden Parenchymzellen enthalten einzelne, selten zusammengesetzte, bis etwa 8 μm große Stärkekörner.

Die Rinde stärkerer Achsen sowie der Wurzeln wird außen von einer verschieden dicken Borke begrenzt und besteht nur aus sekundärer Rinde, ist aber sonst wie die Rinde dünner Achsen gebaut.

PRÜFUNG AUF IDENTITÄT

Prüflösung: 1g grob gepulverte Droge (710) wird mit 10 ml Äthanol 90 % *RN* 5 Minuten lang auf dem Wasserbad unter Rückfluß erhitzt; anschließend wird abfiltriert.

A. Wird 1 ml Prüflösung mit 0,1 ml verdünnter Natriumhydroxid-Lösung *R* versetzt, fällt ein gelblichbrauner Niederschlag aus.
B. Wird 1 ml Prüflösung mit 0,1 ml Eisen(III)-chlorid-Lösung *R* 1 versetzt, färbt sich die Mischung blauschwarz.
C. 0,5 g grob gepulverte Droge (710) werden mit 5 ml Äther *R* und 1 ml einer 15prozentigen Lösung (G/V) von Natriumhydroxid *R* 10 Minuten lang geschüttelt. Die abgetrennte Ätherphase wird filtriert und nach Zugabe von 0,1 ml 0,5 N-Salzsäure vorsichtig eingeengt. Der Rückstand färbt sich nach Zugabe von 0,1 ml Dragendorffs-Reagenz *R* orangerot.
D. Chromatographie: Die Prüfung erfolgt dünnschichtchromatographisch auf einer Schicht von Kieselgel HF_{254} *R*.

Untersuchungslösung: Prüflösung.

Vergleichslösung: 30 mg Tannin *R* und 10 mg Gallussäure *RN* werden in 10 ml Aceton *R* gelöst.

Aufgetragen werden getrennt je 15 μl Untersuchungs- und Vergleichslösung. Die Chromatographie erfolgt über eine Laufstrecke von 15 cm mit einer Mischung von 80 Volumteilen Äthylacetat *R*, 10 Volumteilen wasserfreier Ameisensäure *R* und 10 Volumteilen Wasser. Nach Verdunsten der mobilen Phase werden die Chromatogramme zunächst im ultravioletten Licht bei 254 nm ausgewertet.

Das Chromatogramm der Vergleichslösung zeigt im mittleren Drittel des Rf-Bereiches den langgezogenen Fleck des Tannins und im oberen Drittel den Fleck der Gallussäure.

Das Chromatogramm der Untersuchungslösung zeigt wenig über dem Start einen Fleck, am Übergang vom unteren zum mittleren Drittel einen Fleck, in Höhe der Vergleichssubstanz Tannin einen auseinandergezogenen Fleck und oberhalb der Vergleichssubstanz Gallussäure einen Fleck.

Dann werden die Chromatogramme mit einer 1prozentigen Lösung (G/V) von Diphenylboryloxyäthylamin *R* in Methanol *R* und danach mit einer 5prozentigen Lösung (G/V) von Polyäthylenglykol 400 *R* in Methanol *R* besprüht und im ultravioletten Licht bei 365 nm ausgewertet.

Das Chromatogramm der Vergleichslösung zeigt im mittleren Drittel des Rf-Bereiches den langgezogenen, blauen Fleck des Tannins und im oberen Drittel den leuchtend blauen Fleck der Gallussäure.

Das Chromatogramm der Untersuchungslösung zeigt wenig über dem Start einen dunkelorangefarbenen Fleck, am Übergang vom unteren zum mittleren Drittel einen blauen Fleck, in Höhe der Vergleichssubstanz Tannin einen langgezogenen gelbgrünen Fleck sowie knapp oberhalb der Vergleichssubstanz Gallussäure einen grünen und dicht darüber einen blauen Fleck.

PRÜFUNG AUF REINHEIT

Fremde Bestandteile (Ph. Eur.): Höchstens 2 Prozent; ein mikroskopisches Präparat der grob gepulverten Droge (710) mit Eisen(III)-chlorid-Lösung R 1 darf nur blauschwarz gefärbte Teilchen erkennen lassen.

Asche (DAB): Höchstens 15,0 Prozent.

GEHALTSBESTIMMUNG

Etwa 0,50 g grob gepulverte Droge (710), genau gewogen, werden mit 150 ml Wasser in einen Erlenmeyerkolben gegeben, zum Sieden erhitzt und anschließend im Wasserbad 30 Minuten lang erwärmt. Die unter fließendem Wasser abgekühlte Mischung wird in einen 250-ml-Meßkolben gebracht und mit Wasser aufgefüllt. Nach dem Absetzen wird die Flüssigkeit durch ein Papierfilter von 12 cm Durchmesser filtriert. Die ersten 50 ml Filtrat werden verworfen. Der Rest wird für die Gehaltsbestimmung verwendet.

Bestimmung der Gesamtgerbstoffe: 5,0 ml Filtrat werden in einem Meßkolben mit Wasser zu 25,0 ml verdünnt. 2,0 ml dieser Lösung werden mit 1,0 ml Wolframatophosphorsäure-Lösung R und 17,0 ml einer 38prozentigen Lösung (G/V) von Natriumcarbonat R versetzt. Die Extinktion (E_1) wird genau 2 Minuten nach dem letzten Reagenzzusatz bei 750 nm in einer Schichtdicke von 1 cm gegen Wasser gemessen.

Bestimmung der durch Hautpulver nicht gefällten Gerbstoffe: 10,0 ml Filtrat werden mit 0,10 g Hautpulver *CRS* versetzt und 60 Minuten lang kräftig geschüttelt. Nach dem Filtrieren werden 5,0 ml Filtrat in einem Meßkolben mit Wasser zu 25,0 ml verdünnt. 2,0 ml dieser Lösung werden mit den unter „Bestimmung der Gesamtgerbstoffe" angegebenen Reagenzmengen versetzt und die Extinktion (E_2) unter gleichen Bedingungen gemessen.

Vergleichslösung: 50,0 mg Pyrogallol R, genau gewogen, werden in einem 100-ml-Meßkolben mit Wasser zu 100,0 ml gelöst. In einem zweiten 100-ml-Meßkolben werden 5,0 ml dieser Lösung mit Wasser zu 100,0 ml verdünnt. 2,0 ml dieser Lösung werden mit den unter „Bestimmung der Gesamtgerbstoffe" angegebenen Reagenzmengen versetzt und die Extinktion (E_3) unter gleichen Bedingungen gemessen.

Die Lösung ist während der Bestimmung vor Licht und Luft geschützt aufzubewahren. Die Extinktion muß innerhalb von 30 Minuten nach Herstellen der Lösung gemessen werden.

Der Prozentgehalt x_{proz} an mit Hautpulver fällbaren Gerbstoffen, berechnet als Pyrogallol, wird nach folgender Formel berechnet:

$$x_{proz} = \frac{(E_1 - E_2) \times 3{,}125}{E_3 \times e}$$

e = Einwaage an Droge in g.

ARZNEIFORMEN

HERSTELLUNG

Urtinktur aus der grob gepulverten Droge (710) und flüssige Verdünnungen nach Vorschrift 4a mit Äthanol 86 Prozent.

EIGENSCHAFTEN

Die Urtinktur ist eine orangebraune Flüssigkeit ohne besonderen Geruch und mit leicht zusammenziehendem Geschmack.

PRÜFUNG AUF IDENTITÄT

Die Urtinktur gibt die bei der Droge beschriebenen Identitätsreaktionen A, B und D. Prüflösung ist die Urtinktur.

C. 5 ml Urtinktur werden auf dem Wasserbad eingeengt. Der Rückstand färbt sich nach Zugabe von 0,1 ml Dragendorffs-Reagenz *R* orangerot.

PRÜFUNG AUF REINHEIT

Relative Dichte (Ph. Eur.): 0,834 bis 0,852.

Trockenrückstand (DAB): Mindestens 1,1 Prozent.

LAGERUNG

Vor Licht geschützt.

RESINA PICEAE

Abies nigra

Verwendet wird das getrocknete, durch Einschneiden der Rinde von *Picea mariana* (Mill.) B.S.P. gewonnene Harz.

EIGENSCHAFTEN

Gelbliche bis rötlichbraune, glasige Stücke mit glänzendem, gelblichweißem, goldgelbem oder bräunlichem Bruch, harzartigem Geruch und aromatischem Geschmack.

PRÜFUNG AUF IDENTITÄT

Prüflösung: 2 g Substanz werden 2 Stunden lang mit 20 ml Äthanol 90% *RN* gerührt und danach abfiltriert.

A. Wird 1 ml Prüflösung mit 1 ml Wasser versetzt, entsteht eine weißliche bis gelbliche Trübung, die in 2 ml verdünnter Natriumhydroxid-Lösung *R* unlöslich ist.
B. Wird 1 ml Prüflösung mit 0,5 ml Bariumhydroxid-Lösung *R* versetzt, entsteht eine gelbe Ausflockung.
C. Wird 1 ml Prüflösung mit 1 ml Salzsäure *R* 1 versetzt, entsteht ein gelbbrauner, sich rasch zusammenballender Niederschlag.
D. 3 ml Prüflösung werden auf dem Wasserbad eingeengt. Der Rückstand wird mit 2 ml Acetanhydrid *R* gründlich gemischt und über Watte abfiltriert. Wird das Filtrat mit 0,05 ml Schwefelsäure *R* versetzt, entsteht sofort eine violette Färbung, die nach 1 bis 2 Minuten in dunkelbraun übergeht.
E. Wird 1 ml Prüflösung mit 0,1 ml Eisen(III)-chlorid-Lösung *R* 1 versetzt, entsteht eine braune Färbung.
F. 2 ml Prüflösung werden mit 10 ml Petroläther *R* ausgeschüttelt. Wird die abgetrennte Petrolätherphase mit 3 ml einer 0,1prozentigen Lösung (G/V) von Kupfer(II)-acetat *R* versetzt und geschüttelt, färbt sich die organische Phase blaugrün.
G. Chromatographie: Die Prüfung erfolgt dünnschichtchromatographisch auf einer Schicht von Kieselgel HF$_{254}$ *R*.

Untersuchungslösung: Prüflösung.

Vergleichslösung: 10 mg Eugenol *R*, 25 mg Hydrochinon *R* und 5 mg Vanillin *R* werden in 10 ml Methanol *R* gelöst.

Aufgetragen werden getrennt 10 µl Untersuchungslösung und 20 µl Vergleichslösung. Die Chromatographie erfolgt zweimal unter Zwischentrocknung im Warmluftstrom über eine Laufstrecke von 15 cm mit einer Mischung von 80 Volumteilen Toluol *R* und 20 Volumteilen Methanol *R*. Nach Verdunsten der mobilen Phasen werden die Chromatogramme im ultravioletten Licht bei 254 nm ausgewertet.

Das Chromatogramm der Vergleichslösung zeigt im oberen Teil des unteren Drittels des Rf-Bereiches den Fleck des Hydrochinons, im mittleren Drittel den Fleck des Vanillins und im unteren Teil des oberen Drittels den Fleck des Eugenols.

Das Chromatogramm der Untersuchungslösung zeigt etwa in Höhe der Vergleichssubstanz Hydrochinon ein oder zwei Flecke und zwischen den Vergleichssubstanzen Hydrochinon und Vanillin zwei Flecke; etwa in Höhe der Vergleichssubstanz Vanillin kann ein weiterer Fleck vorhanden sein. Knapp unterhalb der Vergleichssubstanz Eugenol und knapp unterhalb der Lösungsmittelfront liegt je ein weiterer Fleck.

PRÜFUNG AUF REINHEIT

Trocknungsverlust (Ph. Eur.): Höchstens 0,2 Prozent, bestimmt mit 1,00 g gepulverter Substanz (500) durch 4 Stunden langes Trocknen im Vakuumtrockenschrank.

Säurezahl (Ph. Eur.): Mindestens 140; 0,50 g Substanz werden in 50 ml des vorgeschriebenen Lösungsmittelgemisches gelöst.

Sulfatasche (Ph. Eur.): Höchstens 0,1 Prozent, bestimmt mit 1,00 g Substanz.

ARZNEIFORMEN

HERSTELLUNG

Urtinktur und flüssige Verdünnungen nach Vorschrift 4 a mit Äthanol 86 Prozent. Die 2. und 3. Dezimalverdünnung wird mit Äthanol 86 Prozent, die 4. Dezimalverdünnung mit Äthanol 62 Prozent hergestellt; die folgenden Verdünnungen werden mit Äthanol 43 Prozent hergestellt.

EIGENSCHAFTEN

Die Urtinktur ist eine gelbe bis gelbbraune Flüssigkeit mit aromatisch harzartigem Geruch und aromatischem Geschmack.

PRÜFUNG AUF IDENTITÄT

Die Urtinktur gibt die bei der Substanz beschriebenen Identitätsreaktionen A bis G. Prüflösung ist die Urtinktur.

PRÜFUNG AUF REINHEIT

Relative Dichte (Ph. Eur.): 0,840 bis 0,860.

Trockenrückstand (DAB): Mindestens 8,5 Prozent.

LAGERUNG

Vor Licht geschützt.

RHAMNUS FRANGULA

Frangula

Verwendet wird die frische Rinde der Stämme und Zweige von *Rhamnus frangula* L.

BESCHREIBUNG

Die Rinde hat keinen besonderen Geruch und stark bitteren Geschmack.

Sie ist bis 3 mm dick, außen braun bis graubraun, glatt bis längsrissig. Ihre Oberfläche ist von zahlreichen, quergestellten, weißen bis grauweißen Lentizellen durchsetzt. Unter der äußeren Korkschicht befinden sich kräftig rot gefärbte Korkzellen. Die Innenseite der Rinde ist glatt, fein längsfaserig und grün bis gelb gefärbt.

ARZNEIFORMEN

HERSTELLUNG

Urtinktur und flüssige Verdünnungen nach Vorschrift 3a.

EIGENSCHAFTEN

Die Urtinktur ist eine rötlichbraune Flüssigkeit mit aromatischem Geruch und bitterem Geschmack.

PRÜFUNG AUF IDENTITÄT

3 ml Urtinktur werden mit 25 ml verdünnter Salzsäure *R* im Wasserbad 15 Minuten lang erhitzt. Nach dem Abkühlen wird die Lösung in einem Scheidetrichter mit 20 ml Äther *R* ausgeschüttelt. Wird die abgetrennte Ätherschicht mit 10 ml verdünnter Ammoniaklösung *R* 1 ausgeschüttelt, färbt sich die ammoniakalische Schicht purpurrot.

PRÜFUNG AUF REINHEIT

Chromatographie: Die Prüfung erfolgt dünnschichtchromatographisch auf einer Schicht von Kieselgel HF_{254} *R*.

Untersuchungslösung: Urtinktur.

Vergleichslösung: 10 mg Dihydroxyanthrachinon *R*, 10 mg Khellin *RN* und 10 mg Barbaloin *R* werden in 10 ml Methanol *R* gelöst.

Aufgetragen werden getrennt je 10 µl Untersuchungs- und Vergleichslösung. Die Chromatographie erfolgt über eine Laufstrecke von 10 cm mit einer Mischung von 77 Volumteilen Äthylacetat *R*, 13 Volumteilen Methanol *R* und 10 Volumteilen Wasser. Nach Verdunsten der mobilen Phase werden die Chromatogramme im ultravioletten Licht bei 254 nm ausgewertet.

Das Chromatogramm der Vergleichslösung zeigt im unteren Teil des mittleren Drittels des Rf-Bereiches den Fleck des Barbaloins, im oberen Teil des mittleren Drittels den Fleck des Khellins und im oberen Drittel den Fleck des Dihydroxyanthrachinons.

Die Chromatogramme werden mit einer 5prozentigen Lösung (G/V) von Kaliumhydroxid *R* in Äthanol 50 % *RN* besprüht, 15 Minuten lang auf 100 bis 105 °C erhitzt und sofort nach dem Erhitzen im Tageslicht ausgewertet.

Im Chromatogramm der Vergleichslösung erscheint der Fleck des Barbaloins rotbraun und derjenige des Dihydroxyanthrachinons rot.

Das Chromatogramm der Untersuchungslösung zeigt auf Höhe der Vergleichssubstanz Khellin zwei rote Flecke und auf Höhe der Vergleichssubstanz Dihydroxyanthrachinon einen roten Fleck. Unterhalb der Vergleichssubstanz Khellin dürfen keine roten Flecke vorhanden sein. Im ultravioletten Licht bei 365 nm darf das Chromatogramm keine intensiv gelb oder blau fluoreszierenden Flecke zeigen.

Relative Dichte (Ph. Eur.): 0,907 bis 0,925.

Trockenrückstand (DAB): Mindestens 5,3 Prozent.

LAGERUNG

Vor Licht geschützt.

RUMEX CRISPUS

Rumex

Verwendet werden die frischen, unterirdischen Teile von *Rumex crispus* L.

BESCHREIBUNG

Die hellbraune bis rotbraune Wurzel hat erdigen Geruch und herb bitteren Geschmack.

Die pfahlförmige Primärwurzel ist im oberen Abschnitt rübenförmig bis zu 3,0 cm dick, entweder als einziger Wurzelstrang tiefstrebend oder nahe dem Wurzelhals in wenige, fast gleich starke, tiefstrebende Wurzelstränge gegliedert. Die Seitenwurzeln sind mehr oder weniger dick strangförmig waagerecht im Boden ausgebreitet. Faserwurzeln sind mäßig bis reichlich vorhanden. Die Wurzellänge kann mehr als 1 m betragen. Im Querschnitt ist die dünne, gelbe Rinde von einem dicken Holzkörper scharf abgesetzt.

ARZNEIFORMEN

HERSTELLUNG

Urtinktur und flüssige Verdünnungen nach Vorschrift 2a.

EIGENSCHAFTEN

Die Urtinktur ist eine gelbbraune bis hell rötlichbraune Flüssigkeit mit erdigem Geruch und schwach bitterem Geschmack.

PRÜFUNG AUF IDENTITÄT

A. Wird 1 ml Urtinktur mit 0,1 ml Eisen(III)-chlorid-Lösung *R* 1 versetzt, färbt sich die Mischung dunkel olivgrün.

B. Werden 2 ml Urtinktur mit 5 ml Wasser und 1 ml verdünnter Salzsäure *R* zum Sieden erhitzt und nach dem Erkalten mit Äther *R* ausgeschüttelt, färbt sich die Ätherphase gelb. Wird die abgetrennte Ätherphase mit verdünnter Ammoniaklösung *R* 2 ausgeschüttelt, färbt sich die wäßrige Phase rot.

PRÜFUNG AUF REINHEIT

Chromatographie: Die Prüfung erfolgt dünnschichtchromatographisch auf einer Schicht von Kieselgel GF_{254} R.

Untersuchungslösung: Urtinktur

Vergleichslösung: 10 mg Scopoletin *RN*, 10 mg Vanillin *R* und 10 mg Dihydroxyanthrachinon *R* werden in 10 ml Methanol *R* gelöst.

Aufgetragen werden getrennt 40 µl Untersuchungslösung und 10 µl Vergleichslösung. Die Chromatographie erfolgt über eine Laufstrecke von 15 cm mit einer Mischung aus 70 Volumteilen Toluol *R*, 25 Volumteilen Äthylacetat *R* und 5 Volumteilen wasserfreier Ameisensäure *R*. Die Chromatogramme werden bei 105 bis 110 °C bis zum Verschwinden des Geruchs der mobilen Phase getrocknet und anschließend im ultravioletten Licht bei 254 nm beziehungsweise bei 365 nm ausgewertet.

Das Chromatogramm der Vergleichslösung zeigt bei 254 nm im oberen Teil des unteren Drittels des Rf-Bereiches den leuchtend blau fluoreszierenden Fleck des Scopoletins, im oberen Teil des mittleren Drittels den dunklen Fleck des Vanillins und im oberen Teil des oberen Drittels den orange fluoreszierenden Fleck des Dihydroxyanthrachinons.

Das Chromatogramm der Untersuchungslösung zeigt bei 365 nm wenig oberhalb des Vanillins und auf Höhe des Dihydroxyanthrachinons je einen orange fluoreszierenden Fleck.

Danach werden die Chromatogramme mit äthanolischer Kaliumhydroxid-Lösung *R* besprüht. Nach dem Besprühen zeigt das Chromatogramm der Untersuchungslösung im ultravioletten Licht bei 365 nm zusätzlich drei dicht aneinanderliegende blaue Flecke in der Mitte zwischen Start und der Vergleichssubstanz Scopoletin und einen weiteren blauen Fleck deutlich oberhalb des Scopoletins. Auf der Höhe des Scopoletins darf kein blauer Fleck auftreten.

Relative Dichte (Ph. Eur.): 0,930 bis 0,950

Trockenrückstand (DAB): Mindestens 2,0 Prozent.

LAGERUNG

Vor Licht geschützt.

SALVIA OFFICINALIS

Verwendet werden die frischen Blätter von *Salvia officinalis* L.

BESCHREIBUNG

Die Blätter entwickeln beim Zerreiben würzigen Geruch und würzigen, schwach bitteren Geschmack.

Die Spreite der kurz gestielten bis fast sitzenden Laubblätter ist länglich-lanzettlich, etwas zugespitzt, am Grunde mehr oder weniger keilförmig verschmälert, 3,5 bis 6 cm lang und 1 bis 2 cm breit, am Rand fein gekerbt bis fast glatt. Die Blattfläche erscheint oberseits runzelig, unterseits grubig, verursacht durch die zwischen dem unterseits neben den Haupt- und Seitennerven hervortretenden feinen Nervennetz nach oben aufgewölbten Intercostalfelder. Sie ist anfangs beiderseits graufilzig behaart, später oberseits mehr oder weniger verkahlend.

ARZNEIFORMEN

HERSTELLUNG

Urtinktur und flüssige Verdünnungen nach Vorschrift 3a.

EIGENSCHAFTEN

Die Urtinktur ist ein grünbraune Flüssigkeit mit würzigem Geruch und würzigem, schwach bitterem Geschmack.

PRÜFUNG AUF IDENTITÄT

A. 5 ml Urtinktur werden 15 Minuten lang mit 5 ml Petroläther *R* gerührt. Wird die organische Phase mit 1 ml 1 N-Natriumhydroxid-Lösung unterschichtet und kräftig geschüttelt, färbt sich die wäßrige Schicht innerhalb von 2 Stunden rosa bis rotbraun.

B. Werden 2 ml Urtinktur mit 2 ml Wasser versetzt, entsteht Trübung.

C. Werden 2 ml Urtinktur mit 0,1 ml Eisen(III)-chlorid-Lösung *R* 1 versetzt, entsteht olivgrüne Färbung.

D. 2 ml Urtinktur werden mit 2 ml Wasser versetzt und mit 3 ml Petroläther *R* ausgeschüttelt. Die organische Phase wird unter vermindertem Druck eingeengt. Wird der Rückstand mit 0,1 ml einer 2prozentigen Lösung (G/V) von Vanillin *R* in Schwefelsäure *R* versetzt, tritt Dunkelrotfärbung auf.

E. Chromatographie: Die Prüfung erfolgt dünnschichtchromatographisch auf einer Schicht von Kieselgel H *R*.

Untersuchungslösung: 10 ml Urtinktur werden dreimal mit je 5 ml Pentan *R* ausgeschüttelt. Die vereinigten organischen Phasen werden mit wasserfreiem Natriumsulfat *R* getrocknet, filtriert und unter vermindertem Druck bei Raumtemperatur eingeengt. Der Rückstand wird in 1,0 ml Methanol *R* gelöst.

Vergleichslösung: 10 mg Borneol *R*, 10 mg Cineol *R* und 10 mg Thujon *RN* werden in 1 ml Methanol *R* gelöst.

Aufgetragen werden getrennt je 10 µl Untersuchungs- und Vergleichslösung. Die Chromatographie erfolgt zweimal über eine Laufstrecke von 10 cm mit Methylenchlorid *R*. Nach Verdunsten der mobilen Phase werden die Chromatogramme mit Anisaldehyd-Lösung *R* besprüht, 10 Minuten lang auf 105 bis 110 °C erhitzt und innerhalb von 10 Minuten im ultravioletten Licht bei 365 nm ausgewertet.

Das Chromatogramm der Vergleichslösung zeigt im oberen Teil des unteren Drittels des Rf-Bereiches den rotbraunen Fleck des Borneols, im unteren Teil des mittleren Drittels den graublauen Fleck des Cineols und am Übergang vom mittleren zum oberen Drittel die zwei dicht übereinander liegenden ziegelroten Flecke des Thujons.

Das Chromatogramm der Untersuchungslösung zeigt knapp oberhalb der Startlinie einen orangefarbenen Fleck, knapp unterhalb der Vergleichssubstanz Borneol einen grauen Fleck und auf Höhe des Borneols einen rotbraunen Fleck. Zwischen den Vergleichssubstanzen Borneol und Cineol liegt ein orangefarbener Fleck; knapp oberhalb der Vergleichssubstanz Cineol liegen ein orangefarbener und ein rosafarbener Fleck. Auf gleicher Höhe mit den beiden Flecken des Thujons finden sich zwei ziegelrote Flecke. Oberhalb des Thujons treten ein orangefarbener und ein grüner Fleck auf. Etwas unterhalb der Lösungsmittelfront kann ein rosafarbener Fleck vorhanden sein.

PRÜFUNG AUF REINHEIT

Relative Dichte (Ph. Eur.): 0,895 bis 0,915.

Trockenrückstand (DAB): Mindestens 1,2 Prozent.

LAGERUNG

Vor Licht geschützt.

SANGUINARIA CANADENSIS

Sanguinaria

Verwendet werden die im Herbst gesammelten, getrockneten unterirdischen Teile von *Sanguinaria canadensis* L. Sie enthalten mindestens 2,0 Prozent Alkaloide, berechnet als Chelidonin ($C_{20}H_{19}NO_5$, MG 353,4).

BESCHREIBUNG

Der Wurzelstock hat schwachen Geruch.

Die deutlich quergeringelten, runzeligen, bis 10 cm langen, bis über 1 cm dicken, außen rötlich-braunen Stücke zeigen häufig Reste der zahlreichen kurzen, dünnen, spröden Wurzeln oder deren Ansatzstellen. Die harten Stücke sind oft sehr geschrumpft, gedreht und ungleich zusammengedrückt, meist einfach und selten verzweigt. Der Bruch ist glatt, die Bruchfläche weißlich bis hell bräunlich-weiß, zum Teil mit unscharf rötlichen Zonen. Bei Lupenbetrachtung erscheint die ganze Fläche durch zahlreiche, zerstreute, rote, glänzende Punkte gesprenkelt, bisweilen ist sie auch im Ganzen dunkelrotbraun.

Mikroskopische Merkmale: Der Wurzelstock wird außen begrenzt von einer Epidermis aus quadratischen bis etwa tangential gestreckten, bräunlich gefärbten Zellen. Daran schließt eine unterschiedlich hohe, aus tangential gestreckten, parenchymatischen Zellen bestehende Schicht an, die allmählich in große, rundliche Rindenparenchymzellen übergeht. Die kleinen, rundlichen, kollateralen, etwa auf einem Ring angeordneten Leitbündel bestehen aus einem wenige Lagen hohen Phloem und einem Xylem aus Gefäßen mit kurzen, meist nur 80 bis 130 μm langen Gefäßgliedern mit getüpfelter Wand. Interfaszikuläres Kambium ist nur bisweilen zu erkennen. Das Mark, das den Hauptteil des Wurzelstockes ausmacht, besteht aus großen, rundlichen Zellen, die zwischen sich Interzellularen einschließen. In der Rinde finden sich bis 60 μm breite Milchröhren mit gelbrotem, amorphem Inhalt und öligen Tropfen und seltener als im Mark 70 bis 140 μm große, mehr oder weniger rundliche, oft in senkrechten Reihen angeordnete, milchsaftführende Einzelzellen. Die in fast allen Parenchymzellen vorkommende Stärke ist einzeln oder unterschiedlich stark zusammengesetzt. Die Einzelkörner sind kugelig, 5 bis 18 μm groß, zum Teil durch verschiedengestaltige, unregelmäßige Spalten ausgezeichnet.

PRÜFUNG AUF IDENTITÄT

Prüflösung: 1,0 g grob gepulverte Droge (710) wird mit 10 ml Äthanol 70 % *RN* 1 Stunde lang geschüttelt und danach abfiltriert.

A. 0,5 ml Prüflösung fluoreszieren im ultravioletten Licht bei 365 nm orange und nach Zusatz von 0,2 ml verdünnter Salzsäure *R* rot. Nach Zusatz von 0,5 ml verdünnter Natriumhydroxid-Lösung *R* entsteht ein brauner Niederschlag.

B. Chromatographie: Die Prüfung erfolgt dünnschichtchromatographisch auf einer Schicht von Kieselgel HF_{254} *R*.

Untersuchungslösung: Prüflösung.

Vergleichslösung: 10 mg Khellin *RN* und 20 mg Thymol *R* werden in 10 ml Methanol *R* gelöst.

Aufgetragen werden getrennt je 10 µl Untersuchungs- und Vergleichslösung. Die Chromatographie erfolgt über eine Laufstrecke von 10 cm mit einer Mischung von 90 Volumteilen Toluol *R* und 10 Volumteilen Methanol *R*. Nach Verdunsten der mobilen Phase werden die Chromatogramme im ultravioletten Licht bei 254 nm beziehungsweise bei 365 nm ausgewertet.

Das Chromatogramm der Vergleichslösung zeigt bei 254 nm im unteren Drittel des Rf-Bereiches den blaugrauen Fleck des Khellins und im mittleren Drittel den grauen Fleck des Thymols; die Flecke werden markiert.

Das Chromatogramm der Untersuchungslösung zeigt bei 365 nm folgende Flecke: auf der Startlinie einen gelblichen Fleck, unterhalb des Flecks der Vergleichssubstanz Khellin einen schwach rosaroten Fleck, etwa auf Höhe des Khellins einen orangeroten Fleck, zwischen den beiden Vergleichssubstanzen einen blauen, einen gelben und einen orangeroten Fleck, wenig oberhalb des Thymols einen orangeroten und deutlich darüber einen schwach rosaroten Fleck.

Die Chromatogramme werden anschließend mit einer Mischung von 1 Volumteil Dragendorffs-Reagenz *R*, 2 Volumteilen Essigsäure 98 % *R* und 10 Volumteilen Wasser besprüht. Alle im Chromatogramm der Untersuchungslösung bezeichneten Flecke mit Ausnahme des blauen Fleckes färben sich braun.

PRÜFUNG AUF REINHEIT

Fremde Bestandteile (Ph. Eur.): Höchstens 2 Prozent.

Sulfatasche (Ph. Eur.): Höchstens 8,0 Prozent, bestimmt mit 1,00 g grob gepulverter Droge (710).

Asche (DAB): Höchstens 6,0 Prozent,

GEHALTSBESTIMMUNG

Etwa 0,200 g grob gepulverte Droge (710), genau gewogen, werden 30 Minuten lang mit 90 ml Essigsäure 12 % R unter kräftigem Umschwenken im Wasserbad extrahiert. Nach dem Abkühlen wird mit Essigsäure 12 % R zu 100,0 ml verdünnt und filtriert; die ersten 10 ml Filtrat werden verworfen. 25,0 ml Filtrat werden mit 5 ml konzentrierter Ammoniaklösung R und 90 ml Chloroform R versetzt und 30 Minuten lang kräftig geschüttelt, wobei auf gute Mischung der Phasen zu achten ist. Die abgetrennte organische Phase wird mit Chloroform R zu 100,0 ml verdünnt; davon werden 25,0 ml in einem 100-ml-Rundkolben bei einer 40 °C nicht überschreitenden Temperatur unter vermindertem Druck eingeengt. Der Rückstand wird unter schwachem Erwärmen in etwa 2,5 ml Äthanol R gelöst, mit verdünnter Schwefelsäure R in einen 25-ml-Meßkolben überführt und unter Nachspülen des Rundkolbens mit dem gleichen Lösungsmittel zu 25,0 ml verdünnt (Probelösung).

5,0 ml Probelösung werden in einem 25-ml-Meßkolben mit 5,0 ml Chromotropsäure-Reagenz RN versetzt. Der Kolben wird verschlossen und der Inhalt vorsichtig gemischt; anschließend wird mit Schwefelsäure R zu 25,0 ml verdünnt und verschlossen (Untersuchungslösung).

Gleichzeitig und unter gleichen Bedingungen wird mit 5,0 ml verdünnter Schwefelsäure R und 5,0 ml Chromotropsäure-Reagenz RN ein Blindversuch angesetzt, der nach sorgfältigem Mischen ebenfalls mit Schwefelsäure R zu 25,0 ml verdünnt wird (Vergleichslösung A).

5,0 ml Probelösung werden mit Schwefelsäure R zu 25,0 ml verdünnt (Vergleichslösung B).

Die drei Meßkolben werden 10 Minuten lang im Wasserbad erhitzt und anschließend rasch auf 20 °C abgekühlt. In einer Schichtdicke von 1 cm wird die Extinktion E_1 der Untersuchungslösung gegen die Vergleichslösung A und die Extinktion E_2 der Vergleichslösung B gegen Wasser bei 570 nm gemessen.

Unter Zugrundelegung einer spezifischen Extinktion $E_{1cm}^{1\%} = 933$ für Chelidonin wird der Gehalt an Alkaloiden (x_{proz}) berechnet nach der Formel:

$$x_{proz} = \frac{(E_1 - E_2) \cdot 2{,}144}{e}$$

e = Einwaage an Droge in g

ARZNEIFORMEN

Die Urtinktur enthält mindestens 0,20 und höchstens 0,50 Prozent Alkaloide, berechnet als Chelidonin ($C_{20}H_{19}NO_5$, MG 353,4).

HERSTELLUNG

Urtinktur aus der grob gepulverten Droge (710) und flüssige Verdünnungen nach Vorschrift 4a mit Äthanol 62 Prozent.

Sanguinaria canadensis

EIGENSCHAFTEN

Die Urtinktur ist eine rote Flüssigkeit ohne besonderen Geruch.

PRÜFUNG AUF IDENTITÄT

Die Urtinktur gibt die bei der Droge beschriebenen Identitätsreaktionen A und B. Prüflösung ist die Urtinktur.

PRÜFUNG AUF REINHEIT

Relative Dichte (Ph. Eur.): 0,890 bis 0,905

Trockenrückstand (DAB): Mindestens 1,5 Prozent.

GEHALTSBESTIMMUNG

Etwa 1,0 g Urtinktur, genau gewogen, wird auf dem Wasserbad bis zum Verschwinden des Äthanolgeruches erhitzt, mit 1 ml konzentrierter Ammoniaklösung R und 90 ml Chloroform R versetzt und 5 Minuten lang kräftig geschüttelt. Die durch wenig Watte filtrierte organische Phase wird mit Chloroform R zu 100,0 ml verdünnt; davon werden 25,0 ml in einem 100 ml Rundkolben unter vermindertem Druck eingeengt und weiterbehandelt wie bei der Droge unter „Gehaltsbestimmung" beschrieben.

Unter Zugrundelegung einer spezifischen Extinktion $E_{1cm}^{1\%}$ = 933 für Chelidonin wird der Gehalt an Alkaloiden (x_{proz}) berechnet nach der Formel:

$$x_{proz} = \frac{(E_1 - E_2) \cdot 0{,}536}{e}$$

e = Einwaage an Urtinktur in g

LAGERUNG

Vor Licht geschützt.

Vorsichtig zu lagern!

(M) S 020/4

SELENICEREUS GRANDIFLORUS

Cactus

Verwendet werden die frischen, jungen Stengel und Blüten von *Selenicereus grandiflorus* (L.) Britt. et Rose.

BESCHREIBUNG

Die stammsukkulente Pflanze hat einen schlangenförmig kriechenden oder kletternden, verzweigten, 4- bis 8-, in der Regel 5- bis 6kantigen, ästigen, 1 bis 4 cm dicken Stengel, der 10 und mehr Meter lang sein kann. Er ist grün bis bläulich, ohne Höcker, mit zahlreichen Luftwurzeln besetzt und trägt an den vorspringenden Längsrippen weißfilzige Areolen (ruhende Achsenknospen) im Abstand von 10 bis 15 mm mit 6 bis 11 nadelförmigen, 4 bis 6 mm langen Stacheln. Die 18 bis 25 cm langen, im Durchmesser 15 bis 27 cm großen, nach Vanille duftenden Blüten besitzen zahlreiche spiralig gestellte, langgespitzte, lanzettförmige, braune äußere sowie hellgelbe mittlere Blütenhüllblätter und spatelige bis spitze, lanzettförmige, schneeweiße innere Blütenhüllblätter. Die zahlreichen Staubblätter sind weiß, mit gelben Antheren, die Griffel mit der vielstrahligen Narbe nach oben zu gelb. Der Fruchtknoten ist kugelig, gehöckert, mit dreieckigen Schuppen, vielen bräunlichgrauen Haaren und etwa 10 mm langen, dunkelbraunen, borstenförmigen Stacheln.

ARZNEIFORMEN

HERSTELLUNG

Urtinktur und flüssige Verdünnungen nach Vorschrift 3a.

EIGENSCHAFTEN

Die Urtinktur ist eine grünlichgelbe Flüssigkeit.

PRÜFUNG AUF IDENTITÄT

A. Wird 1 ml Urtinktur mit 0,5 ml Salzsäure *R* versetzt, färbt sich die Mischung grün.

B. Werden 2 ml Urtinktur mit 0,5 ml Neßlers Reagenz *R* versetzt, entsteht innerhalb von 1 Stunde ein graugrüner Niederschlag.

C. Chromatographie: Die Prüfung erfolgt dünnschichtchromatographisch auf einer Schicht von Kieselgel HF_{254} *R*.

Untersuchungslösung: Urtinktur.

Vergleichslösung a): 3 mg Kaffeesäure *R* und 10 mg Rutin *R* werden in 10 ml Methanol *R* gelöst.

Vergleichslösung b): 10 mg Serin *R* werden in 5 ml Wasser gelöst. Die Lösung wird mit 5 ml Methanol *R* versetzt.

Aufgetragen werden getrennt 20 μl Untersuchungslösung und je 10 μl der beiden Vergleichslösungen. Die Chromatographie erfolgt über eine Laufstrecke von 10 cm mit einer Mischung von 68 Volumteilen n-Butanol *R*, 16 Volumteilen Essigsäure 98 % *R* und 16 Volumteilen Wasser.

Nach Verdunsten der mobilen Phase zeigt das Chromatogramm der Vergleichslösung a) im ultravioletten Licht bei 365 nm im mittleren Drittel des Rf-Bereiches den rotbraunen Fleck des Rutins und im oberen Drittel den blauen Fleck der Kaffeesäure.

Die Chromatogramme der Untersuchungslösung und der Vergleichslösung a) werden mit Anisaldehyd-Lösung *R*, das Chromatogramm der Vergleichslösung b) wird mit einer Lösung von 30 mg Ninhydrin *R* in 10 ml n-Butanol *R* und 0,3 ml Essigsäure 98 % *R* besprüht. Die Chromatogramme werden anschließend 10 Minuten lang auf 105 bis 110 °C erhitzt und innerhalb von 10 Minuten im Tageslicht ausgewertet.

Das Chromatogramm der Vergleichslösung b) zeigt im unteren Drittel des Rf-Bereiches den orangeroten Fleck des Serins.

Das Chromatogramm der Untersuchungslösung zeigt knapp unterhalb der Vergleichssubstanz Serin einen gelben Fleck, zwischen den Vergleichssubstanzen Serin und Rutin einen grünen Fleck, knapp unterhalb der Vergleichssubstanz Rutin einen gelben Fleck und knapp oberhalb der Vergleichssubstanz Kaffeesäure einen violetten Fleck.

PRÜFUNG AUF REINHEIT

Relative Dichte (Ph. Eur.): 0,890 bis 0,910

Trockenrückstand (DAB): Mindestens 0,6 Prozent.

LAGERUNG

Vor Licht geschützt.

SUCCINUM

Verwendet wird das fossile Harz *Bernstein*.

BESCHREIBUNG

Frisch gepulverte Substanz hat schwach kampferartigen Geruch.

Durchsichtige, durchscheinende oder opake, hellgelbe, rötlichgelbe, bräunlichgelbe bis braune, rundliche bis stumpfeckige Körner oder Stücke mit Fett- oder Harzglanz und muscheligem Bruch; sie können Einschlüsse enthalten.

PRÜFUNG AUF IDENTITÄT

A. Wird 0,1 g gepulverte Substanz (180) in einem offenen Tiegel erhitzt, verbrennt sie mit leuchtender Flamme und unter starker Rußentwicklung.

B. 0,1 g gepulverte Substanz (180) wird in einem Reagenzglas langsam bis zur beginnenden Rotglut erhitzt. Nach dem Abkühlen wird nach Zusatz von 5 ml kochendem Wasser 30 Sekunden lang geschüttelt und anschließend noch heiß in einen kleinen Kolben abfiltriert. Das Filtrat wird auf dem Wasserbad eingeengt. Zum Rückstand werden 1 g Hydrochinon *R* und 2 ml Schwefelsäure *R* gegeben. Die Mischung wird unter Umschwenken auf 190 °C erhitzt und wieder abgekühlt. Nach Zugabe von 25 ml Wasser und 10 ml Äthanol *R* wird die Mischung mit 30 ml Toluol *R* ausgeschüttelt und die wäßrige Phase verworfen. Die organische Phase wird unter kräftigem Schütteln 2mal mit je 20 ml Wasser gewaschen. Darauf wird die rotgefärbte Toluolphase mit einer Mischung von 10 ml Wasser und 5 ml Natriumhydroxid-Lösung *R* geschüttelt. Dabei färbt sich die wäßrige Phase blau und die organische Phase wird farblos.

C. Chromatographie: Die Prüfung erfolgt dünnschichtchromatographisch auf einer Schicht von Kieselgel H *R*.

Untersuchungslösung: 0,1 g gepulverte Substanz (180) wird eine Stunde lang mit 4 ml Chloroform *R* auf dem Wasserbad unter Rückfluß und gelegentlichem Umschwenken erhitzt. Nach dem Abkühlen wird abfiltriert.

Vergleichslösung: 10 mg Anethol *R*, 5 mg Borneol *R* und 0,1 ml Cineol *R* werden in 10 ml Methanol *R* gelöst.

Aufgetragen werden getrennt 50 µl Untersuchungslösung und 10 µl Vergleichslösung. Die Chromatographie erfolgt über eine Laufstrecke von 15 cm mit einer Mischung aus 90 Volumteilen Methylenchlorid R und 10 Volumteilen Äthylacetat R. Nach Verdunsten der mobilen Phase werden die Chromatogramme mit Anisaldehyd-Lösung R besprüht, 10 Minuten lang auf 110 bis 120 °C erhitzt und anschließend innerhalb von 10 Minuten im Tageslicht ausgewertet.

Das Chromatogramm der Vergleichslösung zeigt am Übergang vom unteren zum mittleren Drittel des Rf-Bereiches den gelbbraunen Fleck des Borneols, im mittleren Drittel den grauvioletten Fleck des Cineols und im oberen Drittel den bläulichen Fleck des Anethols.

Das Chromatogramm der Untersuchungslösung zeigt am Start und knapp darüber je einen violetten Fleck, in Höhe der Vergleichssubstanz Borneol einen gelbbraunen Fleck, knapp unterhalb der Vergleichssubstanz Cineol einen grauvioletten Fleck und oberhalb der Vergleichssubstanz Anethol zwei violette Flecke. Weitere schwach ausgebildete Flecke können vorhanden sein.

PRÜFUNG AUF REINHEIT

Fremde Bestandteile (Ph. Eur.): Höchstens 3 Prozent.

Wasserlösliche Bestandteile: Höchstens 4 Prozent; etwa 1,0 g fein gepulverte Substanz (90), genau gewogen, wird mit 100 ml Wasser versetzt und 5 Minuten lang gerührt, wobei auf gute Benetzung aller Teilchen zu achten ist. Die Suspension wird durch einen tarierten Glassintertiegel Nr. 16 (Ph. Eur.) filtriert und mit 100 ml Wasser nachgewaschen. Sollten die ersten Anteile des Filtrats schwach trüb durchfließen, werden sie nochmals auf das Filter gebracht. Der Rückstand wird 2 Stunden lang bei 105 bis 110 °C getrocknet. Nach dem Abkühlen wird gewogen.

Sulfatasche (Ph. Eur.): Höchstens 1,0 Prozent, bestimmt mit 1,00 g gepulverter Substanz (180).

Asche (DAB): Höchstens 1,0 Prozent.

ARZNEIFORMEN

Die 1. Dezimalverreibung enthält mindestens 9,5 und höchstens 10,5 Prozent Bernstein.

HERSTELLUNG

Verreibungen nach Vorschrift 6.

EIGENSCHAFTEN

Die 1. Dezimalverreibung ist ein gelblichweißes Pulver mit schwachem, kampferartigem Geruch.

PRÜFUNG AUF IDENTITÄT

5,0 g der 1. Dezimalverreibung werden mit 100 ml Wasser 10 Minuten lang gerührt, wobei auf gute Benetzung aller Teilchen zu achten ist. Die Suspension wird durch ein Papierfilter abfiltriert und der Rückstand mit 100 ml Wasser nachgewaschen. Der getrocknete Rückstand gibt die bei der Substanz beschriebenen Identitätsreaktionen A, B und C.

LAGERUNG

Dicht verschlossen.

SULFUR JODATUM

Verwendet wird die erkaltete Schmelze von Schwefel und Jod, die mindestens 70,0 und höchstens 80,0 Prozent J enthält.

HERSTELLUNG

Eine sorgfältig bereitete Mischung von 1 Teil SCHWEFEL und 4 Teilen fein gepulvertem JOD wird in einem möglichst kleinen, enghalsigen Glaskolben, der mit einem Tiegel lose bedeckt ist, im Sandbad bei ungefähr 80 °C bis eben zum Schmelzen der ganzen Masse erhitzt und dann sofort vom Sandbad genommen. Die erkaltete Schmelze wird nach Zerschlagen des Kolbens vom Glas abgehoben und zu einem feinen Pulver zerrieben.

EIGENSCHAFTEN

Schwarzgraue, metallisch glänzende Masse, die deutlich nach Jod riecht.

PRÜFUNG AUF IDENTITÄT

A. 0,1 g Substanz werden in einem Reagenzglas erhitzt. Dabei verflüchtigt sich die Substanz unter Bildung violetter Dämpfe vollständig. Im oberen Teil des Reagenzglases schlägt sich ein Sublimat nieder, das blauschwarzes Jod und nach stärkerem Erhitzen gelblichen Schwefel erkennen läßt.
B. Werden 10 mg Substanz mit 1 ml Stärke-Lösung R versetzt, tritt Blaufärbung ein.
C. 0,05 g Substanz werden mit 0,5 ml Bromwasser R bis fast zur Trockne erhitzt. Der Rückstand wird in 5 ml Wasser aufgenommen. Wird die filtrierte Lösung mit 1 ml verdünnter Salzsäure R und 1 ml Bariumchlorid-Lösung R 1 versetzt, entsteht ein weißer Niederschlag.

GEHALTSBESTIMMUNG

Etwa 0,25 g Substanz, genau gewogen, werden unter Rühren in 20 ml Chloroform R gelöst. Die Lösung wird mit 30 ml Essigsäure 98 % R versetzt und nach Zugabe von 0,5 ml gesättigter Kaliumjodid-Lösung R genau 1 Minute lang unter öfterem Umschwenken stehengelassen, dann mit 30 ml Wasser versetzt und langsam unter ständigem, kräftigem Umschwenken mit 0,1 N-Natriumthiosulfat-Lösung titriert, bis die Gelbfärbung fast verschwunden ist. Nach Zusatz von 0,5 ml Stärke-Lösung *R* wird die Titration unter kräftigem Umschwenken bis zum Verschwinden der Blaufärbung fortgesetzt. Unter gleichen Bedingungen wird ein Blindversuch durchgeführt. Der Gehalt x_{proz} an J wird nach folgender Formel berechnet:

$$x_{proz} = \frac{(n_1-n_2) \cdot 1\,269}{e}$$

n_1: Verbrauch an 0,1 N-Natriumthiosulfat-Lösung im Hauptversuch
n_2: Verbrauch an 0,1 N-Natriumthiosulfat-Lösung im Blindversuch
e: Einwaage an Substanz in mg

ARZNEIFORMEN

Die 3. Dezimalverdünnung muß mindestens 0,07 und darf höchstens 0,08 Prozent J enthalten.

HERSTELLUNG

Lösung (D 3) durch Lösen von 1 Gewichtsteil Substanz in 1000 Gewichtsteilen absolutem Äthanol in einem verschlossenen Gefäß durch Erwärmen im Wasserbad bei 50 °C. Die 4. und 5. Dezimalverdünnung werden mit Äthanol 86 Prozent, die 6. Dezimalverdünnung wird mit Äthanol 62 Prozent und die folgenden Verdünnungen werden mit Äthanol 43 Prozent hergestellt.

EIGENSCHAFTEN

Die Lösung (D 3) ist eine gelbbraune Flüssigkeit.

PRÜFUNG AUF IDENTITÄT

Wird 1 ml der Lösung (D 3) mit 1,5 ml Wasser und 0,25 ml Stärke-Lösung *R* versetzt, entsteht schmutzigblaue Färbung.

PRÜFUNG AUF REINHEIT

Aussehen der Lösung: Die Lösung (D 3) muß klar (Ph. Eur., Methode B) sein.
Relative Dichte (Ph. Eur.): 0,791 bis 0,793.

GEHALTSBESTIMMUNG

Etwa 50,0 g Lösung (D 3), genau gewogen, werden mit 20 ml Chloroform *R* und 30 ml Essigsäure 98 % *R* versetzt. Die weitere Bestimmung erfolgt wie bei der Substanz unter „Gehaltsbestimmung" angegeben.

LAGERUNG

Vor Licht geschützt, Lösung (D 3) in Glasstöpselflaschen oder anderen geeigneten Behältnissen.

Vorsichtig zu lagern!

SYZYGIUM CUMINI

Syzygium jambolanum

Verwendet werden die getrockneten Samen von *Syzygium cumini* (L.) Skeels.

BESCHREIBUNG

Die Samen sind oval, an beiden Seiten gerundet oder an einem Ende etwas gespitzt, hornartig, braun oder schwärzlich, außen zart netzrunzlig, in der Mitte schwach eingeschnürt. Der Kern zerfällt leicht in seine zwei großen, halbkugeligen bis glockenförmigen Kotyledonen, die mit ihrer flachen Seite nur lose aneinanderhaften. Zwischen den Kotyledonen ist das Würzelchen eingeschlossen. Endosperm ist nicht vorhanden.

Mikroskopische Merkmale: Die Kotyledonen zeigen im Querschnitt außen eine Lage kleiner, etwas radialgestreckter, nach außen zu etwas stärker verdickter Zellen. Das übrige Gewebe besteht aus gerundet-polyedrischen, ziemlich derbwandigen Zellen, die Stärkekörner enthalten. Diese sind einfach, eirund, birnenförmig oder gerundet dreiseitig und bis zu 36 µm lang. In der peripheren Lage des Kotyledonengewebes befinden sich meist gleich unter der Oberhaut Sekrethöhlen von etwa 70 bis 120 µm Durchmesser mit farblosem, glänzendem Inhalt.

PRÜFUNG AUF IDENTITÄT

Prüflösung: 5,0 g grob gepulverte Droge (710) werden mit 50 ml Äthanol 70 % *RN* 30 Minuten lang im Wasserbad unter Rückfluß erhitzt; nach dem Abkühlen wird abfiltriert.

A. 1 ml Prüflösung wird mit 10 ml Wasser verdünnt und mit 0,2 ml Eisen(III)-chlorid-Lösung *RN* versetzt. Die Mischung färbt sich blauschwarz. Nach etwa 10 Minuten fällt ein blauschwarzer Niederschlag aus.

B. 1 ml Prüflösung wird mit Wasser zu 100 ml verdünnt. Wird 1 ml dieser Verdünnung mit 1 ml Natriumcarbonat-Lösung *R* und 0,2 ml Folin-Reagenz *RN* versetzt, färbt sich die Mischung grünblau und danach blau.

C. 5 ml Prüflösung werden mit 10 ml Petroläther *R* ausgeschüttelt. Die abgetrennte und filtrierte Petrolätherphase wird auf dem Wasserbad eingeengt. Der Rückstand wird in 2 ml Chloroform *R* aufgenommen. Nach Zugabe von 1 ml Acetanhydrid *R* und 0,1 ml Schwefelsäure *R* färbt sich die Mischung innerhalb von 5 Minuten schwach blaugrün.

D. Chromatographie: Die Prüfung erfolgt dünnschichtchromatographisch auf einer Schicht von Kieselgel GF_{254} *R*.

Untersuchungslösung: 5 ml Prüflösung werden mit 5 ml Wasser verdünnt und nach Zugabe von 0,5 g Natriumchlorid *R* zweimal mit je 15 ml Äthylacetat *R* ausgeschüttelt. Die vereinigten organischen Phasen werden über wasserfreiem Natriumsulfat *R* getrocknet und anschließend auf dem Wasserbad eingeengt. Der Rückstand wird in 1,0 ml einer Mischung aus gleichen Volumteilen Äthylacetat *R* und Methanol *R* gelöst.

Vergleichslösung: 10 mg Gallussäure *RN* und 5 mg Cholesterin *R* werden in 10 ml Methanol *R* gelöst.

Aufgetragen werden getrennt 30 μl Untersuchungslösung und 20 μl Vergleichslösung. Die Chromatographie erfolgt über eine Laufstrecke von 15 cm mit einer Mischung von 50 Volumteilen Toluol *R*, 40 Volumteilen Äthylacetat *R* und 10 Volumteilen wasserfreier Ameisensäure *R*. Nach Verdunsten der mobilen Phase werden die Chromatogramme mit äthanolischer Molybdatophosphorsäure-Lösung *RN* besprüht, 10 Minuten lang auf 105 bis 110 °C erhitzt, anschließend so lange in eine Chromatographiekammer eingestellt, in der sich ein Gefäß mit Ammoniaklösung *R* befindet, bis die gelbe Farbe des Untergrundes verschwunden ist, und danach im Tageslicht ausgewertet.

Das Chromatogramm der Vergleichslösung zeigt im mittleren Drittel des Rf-Bereiches den graublauen Fleck der Gallussäure und im unteren Teil des oberen Drittels den graublauen Fleck des Cholesterins.

Das Chromatogramm der Untersuchungslösung zeigt folgende graublaue Flecke: einen schwachen Fleck etwa in der Mitte zwischen Start und der Vergleichssubstanz Gallussäure, einen stark ausgeprägten Fleck in Höhe der Vergleichssubstanz Gallussäure, einen Fleck unmittelbar darüber, einen Fleck etwa in Höhe der Vergleichssubstanz Cholesterin und einen Fleck unmittelbar darüber. Im oberen Drittel des Rf-Bereiches können weitere, schwach ausgeprägte Flecke auftreten.

PRÜFUNG AUF REINHEIT

Fremde Bestandteile (Ph. Eur.): Höchstens 2 Prozent.

Asche (DAB): Höchstens 2,0 Prozent.

Sulfatasche (Ph. Eur.): Höchstens 3,0 Prozent, bestimmt mit 1,00 g grob gepulverter Droge (710).

ARZNEIFORMEN

HERSTELLUNG

Urtinktur aus der grob gepulverten Droge (710) und flüssige Verdünnungen nach Vorschrift 4a mit Äthanol 62 Prozent.

EIGENSCHAFTEN

Die Urtinktur ist eine braungelbe Flüssigkeit mit aromatischem Geruch und schwach bitterem Geschmack.

PRÜFUNG AUF IDENTITÄT

Die Urtinktur gibt die bei der Droge beschriebenen Identitätsreaktionen A bis D. Prüflösung ist die Urtinktur.

PRÜFUNG AUF REINHEIT

Relative Dichte (Ph. Eur.): 0,890 bis 0,905

Trockenrückstand (DAB): Mindestens 1,3 Prozent.

LAGERUNG

Vor Licht geschützt.

SYZYGIUM CUMINI E CORTICE

Syzygium jambolanum e cortice

Verwendet wird die getrocknete Stammrinde von *Syzygium cumini* (L.) Skeels.

BESCHREIBUNG

Die Rinde hat schwachen, eigenartigen Geruch und adstringierenden, leicht brennend würzigen Geschmack.

Sie besteht aus leichten, fast schwammigen, flachen oder rinnenförmigen, bis etwa 5 cm breiten und bis 1,5 cm dicken, außen mit weißem und hellgrauem Kork oder Borke bedeckten Stücken. Die Innenseite ist rotbraun und grob gestreift. Der Bruch ist im äußeren, dunkelgefärbten Teil eben, aber körnig mit helleren Punkten, im inneren, heller gefärbten Teil faserig.

Mikroskopische Merkmale: Die Rinde wird außen begrenzt von einer ring- oder schuppenförmigen, unterschiedlich dicken Borke. Diese besteht im Querschnitt aus einer dicken Schicht sekundärer Rinde und einem schmalen Folgeperiderm, das gelegentlich auch in schiefer Richtung die Rinde durchzieht und oft nicht vollständig ausgebildet ist. Bisweilen sind auch mehrere Lagen von Folgeperiderm mit den dazwischenliegenden Rindenparenchymen zu erkennen. Der Kork besteht aus 6 bis 15 Lagen tangential gestreckter, in radialer Richtung abwechselnd hoher und flacher Zellen. Jede Lage ist gewöhnlich eine Zelle breit, in den äußeren Teilen können die hohen Zellen auch in zwei nebeneinander liegenden Reihen vorkommen. Die Wände der Korkzellen sind dünn, bräunlichgelb, die der hohen Zellen, die bisweilen auch rotbraune, körnige Massen enthalten, teils allseits verdickt, getüpfelt und verholzt. Die Wände des 1 bis 4 Lagen breiten Phelloderms sind in der Nähe des undeutlichen Phellogens dünn, weiter nach innen zu jedoch hufeisenförmig verdickt. Die inneren Zellen enthalten rotbraunen, körnigen Inhalt, bisweilen auch einfache Kristalle oder Drusen aus Calciumoxalat. Das von dem Folgeperiderm abgetrennte Rindengewebe ist bis auf die sklerenchymatischen Elemente mehr oder weniger rotbraun gefärbt.

Die Rinde erscheint im Querschnitt radial gestreift durch die wenig geschlängelten, nach außen nicht verbreiterten, ein- bis fünf-, häufig dreireihigen, nur durch 3 bis 6 Reihen anderer Zellen voneinander getrennten Markstrahlen aus außen dünnen, weiter innen etwas derbwandigen Zellen mit rotbraunem Inhalt. Die Parenchymzellen der äußeren Teile sind mehr oder weniger rundlich bis tangential gestreckt, derbwandig. Die außen liegenden enthalten einfache, etwa 7 bis 40 μm große Stärkekörner, die inneren rotbraune Massen. Zwischen den Parenchymzellen finden sich einzeln oder in kleinen Gruppen unregelmäßige, teils tangential, teils radial gestreckte, glashelle, bis 150 μm große Steinzellen mit verschieden stark verdickter, aber deutlich geschichteteter und getüpfelter, verholzter Wand. Die hier nur wenig auffälligen Sklerenchymfasern sind in den inneren Teilen der Rinde meist zu rundlichen, verschieden großen Gruppen oder zu ein- bis dreilagigen, von Markstrahl zu Markstrahl reichenden Bändern vereinigt. Sie sind im Querschnitt abgerundet, vieleckig, 25 bis 45 μm weit und besitzen eine bis auf ein sehr kleines Lumen verdickte, glashelle, kaum deutlich geschichtete, aber feingetüpfelte, verholzte Wand. Sie werden von Reihen kleiner Zellen begleitet, die jeweils eine grobspitzige, 18 bis 25 μm große Calciumoxalatdruse enthalten. In den innersten Rindenteilen machen diese Zellen den größten Teil des Parenchyms aus. Die Siebelemente sind nur in Kambiumnähe erkennbar. In den äußeren Teilen sind sie zu mehr oder weniger gelblichen, dickwandig erscheinenden Komplexen obliteriert.

PRÜFUNG AUF IDENTITÄT

Prüflösung: 5,0 g grob gepulverte Droge (710) werden mit 50 ml Äthanol 70 % *RN* im Wasserbad 15 Minuten lang unter Rückfluß zum Sieden erhitzt und danach abfiltriert.

A. 1 ml Prüflösung wird mit Wasser zu 100 ml verdünnt. Wird 1 ml dieser Verdünnung mit 1 ml Natriumcarbonat-Lösung *R* und 0,2 ml Folin-Reagenz *RN* versetzt, färbt sich die Mischung grünblau und danach blau.

B. 5 ml Prüflösung werden mit 10 ml Petroläther *R* ausgeschüttelt. Die abgetrennte und filtrierte Petrolätherphase wird auf dem Wasserbad eingeengt. Der Rückstand wird in 0,2 ml Chloroform *R* aufgenommen. Nach Zugabe von 1 ml Acetanhydrid *R* und 0,1 ml Schwefelsäure *R* färbt sich die Mischung innerhalb von 1 Minute schmutziggrün.

C. Wird 1 ml Prüflösung mit 1 ml Äthanol 70 % *RN*, 0,5 ml verdünnter Ammoniaklösung *R* 1 und 0,5 ml Silbernitrat-Lösung *R* 1 versetzt, entsteht innerhalb von 5 Minuten eine schwarze Fällung.

D. Chromatographie: Die Prüfung erfolgt dünnschichtchromatographisch auf einer Schicht von Kieselgel H *R*.

Untersuchungslösung: 5 ml Prüflösung werden mit 5 ml Wasser verdünnt und nach Zugabe von 0,5 g Natriumchlorid *R* zweimal mit je 15 ml Äthylacetat *R* ausgeschüttelt. Die vereinigten organischen Phasen werden über wasserfreiem Natriumsulfat *R* getrocknet, filtriert und eingeengt. Der Rückstand wird in 1 ml einer Mischung aus gleichen Volumteilen Äthylacetat *R* und Methanol *R* gelöst.

Vergleichslösung: 10 mg Gallussäure *RN* und 10 mg Cholesterin *R* werden in 10 ml Methanol *R* gelöst.

Aufgetragen werden getrennt 30 µl Untersuchungslösung und 10 µl Vergleichslösung. Die Chromatographie erfolgt über eine Laufstrecke von 15 cm mit einer Mischung von 50 Volumteilen Toluol R, 40 Volumteilen Äthylacetat R und 10 Volumteilen wasserfreier Ameisensäure R. Nach Verdunsten der mobilen Phase werden die Chromatogramme im ultravioletten Licht bei 254 nm beziehungsweise bei 365 nm ausgewertet.

Das Chromatogramm der Vergleichslösung zeigt bei 254 nm im mittleren Drittel des Rf-Bereiches den Fleck der Gallussäure.

Das Chromatogramm der Untersuchungslösung zeigt bei 365 nm oberhalb der Vergleichssubstanz Gallussäure einen oder zwei blaue Flecke und darüber im unteren Teil des oberen Drittels des Rf-Bereiches einen grünen Fleck.

Die Chromatogramme werden mit äthanolischer Molybdatophosphorsäure RN besprüht, 10 Minuten lang auf 105 bis 110 °C erhitzt, anschließend so lange in eine Chromatographiekammer eingestellt, in der sich ein Gefäß mit Ammoniaklösung R befindet, bis die gelbe Farbe des Untergrundes verschwunden ist, und danach im Tageslicht ausgewertet.

Das Chromatogramm der Vergleichslösung zeigt im mittleren Drittel des Rf-Bereiches den graublauen Fleck der Gallussäure und im unteren Teil des oberen Drittels den graublauen Fleck des Cholesterins.

Das Chromatogramm der Untersuchungslösung zeigt folgende graublauen Flecke: einen schwachen Fleck etwa in der Mitte zwischen Start und der Vergleichssubstanz Gallussäure, einen stark ausgeprägten Fleck in Höhe der Vergleichssubstanz Gallussäure, einen schwachen Fleck wenig darüber, einen Fleck etwa in Höhe der Vergleichssubstanz Cholesterin und zwei schwache Flecke unmittelbar darüber.

PRÜFUNG AUF REINHEIT

Fremde Bestandteile (Ph. Eur.): Höchstens 2 Prozent.

Asche (DAB): Höchstens 8,0 Prozent.

ARZNEIFORMEN

HERSTELLUNG

Urtinktur aus der grob gepulverten Droge (710) und flüssige Verdünnungen nach Vorschrift 4a mit Äthanol 62 Prozent.

EIGENSCHAFTEN

Die Urtinktur ist eine orange- bis rotbraune Flüssigkeit mit dumpfem Geruch und charakteristischem, adstringierendem Geschmack.

PRÜFUNG AUF IDENTITÄT

Die Urtinktur gibt die bei der Droge beschriebenen Identitätsreaktionen A bis D. Prüflösung ist die Urtinktur.

PRÜFUNG AUF REINHEIT

Relative Dichte (Ph. Eur.): 0,885 bis 0,905

Trockenrückstand (DAB): Mindestens 2,0 Prozent.

LAGERUNG

Vor Licht geschützt.

TEUCRIUM MARUM

Marum verum

Verwendet werden die frischen, oberirdischen Teile von *Teucrium marum* L. ohne die verholzten unteren Zweiganteile.

BESCHREIBUNG

Die Blätter entwickeln beim Zerreiben kampferartigen Geruch und haben bitteren, scharfen Geschmack.

Der 20 bis 30, selten bis 50 cm hohe Strauch ist stark verzweigt. Die Zweige sind undeutlich vierkantig, dünn und bis auf den unteren, fast kahlen Teil weißfilzig behaart. Die Spreite der kreuzgegenständigen Laubblätter ist lineallanzettlich bis rhombisch, mehr oder weniger zugespitzt, am Grunde in den kurzen Blattstiel verschmälert, meist ganzrandig, bis 10 mm lang und 2 bis 5 mm breit. Ihre Oberseite ist grün, kahl, die Unterseite graufilzig behaart mit deutlich hervortretendem Mittelnerv. Der Blattrand ist oft nach unten umgebogen.

Die einzeln oder zu zweit in der Achsel laubblattartiger Tragblätter sitzenden Blüten sind in endständigen, etwas verlängerten, traubenartigen, einseitswendigen, dichten Blütenständen angeordnet. Der am Grunde etwas aufgetriebene, 6 bis 7 mm lange Kelch ist röhrenförmig und besitzt fünf gleiche, dreieckige, ein Drittel der Länge der Kelchröhre erreichende Zähne. Er ist außen zottig behaart. Die 10 bis 12 mm lange, purpurfarbene, außen zottig behaarte Krone geht aus einer den Kelch kaum überragenden Röhre in die fünflappige Unterlippe über. Deren Mittellappen ist stark vergrößert und herabgebogen. Die vorderen, etwas zugespitzten Seitenlappen sind ausgebreitet-aufsteigend, die hinteren, stark verschmälerten, zugespitzten Seitenlappen stehen aufrecht. Die vier Staubblätter mit den paarweise verschieden langen Filamenten sowie der Griffel mit den zwei kurzen, wenig ungleichen Narbenästen überragen die hinteren Seitenzipfel der Krone nur wenig. Der oberständige, zweiblättrige Fruchtknoten ist viergeteilt.

ARZNEIFORMEN

HERSTELLUNG

Urtinktur und flüssige Verdünnungen nach Vorschrift 3a.

EIGENSCHAFTEN

Die Urtinktur ist eine gelbgrüne bis grünbraune Flüssigkeit mit aromatischem Geruch und bitterem Geschmack.

PRÜFUNG AUF IDENTITÄT

A. Wird 1 ml Urtinktur mit 1 ml einer 1prozentigen Lösung (G/V) von Kupfer(II)-acetat *R* versetzt, entsteht eine olivgrüne Färbung.
B. 2 ml Urtinktur werden mit 2 ml Wasser versetzt und mit 5 ml Pentan *R* ausgeschüttelt. Wird die abgetrennte Pentanphase mit 1 ml einer 2prozentigen Lösung (G/V) von Vanillin *R* in Schwefelsäure *R* unterschichtet, entsteht an der Grenzfläche ein rotbrauner Ring.
C. Wird 1 ml Urtinktur mit 5 ml Wasser und 0,2 ml einer 1prozentigen Lösung (G/V) von Ammoniumeisen(III)-sulfat *R* versetzt, entsteht eine grünbraune Färbung.
D. Chromatographie: Die Prüfung erfolgt dünnschichtchromatographisch auf einer Schicht von Kieselgel H *R*.

Untersuchungslösung: Urtinktur.

Vergleichslösung: 10 mg Rutin *R*, 5 mg Hyperosid *RN* und 5 mg Kaffeesäure *R* werden in 10 ml Methanol *R* gelöst.

Aufgetragen werden getrennt 20 µl Untersuchungslösung und 10 µl Vergleichslösung. Die Chromatographie erfolgt über eine Laufstrecke von 15 cm mit einer Mischung von 80 Volumteilen Äthylacetat *R*, 10 Volumteilen wasserfreier Ameisensäure *R* und 10 Volumteilen Wasser. Nach Verdunsten der mobilen Phase werden die Chromatogramme zuerst mit einer 1prozentigen Lösung (G/V) von Diphenylboryloxyäthylamin *R* in Methanol *R*, danach mit einer 5prozentigen Lösung (G/V) von Polyäthylenglykol 400 *R* in Methanol *R* besprüht und im ultravioletten Licht bei 365 nm ausgewertet.

Das Chromatogramm der Vergleichslösung zeigt im unteren Drittel des Rf-Bereiches den orangefarbenen Fleck des Rutins, im mittleren Drittel den orangefarbenen Fleck des Hyperosids und im oberen Drittel den blaugrünen Fleck der Kaffeesäure.

Das Chromatogramm der Untersuchungslösung zeigt knapp unterhalb und knapp oberhalb der Vergleichssubstanz Rutin je einen schwachen, orangefarbenen Fleck. Unterhalb der Vergleichssubstanz Hyperosid liegen ein orangefarbener und ein blaugrüner, etwa auf gleicher Höhe und oberhalb je ein weiterer orangefarbener Fleck. Etwa in Höhe der Vergleichssubstanz Kaffeesäure liegen ein orangefarbener und ein gelber Fleck dicht beisammen.

PRÜFUNG AUF REINHEIT

Relative Dichte (Ph. Eur.): 0,900 bis 0,920

Trockenrückstand (DAB): Mindestens 2,5 Prozent.

LAGERUNG

Vor Licht geschützt.

THRYALLIS GLAUCA

Galphimia glauca

Verwendet werden die getrockneten Blätter und Blütenstände von *Thryallis glauca* (Poir.) O. Kuntze.

BESCHREIBUNG

Die Blätter und Blüten haben etwas süßlich-würzigen Geruch und bitteren Geschmack.

Die Laubblätter besitzen einen 4 bis 12 mm langen, oberseits rinnigen, selten noch schwach flaumig dunkelrot behaarten Stiel. Ihre Spreite ist eirund oder länglich eirund, am Grund stumpf oder abgerundet, am Scheitel stumpf oder häufig bespitzt, bis 6 cm lang und 3 cm breit, oberseits meist grünlich grau, runzelig bis glatt, kahl, unterseits heller, rauh erscheinend, mit deutlich hervortretendem, weißlichem Mittelnerv und schwächeren Seitennerven. Der Rand ist etwas verdickt, glatt und besonders im unteren Teil nach unten umgebogen. Am Grunde der Spreite oder etwas darüber befindet sich seitlich je eine etwa 0,5 mm lang gestielte, bis 1 mm breite, flachtrichterförmige, bräunlich bis schwarz erscheinende Drüse.

Die zusammengesetzt traubigen Blütenstände sind bis 12 cm lang und enthalten 10 bis 30 schwach zygomorphe, goldgelbe bis gelbbraune Blüten. Die Achsenteile sind dunkelrot behaart oder kahl. Die in der Achsel eines lineal-lanzettlichen bis linealen, häufig rotbraunen Tragblattes stehenden, 6 bis 11 mm langen Blütenstiele tragen etwas oberhalb des Grundes bis unterhalb der Mitte zwei lineal-lanzettliche, rötlich-braune, 1 bis 4 mm lange Vorblättchen. Die bis 2,3 cm breiten Blüten sind häufig flach ausgebreitet. Der Kelch besteht aus 5 verkehrt-eirunden bis länglich-ovalen, grünen und am Rande etwas helleren, 3 bis 4 mm langen Blättern mit schwach zurückgebogener Spitze. Die fünf verschieden großen Kronblätter sind aus stumpfem Grund fast herzförmig oder aus etwas verschmälertem Grund eirund, unterseits gekielt, am Rand sehr fein gefranst, bis 9 mm lang und 4 bis 5 mm breit. Der 1,5 bis 2 mm lange Nagel ist häufig wenigstens an der Innenseite rötlich überlaufen; ebenso ist gelegentlich der untere Teil der Kronblätter rötlich überlaufen. Die Filamente der 10 Staubblätter sind rötlich bis braun gefärbt. Der dreiteilige Fruchtknoten ist oberständig, abgeflacht kugelig, am Rücken der von je einem Griffel gekrönten Teile deutlich gekielt, dunkelgrün bis grünlich, an den Kielen bisweilen rötlichviolett.

Mikroskopische Merkmale: Die Epidermiszellen der Laubblattoberseite sind in Aufsicht unregelmäßig, meist dreieckig bis viereckig, mit schwachwelligen, getüpfelten Wänden und verdickter Außenwand. Das einreihige, die Hälfte bis zwei Drittel des Mesophylls einnehmende Palisadenparenchym besteht aus schmalen, dicht stehenden Zellen, das Schwammparenchym aus wenigen Lagen rundlicher bis flacher, wenigarmiger, locker angeordneter Zellen. Die in Aufsicht wellig- bis eckig-buchtigen Epidermiszellen der Unterseite sind flach oder teils einzeln, teils zu zwei oder drei miteinander verwachsen zu verschieden hohen, an der Außenseite dickwandigen Papillen aufgewölbt. Die von 4 bis 6 Nebenzellen umgebenen Spaltöffnungsapparate sind anomocytisch. Die in Aufsicht oberseits meist axial gestreckten, polygonalen, geradwandigen, unterseits mehr welligen Epidermiszellen der Kelchblätter tragen beiderseits eine fein längsgestreifte Cuticula. Im Mesophyll der Kelchblätter liegen zahlreiche, häufig in axialen Reihen angeordnete Zellen mit bis 25 µm, selten bis 40 µm großen, feinspitzigen Calciumoxalatdrusen mit dunklem Zentrum. Die Epidermiszellen der Kronblätter sind in Aufsicht oberseits fast isodiametrisch bis etwas axial gestreckt, schwach papillös, unterseits mehr axial gestreckt und kaum papillös und beiderseits mit feinwellig gestreifter Cuticula bedeckt. Das Endothecium der Staubblätter hat bügelförmige Wandverdickungen. Die Pollen sind kugelig bis breit ellipsoidisch, 14 bis 18 µm groß, mit glatter Exine und drei Keimporen. Auf den Blütenstandsachsen und gelegentlich auch auf den Kelchblättern kommen einzellige, T-förmige, mehr oder weniger rötlich-braune, glatte, beidendig stumpf-spitzige bis breit abgerundete, bis 500 µm lange und 48 µm breite Haare mit meist exzentrischer Stielansatzstelle vor.

PRÜFUNG AUF IDENTITÄT

Prüflösung: 1,0 g grob gepulverte Droge (710) wird 2 Stunden lang mit 10 ml Äthanol 70% *RN* bei Raumtemperatur gerührt und danach abfiltriert.

A. Wird 1 ml Prüflösung mit 50 mg Magnesium *R* als Spänen und 1 ml Salzsäure *R* 1 versetzt, entsteht dunkelrote Färbung.
B. Werden 0,2 ml Prüflösung mit 10 ml Wasser und 0,1 ml Eisen(III)-chlorid-Lösung *R* 1 versetzt, entsteht starke, blauschwarze Trübung.
C. Wird 1 ml Prüflösung mit 0,1 ml Blei(II)-acetat-Lösung *R* versetzt, entsteht ockergelber, voluminöser Niederschlag.
D. Chromatographie: Die Prüfung erfolgt dünnschichtchromatographisch auf einer Schicht von Kieselgel H *R*.

Untersuchungslösung: Prüflösung.

Vergleichslösung: 5 mg Kaffeesäure *R*, 10 mg Rutin *R* und 5 mg Hyperosid *RN* werden in 10 ml Methanol *R* gelöst.

Aufgetragen werden getrennt je 10 µl Untersuchungs- und Vergleichslösung. Die Chromatographie erfolgt über eine Laufstrecke von 15 cm mit einer Mischung von 80 Volumteilen Äthylacetat *R*, 10 Volumteilen wasserfreier Ameisensäure *R* und 10 Volumteilen Wasser. Die Chromatogramme werden 10 Minuten lang bei 105 bis 110 °C getrocknet, nach dem Abkühlen zuerst mit einer 5prozentigen Lösung (G/V) von Diphenylboryloxyäthylamin *R* in Methanol *R* und danach mit einer 5prozentigen Lösung (G/V) von Polyäthylenglykol 400 *R* in Methanol *R* besprüht und nach 15 Minuten im ultravioletten Licht bei 365 nm ausgewertet.

Das Chromatogramm der Vergleichslösung zeigt im unteren Drittel des Rf-Bereiches den orange fluoreszierenden Fleck des Rutins, am Übergang vom unteren zum mittleren Drittel den orange fluoreszierenden Fleck des Hyperosids und im oberen Drittel den blaugrün fluoreszierenden Fleck der Kaffeesäure.

Das Chromatogramm der Untersuchungslösung zeigt folgende fluoreszierende Flecke: unterhalb der Vergleichssubstanz Rutin einen orangegelben und dicht unter der Vergleichssubstanz Hyperosid einen blaugrünen Fleck, oberhalb der Vergleichssubstanz Hyperosid im mittleren Drittel des Rf-Bereiches in gleichmäßigen Abständen zwei orangegelbe Flecke und einen tiefblauen Fleck sowie im oberen Drittel unterhalb der Vergleichssubstanz Kaffeesäure in gleichmäßigen Abständen zwei grüne Flecke und einen tiefblauen Fleck.

PRÜFUNG AUF REINHEIT

Fremde Bestandteile (Ph. Eur.): Höchstens 4 Prozent Stengelteile und höchstens 1 Prozent andere fremde Bestandteile.

Sulfatasche (Ph. Eur.): Höchstens 10,0 Prozent, bestimmt mit 1,00 g grob gepulverter Droge (710).

Asche (DAB): Höchstens 8,0 Prozent.

ARZNEIFORMEN

HERSTELLUNG

Urtinktur aus der grob gepulverten Droge (710) und flüssige Verdünnungen nach Vorschrift 4a mit Äthanol 62 Prozent.

EIGENSCHAFTEN

Die Urtinktur ist eine gelbbraune Flüssigkeit mit stark bitterem Geschmack.

PRÜFUNG AUF IDENTITÄT

Die Urtinktur gibt die bei der Droge beschriebenen Identitätsreaktionen A bis D. Prüflösung ist die Urtinktur.

PRÜFUNG AUF REINHEIT

Relative Dichte (Ph. Eur.): 0,900 bis 0,910

Trockenrückstand (DAB): Mindestens 4,0 Prozent.

LAGERUNG

Vor Licht geschützt.

THUJA OCCIDENTALIS

Thuja

Verwendet werden die frischen, beblätterten, einjährigen Zweige von *Thuja occidentalis* L.

BESCHREIBUNG

Die frischen Blätter entwickeln beim Zerreiben sehr starken, balsamischen Geruch.

Die einjährigen Zweige sind noch krautig oder sehr schwach verholzt, vielfach verästelt. Sie tragen kleine, 4zeilig angeordnete, schuppenförmige und angedrückte Blätter. Die Blätter sind an jungen Bäumen schmal linealisch, an älteren breit, dreieckig, anliegend, dachziegelig, auf der Unterseite nicht oder wenig vertieft, heller, ohne weißliche Spaltöffnungslinien. Die Flächenblätter (Mittelblätter) der Ober- und Unterseite tragen auf dem Rücken eine Harzdrüse. Diese Drüse fehlt den Kantenblättern. Die beblätterten Zweige sind auf der Oberseite dunkelgrün, auf der Unterseite bedeutend heller.

ARZNEIFORMEN

HERSTELLUNG

Urtinktur und flüssige Verdünnungen nach Vorschrift 3a.

EIGENSCHAFTEN

Die Urtinktur ist eine grünliche bis grünbraune Flüssigkeit mit aromatischem Geruch.

PRÜFUNG AUF IDENTITÄT

A. Wird 1 ml Urtinktur mit 5 ml Wasser versetzt, trübt sich die Mischung.
B. Die bei A. erhaltene Mischung wird mit 0,2 ml einer 1prozentigen Lösung (G/V) von Aluminiumchlorid *RN* versetzt und filtriert. Wird das gelbe Filtrat mit 0,2 ml verdünnter Ammoniaklösung *R* versetzt, verstärkt sich die Gelbfärbung; im ultravioletten Licht bei 365 nm fluoresziert die Mischung intensiv türkis.

C. 1 ml Urtinktur wird mit 2 ml Methanol *R*, 1 ml Salzsäure *R* 1 und 10 mg Resorcin *R* versetzt und etwa 2 Minuten lang im Wasserbad erhitzt. Beim Abkühlen entsteht eine beständige, wein- bis kirschrote Färbung.

D. Chromatographie: Die Prüfung erfolgt dünnschichtchromatographisch auf einer Schicht von Kieselgel G *R*.

Untersuchungslösung: Urtinktur.

Vergleichslösung: 10 mg Borneol *R* und 10 mg Thujon *RN* werden in 10 ml Methanol *R* gelöst.

Aufgetragen werden getrennt je 10 μl Untersuchungs- und Vergleichslösung. Die Chromatographie erfolgt 2mal mit kurzer Zwischentrocknung über eine Laufstrecke von 10 cm mit Methylenchlorid *R*. Die Chromatogramme werden mit äthanolischer Molybdatophosphorsäure-Lösung *RN* besprüht, 5 bis 10 Minuten lang bis zur optimalen Farbentwicklung auf 100 bis 105 °C erhitzt und im Tageslicht ausgewertet.

Das Chromatogramm der Vergleichslösung zeigt am Übergang vom unteren zum mittleren Drittel des Rf-Bereiches den graublauen Fleck des Borneols und am Übergang vom mittleren zum oberen Drittel den braunvioletten Doppelfleck des Thujons.

Das Chromatogramm der Untersuchungslösung zeigt auf der Startlinie und direkt darüber mehrere graublaue Flecke. Etwa in Höhe des Borneolflecks der Vergleichslösung und knapp darüber liegt je ein graublauer Fleck. Der Thujondoppelfleck darf im Chromatogramm der Untersuchungslösung nicht schwächer ausgeprägt sein als im Vergleichschromatogramm. Oberhalb des Thujondoppelflecks liegt ein graublauer Fleck. Weitere schwach graublau gefärbte Flecke können vorhanden sein.

PRÜFUNG AUF REINHEIT

Relative Dichte (Ph. Eur.): 0,895 bis 0,920

Trockenrückstand (DAB): Mindestens 3,0 Prozent.

LAGERUNG

Vor Licht geschützt.

THYMUS SERPYLLUM

Serpyllum

Verwendet werden die frischen, oberirdischen Teile blühender Pflanzen von *Thymus serpyllum* L.

BESCHREIBUNG

Beim Zerreiben der Pflanze tritt starker, aromatischer Geruch auf.

Die buschig wachsende Pflanze trägt an den nur schwach verholzten, aufrechten oder liegenden bis aufsteigenden, stielrunden bis vierkantigen, 10 bis 15 cm langen Stengeln 5 bis 15 mm lange, lineale oder elliptisch-eiförmige oder rundliche Laubblätter. Die Spreiten sind meist in einen scheinbaren bis echten Blattstiel verschmälert oder zusammengezogen und zumindest im unteren Teil bewimpert. Die Seitennerven treten auf der Blattunterseite deutlich hervor.

Der Blütenstand ist kugelig-kopfig bis stark verlängert, oft unterbrochen, mit voneinander abgesetzten Scheinwirteln. Der zweilippige Kelch ist röhrig-glockig und hat 10 erhabene Nerven. Die drei gleichartig gestalteten Zähne der Oberlippe sind kurz, spitz bis dreieckig, die beiden Zähne der Unterlippe pfriemlich, länger und meist alle bewimpert. Die schwach zweilippige, im unteren Teil röhrige Blumenkrone ist 3 bis 6 mm lang und hell bis tief purpurfarben, selten auch weiß, mit ungeteilter, flacher, ausgerandeter Oberlippe und dreizipfliger Unterlippe. Die Staubblätter sind paarweise ungleich lang. Der oberständige und vierteilige Fruchtknoten trägt einen Griffel mit zwei zugespitzten Narbenästen. Die Nüßchen sind 0,6 bis 0,7 mm lang und ellipsoidisch.

ARZNEIFORMEN

HERSTELLUNG

Urtinktur und flüssige Verdünnungen nach Vorschrift 3a.

EIGENSCHAFTEN

Die Urtinktur ist eine gelbbraune Flüssigkeit mit aromatischem Geruch und Geschmack.

PRÜFUNG AUF IDENTITÄT

A. Wird 1 ml Urtinktur mit 50 ml Wasser und 0,1 ml Eisen(III)-chlorid-Lösung R 1 versetzt, färbt sich die Mischung grün.
B. Werden 0,5 ml Urtinktur nacheinander mit 10 ml Wasser, 0,1 ml Natriumcarbonat-Lösung R und 0,1 ml einer 2prozentigen Lösung (G/V) von Dichlorchinonchlorimid R in Äthanol R versetzt, färbt sich die Mischung blaugrün.
C. Chromatographie: Die Prüfung erfolgt dünnschichtchromatographisch auf einer Schicht von Kieselgel H R.

Untersuchungslösung: Die Mischung von 5 ml Urtinktur und 5 ml Wasser wird mit 1 g Natriumchlorid R versetzt und mit 3 ml Chloroform R ausgeschüttelt. Die organische Phase wird über wasserfreiem Natriumsulfat R getrocknet, filtriert und anschließend mit Chloroform R auf 5 ml verdünnt.

Vergleichslösung: 5 mg Borneol R und 5 mg Thymol R werden in 10 ml Methanol R gelöst.

Aufgetragen werden getrennt 20 µl Untersuchungslösung und 10 µl Vergleichslösung. Die Chromatographie erfolgt über eine Laufstrecke von 15 cm mit einer Mischung aus 93 Volumteilen Toluol R und 7 Volumteilen Äthylacetat R. Nach Verdunsten der mobilen Phase werden die Chromatogramme mit Anisaldehyd-Lösung R besprüht, 10 Minuten lang auf 105 bis 110 °C erhitzt und innerhalb von 10 Minuten im Tageslicht ausgewertet.

Das Chromatogramm der Vergleichslösung zeigt im unteren Drittel des Rf-Bereiches den gelbgrünen Fleck des Borneols und im mittleren Drittel den roten Fleck des Thymols.

Das Chromatogramm der Untersuchungslösung zeigt über dem Start einen schwachen, orangefarbenen Fleck und knapp unter der Vergleichssubstanz Borneol einen blauvioletten Fleck. Auf Höhe des Borneols liegt ein schwacher, gelbgrüner Fleck und dicht darüber ein blauvioletter Fleck. Wenig unterhalb der Vergleichssubstanz Thymol liegt ein violetter Fleck. Die Intensität des roten Fleckes auf Höhe des Thymols muß deutlich geringer sein als die Intensität des Thymolfleckes im Chromatogramm der Vergleichslösung. An der Grenze vom mittleren zum oberen Drittel des Rf-Bereiches liegt ein graublauer Fleck.

PRÜFUNG AUF REINHEIT

Relative Dichte (Ph. Eur.): 0,895 bis 0,915

Trockenrückstand (DAB): Mindestens 1,2 Prozent.

LAGERUNG

Vor Licht geschützt.

THYMUS VULGARIS

Verwendet werden die frischen, oberirdischen Teile blühender Pflanzen von *Thymus vulgaris* L.

BESCHREIBUNG

Alle Teile entwickeln beim Zerreiben aromatischen Geruch und haben aromatisch-scharfen, schwach bitteren Geschmack.

Der bis zu 40 cm hoch werdende, aufrechte oder aufsteigende, stark verzweigte, im unteren Teil verholzte Halbstrauch hat kreuzweise gegenständige, an den Seitenzweigen oft fast rosettig-gehäufte, lineal-lanzettliche bis elliptische, etwa 4 bis 8 mm lange und bis 3 mm breite Blätter mit meist nach unten eingerollten Rändern. Der Blattstiel ist sehr kurz oder fehlend. Die Blätter sind oberseits kahl, unterseits dicht grau filzig mit deutlich hervortretendem Mittelnerv. Auf den Blättern, Kelchen und Stengeln sind mit der Lupe kleine, gelblichbraune Drüsenschuppen zu erkennen.

Die Blüten stehen zu 3 bis 6 blattachselständig und bilden zusammen einen ährigen Blütenstand. Der 3 bis 5 mm lange Kelch ist grün, häufig violett überlaufen, röhrig, an der Spitze zweilippig mit einer dreizipfligen, meist zurückgebogenen Oberlippe und einer längeren, aus 2 pfriemlichen, bewimperten Zähnen bestehenden Unterlippe. Der Kelchschlund ist nach dem Abblühen durch einen Kranz langer, steifer Haare verschlossen. Die Krone ist 4 bis 6 mm lang, rosa bis violett und schwach zweilippig mit ungeteilter, flacher, ausgerandeter Oberlippe und dreizipfliger Unterlippe. Die Blüten sind entweder weiblich oder zwittrig mit 4 jeweils paarweise ungleich langen, die Blumenkrone nicht oder nur wenig überragenden Staubblättern. Der Fruchtknoten ist oberständig und vierteilig. Der zwischen den Teilfrüchten inserierte Griffel trägt 2 spitzzulaufende Narbenschenkel. Die bis 1 mm großen, braunen bis schwarzbraunen Nüßchen sind rundlich und manchmal seitlich abgeplattet.

Pflanzen, die beim Zerreiben zitronenartigen Geruch entwickeln, dürfen nicht verwendet werden.

ARZNEIFORMEN

HERSTELLUNG

Urtinktur und flüssige Verdünnungen nach Vorschrift 3a.

EIGENSCHAFTEN

Die Urtinktur ist eine braune Flüssigkeit mit aromatischem Geruch und Geschmack.

PRÜFUNG AUF IDENTITÄT

A. Wird 1 ml Urtinktur mit 50 ml Wasser und 0,1 ml Eisen(III)-chlorid-Lösung R 1 versetzt, färbt sich die Mischung grün.
B. Werden 0,5 ml Urtinktur nacheinander mit 10 ml Wasser, 0,1 ml Natriumcarbonat-Lösung R und 0,1 ml einer 2prozentigen Lösung (G/V) von Dichlorchinonchlorimid R in Äthanol R versetzt, färbt sich die Mischung blau.
C. Chromatographie: Die Prüfung erfolgt dünnschichtchromatographisch auf einer Schicht von Kieselgel H R.

Untersuchungslösung: Die Mischung von 5 ml Urtinktur und 5 ml Wasser wird mit 1 g Natriumchlorid R versetzt und mit 3 ml Chloroform R ausgeschüttelt. Die organische Phase wird über wasserfreiem Natriumsulfat R getrocknet, filtriert und anschließend mit Chloroform R auf 5 ml verdünnt.

Vergleichslösung: 5 mg Borneol R und 5 mg Thymol R werden in 10 ml Methanol R gelöst.

Aufgetragen werden getrennt 20 µl Untersuchungslösung und 10 µl Vergleichslösung. Die Chromatographie erfolgt über eine Laufstrecke von 15 cm mit einer Mischung aus 93 Volumteilen Toluol R und 7 Volumteilen Äthylacetat R. Nach Verdunsten der mobilen Phase werden die Chromatogramme mit Anisaldehyd-Lösung R besprüht, 10 Minuten lang auf 105 bis 110 °C erhitzt und innerhalb von 10 Minuten im Tageslicht ausgewertet.

Das Chromatogramm der Vergleichslösung zeigt im unteren Drittel des Rf-Bereiches den gelbgrünen Fleck des Borneols und im mittleren Drittel den roten Fleck des Thymols.

Das Chromatogramm der Untersuchungslösung zeigt über dem Start einen schwachen, orangefarbenen, einen violetten und einen blauvioletten Fleck. Auf Höhe der Vergleichssubstanz Borneol liegt ein gelbgrüner Fleck und dicht darüber ein blauvioletter Fleck. Wenig unterhalb der Vergleichssubstanz Thymol liegt ein violetter Fleck. Die Intensität des roten Fleckes auf Höhe des Thymols muß mindestens so stark sein wie die Intensität des Thymolflecks im Chromatogramm der Vergleichslösung. An der Grenze vom mittleren zum oberen Drittel des Rf-Bereiches liegt ein graublauer Fleck.

PRÜFUNG AUF REINHEIT

Relative Dichte (Ph. Eur.): 0,895 bis 0,915

Trockenrückstand (DAB): Mindestens 1,4 Prozent.

LAGERUNG

Vor Licht geschützt.

VINCETOXICUM HIRUNDINARIA

Vincetoxicum

Verwendet werden die frischen Blätter von *Vincetoxicum hirundinaria* Medik.

BESCHREIBUNG

Die Blätter haben unangenehmen, süßlichen Geruch.

Die rundlich dreieckigen, länglich eiförmigen bis lanzettlichen Laubblätter sind stumpf bis lang zugespitzt, am Grunde herzförmig bis abgerundet, 6 bis 10 cm lang und 2,5 bis 5 cm breit, oberseits sattgrün, unterseits heller bläulichgrün. Der 2,5 bis 5 cm lange Blattstiel, die Nerven an der Unterseite sowie der glatte Blattrand sind kurz flaumig behaart.

ARZNEIFORMEN

HERSTELLUNG

Urtinktur und flüssige Verdünnungen nach Vorschrift 2a.

EIGENSCHAFTEN

Die Urtinktur ist eine braune Flüssigkeit mit fruchtig-aromatischem Geruch.

PRÜFUNG AUF IDENTITÄT

A. 1 ml Urtinktur wird mit 1 ml Fehlingscher Lösung *R* versetzt. Beim Kochen der Mischung entsteht ein rotbrauner Niederschlag.

B. 1 ml Urtinktur wird durch Zugabe von 0,2 ml Eisen(III)-chlorid-Lösung *R* 1 olivgrün gefärbt.

C. Chromatographie: Die Prüfung erfolgt dünnschichtchromatographisch auf einer Schicht von Kieselgel HF_{254} *R*.

Untersuchungslösung: Urtinktur.

Vergleichslösung: 10 mg Papaverinhydrochlorid *RN*, 10 mg Rutin *R* und 10 mg Gallussäure *RN* werden in 10 ml Methanol *R* gelöst.

Aufgetragen werden getrennt je 10 µl Untersuchungs- und Vergleichslösung. Die Chromatographie erfolgt über eine Laufstrecke von 10 cm mit einer Mischung von 68 Volumteilen n-Butanol R, 16 Volumteilen Essigsäure 98 % R und 16 Volumteilen Wasser. Nach Verdunsten der mobilen Phase werden die Chromatogramme im ultravioletten Licht bei 254 nm ausgewertet.

Das Chromatogramm der Vergleichslösung zeigt am Übergang vom unteren zum mittleren Drittel des Rf-Bereiches den Fleck des Papaverinhydrochlorids, im mittleren Drittel den Fleck des Rutins und im unteren Teil des oberen Drittels den Fleck der Gallussäure.

Das Chromatogramm der Untersuchungslösung zeigt wenig unterhalb der Vergleichssubstanz Papaverinhydrochlorid dicht zusammen einen dunklen und darüber einen blau fluoreszierenden Fleck, wenig unterhalb des Rutins einen dunklen Fleck und auf Höhe der Gallussäure einen dunklen Fleck.

Danach werden die Chromatogramme mit einer 1prozentigen Lösung (G/V) von Diphenylboryloxyäthylamin R in Methanol R und danach mit einer 5prozentigen Lösung (G/V) von Polyäthylenglykol 400 R in Methanol R besprüht und im ultravioletten Licht bei 365 nm ausgewertet.

Das Chromatogramm der Untersuchungslösung zeigt wenig unterhalb des Papaverinhydrochlorids dicht zusammen einen orangefarbenen und darüber einen blauen Fleck, wenig unterhalb des Rutins einen orangefarbenen Fleck und zwischen den Vergleichssubstanzen Rutin und Gallussäure zwei gelbe Flecke.

PRÜFUNG AUF REINHEIT

Relative Dichte (Ph. Eur.): 0,930 bis 0,945

Trockenrückstand (DAB): Mindestens 2,5 und höchstens 4,0 Prozent.

LAGERUNG

Vor Licht geschützt.

Vorsichtig zu lagern!

ZINCUM PHOSPHORICUM

$Zn_3(PO_4)_2 \cdot 4\,H_2O$ MG 458,2

Verwendet wird Zinkphosphat, das mindestens 99,0 Prozent und höchstens 105,0 Prozent $Zn_3(PO_4)_2 \cdot 4\,H_2O$ enthält.

EIGENSCHAFTEN

Weißes, kristallines Pulver; praktisch unlöslich in Wasser und Äthanol, löslich in verdünnten Mineralsäuren.

PRÜFUNG AUF IDENTITÄT

A. Die Prüflösung (siehe „Prüfung auf Reinheit") gibt die Identitätsreaktionen auf Zink (Ph. Eur.).

B. 0,1 g Substanz werden in einer Mischung aus 5 ml verdünnter Salpetersäure R und 5 ml Wasser gelöst. Die Lösung gibt die Identitätsreaktion b) auf Phosphat (Ph. Eur.).

PRÜFUNG AUF REINHEIT

Prüflösung: 2,5 g Substanz werden in 20 ml verdünnter Salzsäure R gelöst und falls erforderlich filtriert. Zum Filtrat wird verdünnte Ammoniaklösung R 1 zugesetzt, bis sich eben ein Niederschlag bildet, der durch Zugabe von sehr wenig verdünnter Salzsäure R wieder in Lösung gebracht wird. Die Lösung wird mit Wasser zu 50,0 ml verdünnt.

Arsen (Ph. Eur.): 4 ml Prüflösung müssen der Grenzprüfung A auf Arsen entsprechen (5 ppm).

Blei: 0,5 g Substanz werden in einer Mischung von 3 ml verdünnter Salzsäure R und 2 ml Wasser gelöst. Die Lösung wird mit 1 ml Ammoniaklösung R und 10 ml Kaliumcyanid-Lösung R versetzt. Diese Mischung wird in 1,2 ml Thioacetamid-Reagenz R eingegossen. Nach 2 Minuten darf die Untersuchungslösung nicht stärker gefärbt sein als folgende Vergleichslösung: 2 ml Blei-Standardlösung (10 ppm Pb) R, 3 ml Wasser, 1 ml Ammoniaklösung R und 10 ml Kaliumcyanid-Lösung R werden in 1,2 ml Thioacetamid-Reagenz R eingegossen (40 ppm).

Eisen (Ph. Eur.): 2 ml Prüflösung, mit Wasser zu 10 ml verdünnt, müssen der Grenzprüfung B auf Eisen entsprechen (100 ppm). Für Vergleichs- und Untersuchungslösung werden jeweils 0,5 ml Thioglykolsäure R verwendet.

Carbonat und Säureunlösliche Stoffe: 1,0 g Substanz wird in 15 ml Salzsäure gelöst. Die Substanz muß sich ohne Gasentwicklung lösen. Die Lösung darf höchstens sehr schwach opaleszierend (Ph. Eur., Methode B) sein und muß farblos (Ph. Eur., Methode II) sein.

Chlorid (Ph. Eur.): 0,5 g Substanz werden in einer Mischung von 10 ml Wasser und 0,3 ml Salpetersäure R gelöst; die Lösung wird mit Wasser zu 15 ml verdünnt. Diese Lösung muß der Grenzprüfung auf Chlorid entsprechen (100 ppm).

Sulfat (Ph. Eur.): 10 ml Prüflösung, mit Wasser zu 15 ml verdünnt, müssen der Grenzprüfung auf Sulfat entsprechen (300 ppm).

GEHALTSBESTIMMUNG

Etwa 0,200 g Substanz, genau gewogen, werden in einer Mischung aus 5 ml Wasser und 1 ml Salzsäure R 1 gelöst. Die Lösung wird mit 50,0 ml 0,05 M-Natrium-ÄDTA-Lösung versetzt und mit Wasser zu 200 ml verdünnt. Nach dem Neutralisieren mit Ammoniak-Lösung R werden 10 ml Ammoniumchlorid-Pufferlösung pH 10 R und 50 mg Eriochromschwarz-T-Mischindikator R hinzugefügt. Der Überschuß an 0,05 M-Natrium-ÄDTA-Lösung wird mit 0,05 M-Zinksulfat-Lösung zurücktitriert.

1 ml 0,05 M-Natrium-ÄDTA-Lösung entspricht 7,636 mg $Zn_3(PO_4)_2 \cdot 4\,H_2O$.

ARZNEIFORMEN

Die 1. Dezimalverreibung muß mindestens 9,5 und darf höchstens 11,0 Prozent $Zn_3(PO_4)_2 \cdot 4\,H_2O$ enthalten.

HERSTELLUNG

Verreibungen nach Vorschrift 6.

EIGENSCHAFTEN

Die 1. Dezimalverreibung ist ein weißes Pulver.

PRÜFUNG AUF IDENTITÄT

A. 1 g der 1. Dezimalverreibung wird in einer Mischung aus 7,5 ml verdünnter Salzsäure R und 7,5 ml Wasser gelöst. Die Lösung gibt die Identitätsreaktionen auf Zink (Ph. Eur.).

B. 0,5 g der 1. Dezimalverreibung werden in einer Mischung aus 5 ml verdünnter Salpetersäure *R* und 5 ml Wasser gelöst. Die Lösung gibt die Identitätsreaktion b) auf Phosphat (Ph. Eur.).

GEHALTSBESTIMMUNG

Etwa 2,00 g der 1. Dezimalverreibung, genau gewogen, werden in einer Mischung von 10 ml Wasser und 1 ml Salzsäure *R* 1 unter leichtem Erwärmen gelöst. Die weitere Bestimmung erfolgt wie bei der Substanz unter „Gehaltsbestimmung" angegeben.

Grenzprüfung der D 4

40,0 g der 4. Dezimalverreibung werden mit 50 ml Wasser zum Sieden erhitzt. Der noch heißen Lösung wird 1 ml Salzsäure *R* 1 zugefügt. Nach dem Abkühlen werden 5,00 ml 0,05 M-Natrium-ÄDTA-Lösung und 145 ml Wasser zugegeben. Die weitere Bestimmung erfolgt wie bei der Substanz unter „Gehaltsbestimmung" angegeben.
  Es darf höchstens 1,0 ml 0,05 M-Natrium-ÄDTA-Lösung verbraucht werden.

LAGERUNG

Dicht verschlossen.

Vorsichtig zu lagern!

ZINCUM SULFURICUM

$ZnSO_4 \cdot 7\,H_2O$ MG 287,5

Verwendet wird Zinksulfat, das mindestens 99,0 und höchstens 105,0 Prozent $ZnSO_4 \cdot 7\,H_2O$ enthält.

EIGENSCHAFTEN

Farblose, durchscheinende Kristalle oder weißes, kristallines, verwitterndes Pulver, geruchlos, mit zusammenziehendem, metallischem Geschmack, sehr leicht löslich in Wasser, praktisch unlöslich in Äthanol.

PRÜFUNG AUF IDENTITÄT

Die Substanz gibt die Identitätsreaktionen auf Zink (Ph. Eur.) und Sulfat (Ph. Eur.).

PRÜFUNG AUF REINHEIT

Prüflösung: 2,5 g Substanz werden zu 50 ml gelöst.

Aussehen der Lösung: Die Prüflösung muß klar (Ph. Eur.; Methode B) und farblos (Ph. Eur., Methode II) sein.

***p*H-Wert** (Ph. Eur.): Der *p*H-Wert der Prüflösung muß zwischen 4,4 und 5,6 liegen.

Arsen (Ph. Eur.): 2 ml Prüflösung müssen der Grenzprüfung A auf Arsen entsprechen (10 ppm).

Eisen (Ph. Eur.): 2 ml Prüflösung, mit Wasser zu 10 ml verdünnt, müssen der Grenzprüfung B auf Eisen entsprechen (100 ppm). Für Untersuchungs- und Vergleichslösung sind je 0,5 ml Thioglykolsäure *R* zu verwenden.

Chlorid (Ph. Eur.): 3,3 ml Prüflösung, mit Wasser zu 15 ml verdünnt, müssen der Grenzprüfung auf Chlorid entsprechen (300 ppm).

Zincum sulfuricum

GEHALTSBESTIMMUNG

Etwa 0,200 g Substanz, genau gewogen, werden in einem 200-ml-Erlenmeyerkolben unter Zugabe von 5 ml verdünnter Essigsäure R gelöst. Die Lösung wird mit 50 ml Wasser, etwa 50 mg Xylenolorange-Indikator R und soviel Hexamethylentetramin R versetzt, bis die Lösung rot wird. Nach Zusatz von weiteren 2 g Hexamethylentetramin R wird die Lösung mit 0,05 M-Natrium-ÄDTA-Lösung bis zum Farbumschlag von Rot nach Gelb titriert.

1 ml 0,05 M-Natrium-ÄDTA-Lösung entspricht 14,38 mg $ZnSO_4 \cdot 7\ H_2O$.

ARZNEIFORMEN

Die Lösung (D 1) und die 1. Dezimalverreibung müssen mindestens 9,5 und dürfen höchstens 11,0 Prozent $ZnSO_4 \cdot 7\ H_2O$ enthalten.

HERSTELLUNG

Lösung (D 1) nach Vorschrift 5a mit Äthanol 15 Prozent. Die 2. Dezimalverdünnung wird mit Äthanol 15 Prozent, die folgenden Verdünnungen werden mit Äthanol 43 Prozent hergestellt.

Verreibungen nach Vorschrift 6.

EIGENSCHAFTEN

Die Lösung (D 1) ist eine klare, farblose Flüssigkeit.
Die 1. Dezimalverreibung ist ein weißes Pulver.

PRÜFUNG AUF IDENTITÄT

A. 1 ml der Lösung (D 1), zu 10 ml verdünnt, beziehungsweise die Lösung von 1 g der 1. Dezimalverreibung in 10 ml Wasser gibt die Identitätsreaktionen auf Zink (Ph. Eur.).

B. 1 ml der Lösung (D 1), zu 10 ml verdünnt, beziehungsweise die Lösung von 1 g der 1. Dezimalverreibung in 10 ml Wasser gibt die Identitätsreaktion auf Sulfat (Ph. Eur.).

PRÜFUNG AUF REINHEIT

Aussehen der Lösung: Die Lösung (D 1) muß klar (Ph. Eur., Methode B) und farblos (Ph. Eur., Methode II) sein.

Relative Dichte (Ph. Eur.): 1,032 bis 1,040.

GEHALTSBESTIMMUNG

Zur Gehaltsbestimmung der Lösung (D 1) und der 1. Dezimalverreibung werden jeweils etwa 2,00 g, genau gewogen, verwendet. Die Bestimmung erfolgt wie bei der Substanz unter „Gehaltsbestimmung" angegeben.

Grenzprüfung der D 4

Etwa 30,0 g der 4. Dezimalverdünnung genau gewogen, werden mit 5 ml verdünnter Essigsäure *R* und 15 ml Wasser versetzt.

Etwa 30,0 g der 4. Dezimalverreibung, genau gewogen, werden nach Zusatz von 5 ml verdünnter Essigsäure *R* und 80 ml Wasser unter Erwärmen gelöst und anschließend abgekühlt.

Die weitere Bestimmung erfolgt wie bei der Substanz unter „Gehaltsbestimmung" angegeben. Bis zum Farbumschlag nach Gelb dürfen höchstens 0,4 ml 0,05 M-Natrium-ÄDTA-Lösung verbraucht werden.

LAGERUNG

Dicht verschlossen.

Vorsichtig zu lagern!

Sachregister

4. Nachtrag 1985

	Gebundene Ausgabe				Loseblatt-Ausgabe	
	1. Ausgabe 1978	1. Nachtrag 1981	2. Nachtrag 1983	3. Nachtrag 1985	4. Nachtrag 1985	
Abkürzungen	3				(A)	3
Abies nigra					351 (M)	R 060
Abrotanum	57				(M)	A 650
Absinthium				87	(M)	A 655
ACALYPHA INDICA					23 (M)	A 010
Achillea ex herba ferm 33d . .				49	(M)	A 030
ACHILLEA MILLEFOLIUM			29		(M)	A 020
– – FERM 33d				49	(M)	A 030
ACIDUM ACETICUM					25 (M)	A 035
– ARSENICOSUM		11			(M)	A 040
– BENZOICUM E RESINA	25				(M)	A 050
– BORICUM				29	(M)	A 060
– CITRICUM				33	(M)	A 080
– FORMICICUM	29				(M)	A 100
– HYDROCHLORICUM.	33				(M)	A 150
– NITRICUM		15			(M)	A 180
– OXALICUM					37 (M)	A 190
– PHOSPHORICUM	35				(M)	A 200
– PICRINICUM			33		(M)	A 210
– SILICICUM		17			(M)	A 220
– SULFURICUM					41 (M)	A 230
Aconitum	37				XII (M)	A 250
– Rh.					45 (M)	A 255
ACONITUM NAPELLUS	37				XII (M)	A 250
– – Rh					45 (M)	A 255
ACORUS CALAMUS				53	(M)	A 265
ADLUMIA FUNGOSA					49 (M)	A 260

	Gebundene Ausgabe					Loseblatt-Ausgabe	
	1. Ausgabe 1978	1. Nachtrag 1981	2. Nachtrag 1983	3. Nachtrag 1985	4. Nachtrag 1985		
Adonis ex herba ferm 33d . . .				57		(M)	A 280
ADONIS VERNALIS		21				(M)	A 270
ADONIS VERNALIS FERM 33d . .				57		(M)	A 280
Änderungen zur							
1. Ausgabe 1978.		XIII	XIII	XI			
– zum 1. Nachtrag 1981			XVIII	XXI			
Aesculin *RH*					3	(A)	5
AESCULINUM					53	(M)	A 290
Aesculus	41					(M)	A 300
– Cortex, äthanol. Decoctum .			35			(M)	A 310
AESCULUS HIPPOCASTANUM . .	41					(M)	A 300
– – E CORTICE, ÄTHANOL.							
DECOCTUM.			35			(M)	A 310
Äthanol	8					(H)	4
–, verschiedene							
Konzentrationen	8					(H)	4
–, absolutes	8					(H)	4
– 86 Prozent	8					(H)	4
– 73 Prozent	8					(H)	5
– 62 Prozent	9					(H)	5
– 43 Prozent	9					(H)	5
– 30 Prozent	9					(H)	5
– 15 Prozent	9					(H)	5
Äther	9					(H)	5
Aethusa				61		(M)	A 315
AETHUSA CYNAPIUM				61		(M)	A 315
Agaricus phalloides,							
Agaricus bulbosus				65		(M)	A 390
Agnus castus		89				(M)	V 050
ALCHEMILLA VULGARIS							
EX HERBA SICCATA.					57	(M)	A 320
ALETRIS FARINOSA					61	(M)	A 322
Allgemeine Bestimmungen zur							
Herstellung homöopathischer							
Arzneimittel.	5	XIII	XIII, 9	XI, 9	XI, XXIV, XX, 5	(H)	1
Allgemeine Vorschriften. . . .	3					(A)	3
ALLIUM CEPA FERM 34a				63		(M)	A 325
– SATIVUM			39		XVII	(M)	A 330
– URSINUM				65		(M)	A 340

Sachregister

	Gebundene Ausgabe					Loseblatt-Ausgabe	
	1. Ausgabe 1978	1. Nachtrag 1981	2. Nachtrag 1983	3. Nachtrag 1985	4. Nachtrag 1985		
ALOE	43					(M)	A 350
AMANITA PHALLOIDES				65		(M)	A 390
AMMI VISNAGA	45					(M)	A 400
AMMONIUM BROMATUM	47					(M)	A 450
– CARBONICUM		23	XVIII	XXII		(M)	A 470
– CHLORATUM	51			XX		(M)	A 500
– JODATUM				69		(M)	A 505
Ammoniummolybdat-Reagenz *RH*					3	(A)	5
Anacardium				379		(M)	S 070
Analysenmethoden	3	XIII	3			(A)	3
Analytik, Ausschuß	XIV	XII	XI	IX	IX	XIV, XVI, XVII, XXI	
ANAMIRTA COCCULUS			41		XVIII	(M)	A 510
ANGELICA ARCHANGELICA, ÄTHANOL. DECOCTUM			45			(M)	A 520
ANTIMONIT				73		(M)	A 522
Antimonium arsenicosum				401		(M)	S 180
– crudum			179			(M)	S 250
APATIT				75		(M)	A 525
Apis					69	(M)	A 530
APIS MELLIFICA					69	(M)	A 530
Archangelica, äthanol. Decoctum			45				A 520
ARGENTIT				79		(M)	A 540
ARGENTUM METALLICUM				81		(M)	A 545
– NITRICUM	53	XVII				(M)	A 550
Argon				11		(H)	5
ARISAEMA TRIPHYLLUM					71	(M)	A 575
Aristolochia	55	XV				(M)	A 600
ARISTOLOCHIA CLEMATITIS	55	XV				(M)	A 600
Arnica		27				(M)	A 620
–, Flos H 10 %				83		(M)	A 625
–, Planta tota			47		XVIII	(M)	A 630
–, – – Rh					73	(M)	A 635
ARNICA MONTANA		27				(M)	A 620
– – E FLORIBUS H 10 %				83		(M)	A 625
– – E PLANTA TOTA			47		XVIII	(M)	A 630
– – – – – Rh					73	(M)	A 635
Arsenicum album		11				(M)	A 040

	Gebundene Ausgabe					Loseblatt-Ausgabe	
	1. Ausgabe 1978	1. Nachtrag 1981	2. Nachtrag 1983	3. Nachtrag 1985	4. Nachtrag 1985		
ARSENUM JODATUM				77		(M)	A 640
ARTEMISIA ABROTANUM	57					(M)	A 650
– ABSINTHIUM				87		(M)	A 655
ARUM MACULATUM				91		(M)	A 660
Arum triphyllum.					71	(M)	A 575
Arzneibuch-Kommission, Homöopathische	XIII	XI	XI	IX	IX	XIII	
Arzneigrundstoffe	7	XIII		XI	7	(H)	3
Arzneimittel, Allgemeine Bestimmungen zur Herstellung homöopathischer	5	XIII, 1	XIII, 9	XI, 9	XI, XIV, XX, 5	(H)	1
Arzneiträger und Hilfsstoffe . . .	8	XIV	XIII	11	XI, 7	(H)	4
ASA FOETIDA				81		(M)	A 662
ASARUM EUROPAEUM				93		(M)	A 655
Ascorbat-Phosphat-Pufferlösung.				11		(H)	5
ASPARAGUS OFFICINALIS				95		(M)	A 670
Asperula odorata			107	XXV		(M)	G 010
– – spag. Zimpel				193		(M)	G 012
ATROPA BELLADONNA		31				(M)	A 680
– – Rh					85	(M)	A 690
ATROPINUM SULFURICUM. . . .	59					(M)	A 700
Augentropfen		4				(H)	27
AURUM CHLORATUM		35		XXI	XV	(M)	A 750
– JODATUM					89	(M)	A 775
Aurum chloratum natronatum				309		(M)	N 170
AURUM METALLICUM.		39				(M)	A 800
Ausschuß Analytik	XIV	XII	XI	IX	IX	XIV, XVI, XVII, XXI	
Avena e planta tota ferm 33c. .				91		(M)	A 820
AVENA SATIVA				97		(M)	A 810
– – FERM 33c.				91		(M)	A 820
Ausschuß Herstellungsregeln .	XIII	XI	XII	X	X	XIII, XV, XVIII, XXII	

	Gebundene Ausgabe				Loseblatt-Ausgabe	
	1. Ausgabe 1978	1. Nachtrag 1981	2. Nachtrag 1983	3. Nachtrag 1985	4. Nachtrag 1985	
BARIUM CARBONICUM		41	XXI		(M)	B 050
– CHLORATUM		43	XXII		(M)	B 100
Basilicum, Herba			317		(M)	0 010
Belladonna		31			(M)	A 680
Belladonna Rh.				85	(M)	A 690
BELLIS PERENNIS				95	(M)	B 150
Berberis				99	(M)	B 180
–, Fructus			51		(M)	B 200
BERBERIS VULGARIS				99	(M)	B 180
– – E FRUCTIBUS			51		(M)	B 200
Bestimmung des Trocknungsverlustes			3		(A)	4
Betonica			399		(M)	S 140
Betula, Cortex, äthanol. Decoctum			53		(M)	B 250
Betula e foliis ferm 34c.				103	(M)	B 275
–, Folium			99		(M)	B 270
BETULA PENDULA E CORTICE, ÄTHANOL. DECOCTUM . . .			53		(M)	B 250
BETULA PENDULA E FOLIIS . . .			99		(M)	B 270
– – FERM 34e				103	(M)	B 275
BISMUTUM METALLICUM				101	(M)	B 280
Blutkörperchen-Sprühlösung RH			3		(A)	5
Blutkörperchensuspension RH		5			(A)	5
Boldo			335		(M)	P 030
Borax			305		(M)	N 160
Borsäure				29	(M)	A 060
BRASSICA OLERACEA E PLANTA NON FLORESCENTE . .				105	(M)	B 290
Bromkresolgrün-Lösung RH .			3		(H)	5
BROMUM				107	(M)	B 295
Bryonia		45			(M)	B 300
BRYONIA CRETICA		45			(M)	B 300
– – FERM 33b				111	(M)	B 310
Bryonia e radice ferm 33b . . .				111	(M)	B 310
Bryophyllum			111		(M)	K 005
– Rh			113		(M)	K 010

	Gebundene Ausgabe					Loseblatt-Ausgabe	
	1. Ausgabe 1978	1. Nachtrag 1981	2. Nachtrag 1983	3. Nachtrag 1985	4. Nachtrag 1985		
Cactus				365		(M)	S 060
Calamus aromaticus			53			(M)	A 265
CALCIUM CARBONICUM							
HAHNEMANNI	61		XX			(M)	C 050
– FLUORATUM		57				(M)	C 080
– JODATUM			61			(M)	C 090
– PHOSPHORICUM	65					(M)	C 100
– SULFURICUM		47				(M)	C 120
Calciumbehenat	9					(H)	6
Calendula				115		(M)	C 130
CALENDULA OFFICINALIS				115		(M)	C 130
CALLUNA VULGARIS				117		(M)	C 140
CAMPHORA	67					(M)	C 150
Cantharidin *RH*				3		(H)	6
Cantharis				285		(M)	L 220
Capsella, äthanol. Infusum . .				105		(M)	C 152
CAPSELLA BURSA-PASTORIS,							
ÄTHANOL. INFUSUM				105		(M)	C 152
Capsicum				119		(M)	C 154
CAPSICUM ANNUUM				119		(M)	C 154
CARBO ANIMALIS			65			(M)	C 155
– VEGETABILIS		49	XIX	XXII	XVI	(M)	C 160
Cardiospermum				123		(M)	C 161
CARDIOSPERMUM HALICACABUM				123		(M)	C 161
Carduus benedictus				145		(M)	C 198
– –, äthanol. Decoctum				149		(M)	C 198a
Carduus marianus			387			(M)	S 100
– –, äthanol. Decoctum			391			(M)	S 110
CARUM CARVI,							
ÄTHANOL. DECOCTUM			109			(M)	C 162
Caryophyllus		185				(M)	S 350
Cellulose		XIV				(H)	6
CENTELLA ASIATICA				127		(M)	C 164
CEPHAELIS IPECACUANHA . . .		53	XIX		XVI	(M)	C 166
CHALKOSIN			113			(M)	C 168
Chamomilla				131		(M)	C 169
CHAMOMILLA RECUTITA				131		(M)	C 169
Chelidonium			69	XXIV		(M)	C 170
–, Flos, äthanol. Digestio . . .				117		(M)	C 172
– Rh			73			(M)	C 171

	Gebundene Ausgabe					Loseblatt-Ausgabe	
	1. Ausgabe 1978	1. Nachtrag 1981	2. Nachtrag 1983	3. Nachtrag 1985	4. Nachtrag 1985		
CHELIDONIUM MAJUS			69	XXIV		(M)	C 170
– – E FLORIBUS,							
ÄTHANOL. DIGESTIO			117			(M)	C 172
– – Rh			73			(M)	C 171
CHIMAPHILA UMBELLATA . . .			119			(M)	C 173
China		59	XX			(M)	C 190
CHININUM SULFURICUM				135		(M)	C 174
CHIONANTHUS VIRGINICUS . . .				139		(M)	C 175
CHOLESTERINUM				141		(M)	C 176
Chromatographie	4					(A)	4
Cichorium, äthanol. Decoctum			123			(M)	C 178
– Rh			77	XXIV		(M)	C 177
CICHORIUM INTYBUS,							
ÄTHANOL. DECOCTUM			123			(M)	C 178
– – Rh			77	XXIV		(M)	C 177
Cimicifuga		57				(M)	C 180
CIMICIFUGA RACEMOSA		57				(M)	C 180
CINCHONA SUCCIRUBRA		59	XX			(M)	C 190
Cinnabaris				233		(M)	H 046
Cinnamomum				129		(M)	C 192
CINNAMOMUM ZEYLANICUM . .				129		(M)	C 192
Citrat-Phosphat-Pufferlösung							
pH 5,5 RH				4		(A)	6
Clematis			133			(M)	C 197
CLEMATIS RECTA			133			(M)	C 197
CNICUS BENEDICTUS				145		(M)	C 198
– –, ÄTHANOL. DECOCTUM . . .				149		(M)	C 198a
Cocculus			41	XVIII		(M)	A 510
COCHLEARIA OFFICINALIS				151		(M)	C 199
– – SPAG. KRAUSS				155		(M)	C 199a
Coffea		69		XIII		(M)	C 200
COFFEA ARABICA		69		XIII		(M)	C 200
Coffein RH			5			(A)	6
Colchicin RH			5			(A)	6
Colchicum				135		(M)	C 205
COLCHICUM AUTUMNALE				135		(M)	C 205
COLLINSONIA CANADENSIS . . .				159		(M)	C 207
Conchae		61		XX		(M)	C 050
Condurango				285		(M)	M 230
CONVALLARIA MAJALIS			79			(M)	C 210

Sachregister

	Gebundene Ausgabe					Loseblatt-Ausgabe	
	1. Ausgabe 1978	1. Nachtrag 1981	2. Nachtrag 1983	3. Nachtrag 1985	4. Nachtrag 1985		
CONYZA CANADENSIS				161		(M)	C 215
CORALLIUM RUBRUM				163		(M)	C 220
CRATAEGUS				167		(M)	C 225
Crocus			83			(M)	C 230
CROCUS SATIVUS			83			(M)	C 230
CROTON TIGLIUM				171		(M)	C 235
Cumarin *RH*.				4		(A)	7
Cuprum		63				(M)	C 250
CUPRUM ACETICUM			87			(M)	C 240
− METALLICUM.		63				(M)	C 250
− SULFURICUM			91			(M)	C 300
Cyclamen				139		(M)	C 310
CYCLAMEN EUROPAEUM				139		(M)	C 310
CYPRIPEDIUM CALCEOLUS VAR. PUBESCENS				143		(M)	C 320
Cypripedium pubescens				143		(M)	C 320
CYTISUS SCOPARIUS				145		(M)	C 330
Damiana.				411		(M)	T 170
Darreichungsformen, Zubereitungen und	10	XIV	XIII	XI	XI	(H)	8
DATISCA CANNABINA				175		(M)	D 010
DATURA STRAMONIUM				149		(M)	D 015
Digitalis			95			(M)	D 020
DIGITALIS PURPUREA.			95			(M)	D 020
DIOSCOREA VILLOSA	73					(M)	D 050
DROSERA				153		(M)	D 075
ECHINACEA ANGUSTIFOLIA . . .		65				(M)	E 050
− PURPUREA				177		(M)	E 060
Eichhornia			157			(M)	E 075
EICHHORNIA CRASSIPES			157			(M)	E 075
Einreibungen, flüssige	20	XV	XV			(H)	21
Eisen(III)-chlorid-Reagenz *RH*				4		(A)	7
EPHEDRA DISTACHYA SPAG. ZIMPEL			99			(M)	E 100
Ephedra spag. Zimpel			99			(M)	E 100
Ephedrinhydrochlorid *RH*. . .			5			(A)	7
Erica				117		(M)	C 140
Erigeron canadensis				161		(M)	C 215

Sachregister 417

	Gebundene Ausgabe				Loseblatt-Ausgabe
	1. Ausgabe 1978	1. Nachtrag 1981	2. Nachtrag 1983	3. Nachtrag 1985	4. Nachtrag 1985
ERIODICTYON CALIFORNICUM..				179	(M) E 105
Eucalyptus............			159		(M) E 110
EUCALYPTUS GLOBULUS....			159		(M) E 110
EUPATORIUM PERFOLIATUM..			163		(M) E 120
– PURPUREUM..........				181	(M) E 125
EUPHORBIA CYPARISSIAS....				183	(M) E 130
EUPHORBIUM..........				187	(M) E 135
Euphrasia............			165		(M) E 140
– e planta tota ferm 33c....				191	(M) E 145
EUPHRASIA OFFICINALIS....			165		(M) E 140
– – FERM 33c..........				191	(M) E 145
Externa.............		XV	XV		(H) 21
EUSPONGIA OFFICINALIS....			101		(M) E 150
Fagopyrum...........				195	(M) F 005
FAGOPYRUM ESCULENTUM...				195	(M) F 005
FEL TAURI............			169		(M) F 010
Fermentation..........			18		(H) 48
Ferrum sesquichloratum.....				197	(M) F 030
FERRUM SESQUICHLORATUM SOLUTUM...........				197	(M) F 030
– SIDEREUM...........			103		(M) F 050
– METALLICUM..........			171		(M) F 020
FILIPENDULA ULMARIA.....				201	(M) F 055
– – FERM 34c..........				203	(M) F 060
Flor de piedra.........				273	(M) L 190
Flüssige Einreibungen.....	20	XV	XV		(H) 21
– LM-Potenzen.........				XXIII	(H) 29
– Verdünnungen, Urtinkturen und.......	11	XIV	XIV	XII, 38	(H) 10
– weinige Verdünnungen...				10	(H) 70
– – zur Injektion........	20				(H) 20
– Zubereitungen aus Verreibungen.......	18		XV	XIV	(H) 18
FLUORIT.............				175	(M) F 070
Foeniculum, äthanol. Decoctum.....				179	(M) F 080
FOENICULUM VULGARE, ÄTHANOL. DECOCTUM....				179	(M) F 080
Formica.............				207	(M) F 085

	Gebundene Ausgabe				Loseblatt-Ausgabe	
	1. Ausgabe 1978	1. Nachtrag 1981	2. Nachtrag 1983	3. Nachtrag 1985	4. Nachtrag 1985	
FORMICA RUFA.........					207	(M) F 085
Frangula............					355	(M) R 080
Frische Pflanzen........	7	XIII		XI		(H) 3
Fructose *RH*..........				4		(A) 7
FUMARIA OFFICINALIS.....				183		(M) F 090
– – SPAG. KRAUSS.......				185		(M) F 100
GALENIT.............				189		(M) G 005
GALIUM ODORATUM......			107	XXV		(M) G 010
– – SPAG. ZIMPEL........				193		(M) G 012
Gallae..............				195		(M) G 015
GALLAE TURCICAE........				195		(M) G 015
Galphimia glauca........					387	(M) T 130
Gelsemium...........				199		(M) G 020
–, äthanol. Decoctum.....					209	(M) G 021
GELSEMIUM SEMPERVIRENS..				199		(M) G 020
– –, ÄTHANOL. DECOCTUM...					209	(M) G 021
Gemeinsam potenzierte Mischungen..........				33		(H) 63
GENISTA TINCTORIA......				203		(M) G 022
GENTIANA LUTEA........					213	(M) G 025
Gepufferte wäßrige Urtinkturen..........				17		(H) 47
GEUM URBANUM........					215	(M) G 028
– –, ÄTHANOL. DECOCTUM...				205		(M) G 030
Ginkgo.............					219	(M) G 032
GINKGO BILOBA.........					219	(M) G 032
Gl-Urtinkturen.........				35		(H) 65
Globuli.............				XV		(H) 20
– velati.............				32		(H) 62
Glonoinum...........		85	XX			(M) N 200
Glycerol............	9					(H) 6
– 85 Prozent..........	9					(H) 6
Granatum...........					347	(M) P 120
GRAPHITES...........					221	(M) G 035
Gratiola............				207		(M) G 040
–, Radix, äthanol. Decoctum.				211		(M) G 045
GRATIOLA OFFICINALIS.....				207		(M) G 040

	Gebundene Ausgabe					Loseblatt-Ausgabe	
	1. Ausgabe 1978	1. Nachtrag 1981	2. Nachtrag 1983	3. Nachtrag 1985	4. Nachtrag 1985		
GRATIOLA OFFICINALIS E RADICE, ÄTHANOL. DECOCTUM				211		(M)	G 045
GRINDELIA ROBUSTA					225	(M)	G 047
Grenzprüfungen	3	XIII				(A)	3
GUAIACUM			67			(M)	G 050
Hämatit				11		(H)	6
HÄMATIT				213		(M)	H 003
Hamamelis					229	(M)	H 005
–, äthanol. Decoctum				215		(M)	H 006
–, Folium				219		(M)	H 009
HAMAMELIS VIRGINIANA					229	(M)	H 005
– –, ÄTHANOL. DECOCTUM ..				215		(M)	H 006
– – E CORTICE ET EX SUMMITATIBUS					231	(M)	H 008
– – E FOLIIS				219		(M)	H 009
Haplopappus					233	(M)	H 011
HAPLOPAPPUS BAYLAHUEN ...					233	(M)	H 011
Haronga					237	(M)	H 013
Hartfett		XIV				(H)	6
HARUNGANA MADAGASCARIENSIS					237	(M)	H 013
HEDERA HELIX				221		(M)	H 015
Hefe		XIV		XI		(H)	6
HERNIARIA GLABRA					241	(M)	H 020
Herstellung	11	XIV, 3	XIV, 9	XII, XXI, XXIII, 12	XI, XIV XXI, 8	(H)	8
– homöopathischer Arzneimittel, Allgemeine Bestimmungen zur	5	XIII, 1	XIII, 9	XI, 9		(H)	1
Herstellungsregeln, Ausschuß	XIII	XI	XII	X	X	XIII, XV, XVIII, XXII	
Hilfsstoffe, Arzneiträger und .	8	XIV	XIII	11	XI, 7	(H)	4
Hochdisperses Siliciumdioxid		XIV				(H)	7
Homöopathische Arzneibuch-Kommission	XIII	XI	XI	IX	IX	XIII	

	Gebundene Ausgabe					Loseblatt-Ausgabe	
	1. Ausgabe 1978	1. Nachtrag 1981	2. Nachtrag 1983	3. Nachtrag 1985	4. Nachtrag 1985		
– Arzneimittel, Allgemeine Bestimmungen zur Herstellung	5	XIII, 1	XIII, 9	XI, 9	XI, XIV, XX, 5	(H)	1
Honig		XIV			XI	(H)	6
HUMULUS LUPULUS			223			(M)	H 027
HYDRARGYRUM							
BICHLORATUM		71				(M)	H 030
– CHLORATUM			225			(M)	H 036
– METALLICUM.			229			(M)	H 040
– NITRICUM OXYDULATUM . . .				243		(M)	H 043
– SULFURATUM RUBRUM. . . .			233			(M)	H 046
Hydrastis				247		(M)	H 048
HYDRASTIS CANADENSIS				247		(M)	H 048
Hydrocotyle asiatica				127		(M)	C 164
Hydroxylamin-Lösung *RH* . .				5		(A)	7
Hyoscyamus	75					(M)	H 050
HYOSCYAMUS NIGER	75					(M)	H 050
Hypericum.			109			(M)	H 100
– Rh				237		(M)	H 110
HYPERICUM PERFORATUM . . .			109			(M)	H 100
– PERFORATUM Rh.				237		(M)	H 110
ILEX AQUIFOLIUM E FOLIIS SICCATIS				253		(M)	I 010
Ipecacuanha		53		XVI		(M)	C 166
Isobutylmethylketon, salzsäuregesättigtes *RH* . . .				5		(A)	8
Jaborandi				323		(M)	P 056
JODUM	79		XVIII			(M)	J 050
JUNIPERUS COMMUNIS			239			(M)	J 060
– – E FRUCTIBUS SICCATIS. . .			241			(M)	J 080
Juniperus communis sicc. . . .			241			(M)	J 080
JUNIPERUS SABINA			245			(M)	J 090
Kältebehandlung				31		(H)	61
KALANCHOE			111			(M)	K 005
– Rh.			113			(M)	K 010

Sachregister

	Gebundene Ausgabe					Loseblatt-Ausgabe	
	1. Ausgabe 1978	1. Nachtrag 1981	2. Nachtrag 1983	3. Nachtrag 1985	4. Nachtrag 1985		
KALIUM BICHROMICUM		75	XX			(M)	K 020
– BROMATUM				257		(M)	K 025
– CARBONICUM		77	XXII			(M)	K 030
– CHLORATUM	81		XX			(M)	K 050
– JODATUM	83					(M)	K 100
– NITRICUM				261		(M)	K 125
– PHOSPHORICUM		81	XXII			(M)	K 150
– STIBYLTARTARICUM			249			(M)	K 175
– SULFURICUM			253			(M)	K 200
Kaliumnatriumtartrat-Lösung, bleifreie *RH*			5			(A)	8
Kalmia				265		(M)	K 225
KALMIA LATIFOLIA				265		(M)	K 225
Kationenaustauscher, stark saurer *RH*			5			(A)	8
KRAMERIA TIANDRA			257			(M)	K 250
KREOSOTUM			115			(M)	K 300
Kupfer-Standard-Lösung (100 ppm Cu) *RH*			6			(A)	8
Lactose	9			3		(A) 9, (H) 6	
LAMIUM ALBUM				261		(M)	L 010
– –, ÄTHANOL. INFUSUM . . .				263		(M)	L 020
Lamium album, Flos, Äthanol. Infusum				263		(M)	L 020
Laurocerasus				345		(M)	P 090
Lavandula				267		(M)	L 040
LAVANDULA ANGUSTIFOLIA . .				267		(M)	L 040
– – E FLORIBUS SICCATIS			119	XXV		(M)	L 050
Lavandula siccata			119	XXV		(M)	L 050
Ledum			123			(M)	L 100
LEDUM PALUSTRE			123			(M)	L 100
LEONORUS CARDIACA				269		(M)	L 110
Lespedeza sieboldii				267		(M)	L 120
LESPEDEZA THUNBERGII				267		(M)	L 120
Levistium, äthanol. Decoctum				271		(M)	L 140
LEVISTIUM OFFICINALE, ÄTHANOL. DECOCTUM				271		(M)	L 140
Likörwein					7	(H)	6
LILIUM LANCIFOLIUM			127			(M)	L 150

	Gebundene Ausgabe					Loseblatt-Ausgabe	
	1. Ausgabe 1978	1. Nachtrag 1981	2. Nachtrag 1983	3. Nachtrag 1985	4. Nachtrag 1985		
Lilium tigrinum			127			(M)	L 150
LITHIUM CARBONICUM				269		(M)	L 160
LM-Potenzen			9	XXIII		(H)	28
LM-Streukügelchen				XXIII		(H)	29
LOBARIA PULMONARIA				275		(M)	L 170
LOBELIA INFLATA				279		(M)	L 180
Lösungen, Darreichungsform .	11	XIV		XI, XII		(H)	9
–, Herstellungsvorschrift . . .	15					(H)	15
–, Wäßrige				XIII		(H)	15
LOPHOPHYTUM LEANDRI				273		(M)	L 190
LUFFA OPERCULATA				277		(M)	L 200
Lupulus				223		(M)	H 027
LYCOPUS VIRGINICUS				283		(M)	L 210
LYTTA VESICATORIA				285		(M)	L 220
MAGNESIUM CARBONICUM . . .	85					(M)	M 050
– CHLORATUM				281		(M)	M 075
– PHOSPHORICUM			129			(M)	M 100
Magnesiumstearat	9					(H)	6
Majorana				309		(M)	O 030
MALACHIT				289		(M)	M 150
MALVA, ÄTHANOL. INFUSUM . .			131	XXV		(M)	M 200
MANDRAGORA,							
ÄTHANOL. DECOCTUM				293		(M)	M 210
– E RADICE SICCATO				297		(M)	M 220
MARSDENIA CUNDURANGO . . .				285		(M)	M 230
Marum verum				383		(M)	T 110
MELILOTUS OFFICINALIS				301		(M)	M 240
– – SPAG. ZIMPEL				303		(M)	M 250
Mercurialis ex herba ferm 34c				289		(M)	M 260
MERCURIALIS PERENNIS FERM 34c				289		(M)	M 260
Mercurius dulcis			225			(M)	H 036
– nitricus oxydulatus				243		(M)	H 043
– sublimatus corrosivus		71				(M)	H 030
– vivus				229		(M)	H 040
MERCURBUS SOLUBILIS HAHNEMANNI				293		(M)	M 270
Millefolium			29			(M)	A 020

	Gebundene Ausgabe					Loseblatt-Ausgabe	
	1. Ausgabe 1978	1. Nachtrag 1981	2. Nachtrag 1983	3. Nachtrag 1985	4. Nachtrag 1985		
Mischungen		5		XXI		(H)	28
–, Gemeinsam potenzierte. . .				33		(H)	63
Molke				11		(H)	6
Molybdatophosphorsäure-Reagenz *RH*.			5			(A)	9
Monographien.	21	XV, 7	XVII, 23	XX, XXI, XXIV, 39	XV, XVII, 11	(M)	1
–, Übersicht.	23	9	25	41	13	(M)	3
MYRISTICA FRAGRANS			135			(M)	M 300
MYRRHIS ODORATA.				297		(M)	M 310
Myrtillocactus				299		(M)	M 320
MYRTILLOCACTUS GEOMETRIZANS				299		(M)	M 320
Nasentropfen				8		(H)	69
NATRIUM CARBONICUM				301		(M)	N 025
– CHLORATUM	87			XX		(M)	N 050
– PHOSPHORICUM	89			XX		(M)	N 100
– SULFURICUM	91			XX		(M)	N 150
– TETRABORICUM				305		(M)	N 160
– TETRACHLOROAURATUM. . .				309		(M)	N 170
Natriumchlorid	9					(H)	7
– -Lösung, isotonische		XIV				(H)	7
Natriumhydrogencarbonat. . .				12		(H)	7
Natriumsulfat, entwässertes *RH*	4					(A)	9
NERIUM OLEANDER			139			(M)	N 180
NICOTIANA TABACUM				313		(M)	N 190
– – Rh					305	(M)	N 195
Ninhydrin-Lösung *RH*.				3		(A)	9
NITROGLYCERINUM.		85	XX			(M)	N 200
Nosoden				7		(H)	4
Nux moschata			135			(M)	M 300
OCIMUM BASILICUM EX HERBA				317		(M)	O 010
Oleander.			139			(M)	N 180
ONONIS SPINOSA, ÄTHANOL. DECOCTUM				319		(M)	O 020
ORIGANUM MAJORANA				309		(M)	O 030

	Gebundene Ausgabe					Loseblatt-Ausgabe	
	1. Ausgabe 1978	1. Nachtrag 1981	2. Nachtrag 1983	3. Nachtrag 1985	4. Nachtrag 1985		
OXALIS ACETOSELLA				323	XIX	(M)	O 040
– – E FOLIIS			141			(M)	O 050
Oxalis, Folium			141			(M)	O 050
PAPAVER RHOEAS				327		(M)	P 010
PARIS QUADRIFOLIA				311		(M)	P 012
PASSIFLORA INCARNATA				329		(M)	P 015
PERILLA FRUTESCENS.				313		(M)	P 017
Perilla ocymoides				313		(M)	P 017
Petasites				331		(M)	P 020
PETASITES HYBRIDUS				331		(M)	P 020
PEUMUS BOLDUS				335		(M)	P 030
Pflanzen, frische	7	XIII		XI		(H)	3
Pflanzenöle				12		(H)	7
Phenacetin *RH*			5			(A)	9
Phenoldisulfonsäure-Reagenz *RH*		XIII				(A)	9
PHOSPHORUS				315		(M)	P 040
Phytolacca			145			(M)	P 050
PHYTOLACCA AMERICANA . . .			145			(M)	P 050
PICRASMA EXCELSA, QUASSIA AMARA				319		(M)	P 053
Picrotoxin *RH*			6			(A)	9
Pikrinsäure-Lösung *RH*			6			(A)	10
Pilocarpinhydrochlorid *RH* . .				3		(A)	10
PILOCARPUS				323		(M)	P 056
PIMPINELLA ANISUM, ÄTHANOL. DECOCTUM				339		(M)	P 060
PLUMBUM ACETICUM				327		(M)	P 065
– METALLICUM				331		(M)	P 070
Podophyllum				335		(M)	P 075
PODOPHYLLUM PELTATUM . . .				335		(M)	P 075
POTENTILLA ANSERINA				343		(M)	P 080
– ERECTA, ÄTHANOL. DECOCTUM				339		(M)	P 085
PRUNUS LAUROCERASUS				345		(M)	P 090
– SPINOSA				349		(M)	P 095
– – E SUMMITATIBUS			149			(M)	P 100
Prunus spinosa, Summitates			149			(M)	P 100

	Gebundene Ausgabe					Loseblatt-Ausgabe	
	1. Ausgabe 1978	1. Nachtrag 1981	2. Nachtrag 1983	3. Nachtrag 1985	4. Nachtrag 1985		
Pufferlösung pH 5,6 RH				6		(A)	10
PULMONARIA OFFICINALIS . . .					343	(M)	P 110
Pulmonaria vulgaris					343	(M)	P 110
PUNICA GRANATUM.					347	(M)	P 120
PYRIT.			151			(M)	P 150
QUARZ			155			(M)	Q 050
QUASSIA AMARA					319	(M)	P 053
QUERCUS, ÄTHANOL. DECOCTUM				351		(M)	Q 100
RANUNCULUS BULBOSUS			157			(M)	R 030
Ratanhia.				257		(M)	K 250
Rauwolfia		87	XXI			(M)	R 050
RAUWOLFIA SERPENTINA		87	XXI			(M)	R 050
Reagenzien	4	XIII	5	3	3	(A)	5
Resina Laricis			191			(M)	T 100
RESINA PICEAE					351	(M)	R 060
Rh-Urtinkturen			18	XXIII		(H)	37
RHAMNUS FRANGULA					355	(M)	R 080
RHEUM			159			(M)	R 100
RHODODENDRON			163			(M)	R 150
ROSMARINUS OFFICINALIS . . .				355		(M)	R 160
– – E FOLIIS RECENTIBUS . . .				359		(M)	R 170
– – SPAG. ZIMPEL				361		(M)	R 180
Rosmarinus recens.				359		(M)	R 170
Rumex					357	(M)	R 190
RUMEX CRISPUS					357	(M)	R 190
Ruta				365		(M)	R 200
RUTA GRAVEOLENS				365		(M)	R 200
Sabadilla				367		(M)	S 040
Sabina				245		(M)	J 090
Saccharose	9					(H)	7
Salben		3				(H)	26
SALVIA OFFICINALIS					359	(M)	S 010
Sanguinaria					361	(M)	S 020
SANGUINARIA CANADENSIS . . .					361	(M)	S 020
SCHOENOCAULON OFFICINALE .				367		(M)	S 040
Scilla			199			(M)	U 100

	Gebundene Ausgabe					Loseblatt-Ausgabe	
	1. Ausgabe 1978	1. Nachtrag 1981	2. Nachtrag 1983	3. Nachtrag 1985	4. Nachtrag 1985		
Scilla alba, äthanol. Digestio			195			(M)	U 050
SCROPHULARIA NODOSA			371			(M)	S 045
– – SPAG. KRAUSS			375			(M)	S 050
SELENICEREUS GRANDIFLORUS				365		(M)	S 060
SEMECARPUS ANACARDIUM			379			(M)	S 070
Serpyllum				393		(M)	T 150
SIDERIT			383			(M)	S 090
Silicea		17				(M)	A 220
Siliciumdioxid, Hochdisperses		XIV				(H)	7
SILYBUM MARIANUM			387			(M)	S 100
– –, ÄTHANOL. DECOCTUM			391			(M)	S 110
SOLIDAGO VIRGAUREA			167	XXV		(M)	S 120
Spagirische Urtinkturen nach Krauß				12		(H)	42
Spagyrische Urtinkturen nach Zimpel			21			(H)	41
Spartium scoparium			145			(M)	C 330
Spigelia			395			(M)	S 130
SPIGELIA ANTHELMIA			395			(M)	S 130
Spiraea ulmaria				201		(M)	F 050
– – ex herba ferm 34c				203		(M)	F 060
Spongia			101			(M)	E 150
STACHYS OFFICINALIS				399		(M)	S 140
Stärke	9					(H)	7
STANNUM METALLICUM			171			(M)	S 150
STIBIUM ARSENICOSUM				401		(M)	S 180
– METALLICUM			175			(M)	S 200
– SULFURATUM NIGRUM			179			(M)	S 250
Sticta				275		(M)	L 170
Stramonium			149			(M)	D 015
Streukügelchen	19		XV			(H)	20
Strontiumnitrat *RH*			6			(A)	10
Strontium-Standard-Lösung (1000 ppm SR) *RH*			6			(A)	11
Strophanthus			181			(M)	S 300
STROPHANTHUS GRATUS			181			(M)	S 300
SUCCINUM				367		(M)	S 320
SULFUR			405			(M)	S 340
– JODATUM				371		(M)	S 345
Suppositorien	3					(H)	26

Sachregister

	Gebundene Ausgabe					Loseblatt-Ausgabe	
	1. Ausgabe 1978	1. Nachtrag 1981	2. Nachtrag 1983	3. Nachtrag 1985	4. Nachtrag 1985		
SYZYGIUM AROMATICUM....			185			(M)	S 350
– CUMINI............				375		(M)	S 360
– – E CORTICE.........				379		(M)	S 370
Syzygium jambolanum.....				375		(M)	S 360
– – e cortice..........				379		(M)	S 370
Tabacum............				313		(M)	N 190
– Rh..............				305		(M)	N 195
Tabletten	19	XV				(H)	19
Taraxacum Rh.........			189			(M)	T 050
TARAXACUM OFFICINALE Rh..			189			(M)	T 050
Tarnlösung *RH*					3	(A)	11
Tartarus stibiatus			249			(M)	K 175
TEREBINTHINA LARICINA....			191			(M)	T 100
TEUCRIUM MARUM.......				383		(M)	T 110
– SCORODONIA.........				409		(M)	T 120
THRYALLIS GLAUCA				387		(M)	T 130
Thuja				391		(M)	T 140
THUJA OCCIDENTALIS				391		(M)	T 140
THYMUS SERPYLLUM......				393		(M)	T 150
– VULGARIS				395		(M)	T 160
Tiere..............	7					(H)	4
Tormentilla, äthanol. Decoctum..........				339		(M)	P 085
Trichloräthylen *RH*				7		(A)	11
Trocknungsverlust........			3			(A)	4
TURNERA DIFFUSA				411		(M)	T 170
URGINEA MARITIMA var. ALBA, ÄTHANOL. DIGESTIO			195			(M)	U 050
– – – RUBRA			199			(M)	U 100
Urtinkturen	11					(H)	9
–, gepufferte wäßrige				17		(H)	47
– mit Kältebehandlung, wäßrige				31		(H)	61
– mit Wärmebehandlung ...			9			(H)	29
– nach Krauß, spagirische ...				12		(H)	42
– nach Zimpel, spagyrische ..			21			(H)	41
–, Rh-.............			18	XXIII		(H)	37
–, spagyrische				16		(H)	46

	Gebundene Ausgabe					Loseblatt-Ausgabe	
	1. Ausgabe 1978	1. Nachtrag 1981	2. Nachtrag 1983	3. Nachtrag 1985	4. Nachtrag 1985		
Urtinkturen und flüssige Verdünnungen	11	XIV	XIV	XII, 38	8	(H)	10, 68
–, wäßrige			19	XXIII XXIV		(H)	39
–, –, mit Wärmebehandlung..			20	XXIV		(H)	40
Valeriana				415		(M)	V 005
VALERIANA OFFICINALIS				415		(M)	V 005
Verbascum			203			(M)	V 030
VERBASCUM THAPSIFORME ...			203			(M)	V 030
Verdünnungen, Flüssige – zur Injektion ...	20					(H)	20
–, Flüssige weinige........					10	(H)	70
–, Gepufferte wäßrige Urtinkturen und ihre flüssigen				17		(H)	47
–, Gl-Urtinkturen und ihre flüssigen				35		(H)	65
–, Rh-Urtinkturen und ihre flüssigen			20	XXIII		(H)	37
–, Spagirische Urtinkturen nach Krauß und ihre flüssigen ..				12		(H)	42
–, Spagyrische Urtinkturen nach Zimpel und ihre flüssigen ..			21			(H)	41
–, Urtinkturen und flüssige ..	11	XIV	XIV	XII, 38	8	(H)	10
VERONICA OFFICINALIS ÄTHANOL. DECOCTUM				419		(M)	V 035
Verreibungen	16		XV	XIII		(H)	16
–, Flüssige Zubereitungen aus .	18			XIV		(H)	18
–, Wäßrige Zubereitungen aus				XIV		(H)	18
VINCA MINOR				423		(M)	V 040
Vincetoxicum					399	(M)	V 042
VINCETOXICUM HIRUNDINARIA.........					399	(M)	V 042
VIOLA TRICOLOR.........				425		(M)	V 045
VITEX AGNUS-CASTUS		89				(M)	V 050
Vorschriften, Allgemeine ...	3					(A)	3
Vorwort	IX	IX					IX
Wärmebehandlung, Wäßrige Urtinkturen mit			20	XXIV, 18		(H)	40, 48

	Gebundene Ausgabe					Loseblatt-Ausgabe	
	1. Ausgabe 1978	1. Nachtrag 1981	2. Nachtrag 1983	3. Nachtrag 1985	4. Nachtrag 1985		
Wäßrige Lösungen.......				XIII		(H)	15
– Urtinkturen.........			19	XXIII, XXIV 18, 31		(H)	33
– –, gepufferte				17		(H)	47
– Zubereitungen aus Verreibungen........				XIV		(H)	18
Wasser für Injektionszwecke .	9					(H)	7
–, gereinigtes	9					(H)	7
Wasserstoffperoxidlösung, konzentrierte, phosphatfreie *RH*......					4	(A)	11
Weinige Verdünnungen, Flüssige					10	(M)	70
Wismut-Standardlösung (100 ppm Bi) *RH*					4	(A)	12
WITHERIT...........				427		(M)	W 050
Wollwachsalkoholsalbe		XIV				(H)	7
Yerba santa				179		(M)	E 105
ZINCUM METALLICUM			205			(M)	Z 050
– PHOSPHORICUM				401		(M)	Z 065
– SULFURICUM.........				405		(M)	Z 080
Zink.............				12		(H)	7
ZINNOBER				431		(M)	Z 100
Zubereitungen aus Verreibungen, Flüssige	18		XV	XIV		(H)	18
– und Darreichungsformen . .	10	XIV	XIII	XI	XI	(H)	8
Zuckersirup				12		(H)	7

Homöopathisches Arzneibuch 1.

9783769208979